普通高等医学院校护理学类专业第二轮教材

护理学导论

（第2版）

（供护理学类专业用）

主　　编　黄文杰　雷芬芳

副 主 编　王汕珊　赵晓敏　彭丹梅

编　　者　（以姓氏笔画为序）

　　　　　王　芳（广东医科大学）

　　　　　王汕珊（天津中医药大学）

　　　　　伍媚春（南华大学）

　　　　　李　荔（湖南医药学院）

　　　　　李吾菲（邵阳学院）

　　　　　宋晓燕（河南中医药大学）

　　　　　林　霞（长沙医学院）

　　　　　赵晓敏（滨州医学院）

　　　　　徐　欢（贵州中医药大学）

　　　　　黄文杰（湖南医药学院）

　　　　　彭丹梅（承德医学院）

　　　　　董秀娟（长治医学院）

　　　　　雷芬芳（邵阳学院）

编写秘书　李　荔（兼）

中国健康传媒集团
中国医药科技出版社

内 容 提 要

本教材为"普通高等医学院校护理学类专业第二轮教材"之一。本教材分为十三章，内容涵盖护理学的发展及基本概念、健康与疾病、需要与关怀、成长与发展、压力与适应理论、跨文化护理理论、系统理论与整体护理、护理程序、护理科学思维方法与决策、护理理论及模式、护理工作中的人际关系与沟通、护理与法律、健康教育与健康促进。在模块编写上，本教材力求体现护理学专业服务生命全周期、健康全过程的理念，加强新时代医学"五术"的培养。本教材为书网融合教材，即纸质教材有机融合电子教材、教学配套资源（PPT、微课、视频、图片等）、题库系统、数字化教学服务（在线教学、在线作业、在线考试）。

本教材主要供普通高等医学院校护理学类专业教学使用。

图书在版编目（CIP）数据

护理学导论/黄文杰，雷芬芳主编 . —2 版 . —北京：中国医药科技出版社，2022.8

普通高等医学院校护理学类专业第二轮教材

ISBN 978 – 7 – 5214 – 3205 – 3

Ⅰ. ①护⋯　Ⅱ. ①黄⋯　②雷⋯　Ⅲ. ①护理学 – 医学院校 – 教材　Ⅳ. ①R47

中国版本图书馆 CIP 数据核字（2022）第 081573 号

美术编辑　陈君杞

版式设计　友全图文

出版　**中国健康传媒集团**｜中国医药科技出版社

地址　北京市海淀区文慧园北路甲 22 号

邮编　100082

电话　发行：010 – 62227427　邮购：010 – 62236938

网址　www. cmstp. com

规格　889mm×1194mm $^1/_{16}$

印张　14 $^1/_4$

字数　413 千字

初版　2016 年 8 月第 1 版

版次　2022 年 8 月第 2 版

印次　2023 年 8 月第 2 次印刷

印刷　北京市密东印刷有限公司

经销　全国各地新华书店

书号　ISBN 978 – 7 – 5214 – 3205 – 3

定价　**42.00 元**

获取新书信息、投稿、为图书纠错，请扫码联系我们。

普通高等医学院校护理学类专业第二轮教材

建设指导委员会

李惠萍（安徽医科大学）　　　　杨　渊（湖南医药学院）

肖洪玲（天津中医药大学）　　　宋维芳（山西医科大学汾阳学院）

张　瑛（长治医学院）　　　　　张凤英（承德医学院）

张春玲（贵州中医药大学）　　　张银华（湖南中医药大学）

陈　廷（济宁医学院）　　　　　武志兵（长治医学院）

罗　玲（重庆医科大学）　　　　金荣疆（成都中医药大学）

周谊霞（贵州中医药大学）　　　单伟颖（承德护理职业学院）

房民琴（三峡大学第一临床医学院）　孟宪国（山东第一医科大学）

赵　娟（承德医学院）　　　　　赵秀芳（四川大学华西第二医院）

赵春玲（西南医科大学）　　　　柳韦华（山东第一医科大学）

钟志兵（江西中医药大学）　　　钟清玲（南昌大学）

洪静芳（安徽医科大学）　　　　徐　刚（江西中医药大学）

徐旭东（济宁医学院）　　　　　徐富翠（西南医科大学）

郭先菊（长治医学院）　　　　　黄文杰（湖南医药学院）

龚明玉（承德医学院）　　　　　章新琼（安徽医科大学）

梁　莉（承德医学院）　　　　　彭德忠（成都中医药大学）

董志恒（北华大学基础医学院）　蒋谷芬（湖南中医药大学）

雷芬芳（邵阳学院）　　　　　　潘晓彦（湖南中医药大学）

魏秀红（潍坊医学院）

为了贯彻《中共中央、国务院中国教育现代化2035》"加强创新型、应用型、技能型人才培养规模"的战略任务要求，落实《国务院办公厅关于加快医学教育创新发展的指导意见》，紧密对接新医科建设对医学教育改革的新要求，满足新时代医疗卫生事业对人才培养的新需求，中国医药科技出版社在教育部、国家药品监督管理局的领导下，通过走访主要院校对2016年出版的全国普通高等医学院校护理学类专业"十三五"规划教材进行了广泛征求意见，有针对性地制定了第2版教材的出版方案，旨在赋予再版教材以下特点。

1. 立德树人，融入课程思政

把立德树人贯穿、落实到教材建设全过程的各方面、各环节。课程思政建设应体现在知识技能传授中厚植爱国主义情怀，加强品德修养、增长知识见识、培养奋斗精神灌输，不断提高学生思想水平、政治觉悟、道德品质、文化素养等。医学教材着重体现加强救死扶伤的道术、心中有爱的仁术、知识扎实的学术、本领过硬的技术、方法科学的艺术的教育，培养医德高尚、医术精湛的人民健康守护者。

2. 精准定位，培养应用人才

体现《国务院办公厅关于加快医学教育创新发展的指导意见》"立足基本国情，以服务需求为导向，以新医科建设为抓手，着力创新体制机制，分类培养研究型、复合型和应用型人才"的医学教育目标，结合医学教育发展"大国计、大民生、大学科、大专业"的新定位，注重人才培养应从疾病诊疗提升拓展为预防、诊疗和康养，以健康促进为中心，服务生命全周期、健康全过程的转变，精准定位教材内容和体系。教材编写应体现以医疗卫生事业需求为导向，以岗位胜任力为核心，以培养医工、医理、医文学科交叉融合的高素质、强能力、精专业、重实践的本科护理人才培养目标。

3. 适应发展，优化教材内容

教材内容必须符合行业发展要求：体现医疗机构对护理人才在临床实践能力、沟通交流能力、服务意识和敬业精神等方面的要求；体现临床程序贯穿于教学的全过程，培养学生的整体临床意识；体现国家相关执业资格考试的有关新精神、新动向和新要求；注重吸收行业发展的新知识、新技术、新方法，体现学科发展前沿，并适当拓展知识面，为学生后续发展奠定必要的基础；满足以学生为中心而开展的各种教学方法的需要，充分发挥学生的主观能动性。

4. 遵循规律，注重"三基""五性"

教材内容应注重"三基"（基本知识、基础理论、基本技能）、"五性"（思想性、科学性、先进性、启发性、适用性）；"内容成熟、术语规范、文字精炼、逻辑清晰、图文并茂、易教易学"；注意"适用性"，即以普通高等学校医学教育实际和学生接受能力为基准编写教材，满足多数院校的教学需要。

5.创新模式，提升学生能力

在不影响教材主体内容的基础上要保留"案例引导""学习目标""知识链接""目标检测"模块，去掉"知识拓展"模块。进一步优化各模块的内容，培养学生理论联系实践的实际操作能力、创新思维能力和综合分析能力；增强教材的可读性和实用性，培养学生学习的自觉性和主动性。

6.丰富资源，优化增值服务内容

搭建与教材配套的中国医药科技出版社在线学习平台"医药大学堂"（数字教材、教学课件、图片、视频、动画及练习题等），实现教学信息发布、师生答疑交流、学生在线测试、教学资源拓展等功能，促进学生自主学习。

本套教材凝聚了省属院校高等教育工作者的集体智慧，体现了凝心聚力、精益求精的工作作风，谨此向有关单位和个人致以衷心的感谢！

尽管所有参与者尽心竭力、字斟句酌，教材仍然有进一步提升的空间，敬请广大师生提出宝贵意见，以便不断修订完善！

数字化教材编委会

主　　编　黄文杰　雷芬芳

副主编　王汕珊　赵晓敏　李　荔

编　　者　（以姓氏笔画为序）

王　芳（广东医科大学）

王汕珊（天津中医药大学）

伍媚春（南华大学）

李　荔（湖南医药学院）

李吾菲（邵阳学院）

宋晓燕（河南中医药大学）

林　霞（长沙医学院）

单　媛（承德医学院）

赵晓敏（滨州医学院）

徐　欢（贵州中医药大学）

黄文杰（湖南医药学院）

董秀娟（长治医学院）

雷芬芳（邵阳学院）

编写秘书　李　荔（兼）

　　护理学导论是引导学生进入护理领域，明确护理学的基础理论、学科框架、专业核心价值观及其发展趋势的一门专业基础课程。通过对本课程的学习，学生可以了解护理学专业的基本概念，系统、全面地领悟护理学专业独特的理论体系及模式，并掌握这些理论及模式在护理实践中的应用，为学好护理学专业课程打下坚实的理论基础。

　　此次修订前，我们广泛征求了使用者的反馈意见。在充分调研的基础上，本教材吸收传承了第一版的优势和特色，更加注重思想性、科学性、先进性、启发性和适用性；更新部分学科知识，体现学科发展前沿，为学生后续发展奠定基础。本教材以岗位胜任力为核心，力求体现护理学专业服务生命全周期、健康全过程的理念，注重理论与实践的结合；每章设置"学习目标""案例引导""知识链接""目标检测""本章小结"模块，在第一版的基础上进一步优化各模块的内容；在"学习目标""知识链接"或"案例引导"中融入思政元素，力求培养热爱护理学专业的德技兼修护理人才；搭载"医药大学堂"智能化教学服务平台，配有数字教材、教学课件、微课、练习题等，便于学生自主学习。

　　本教材分为十三章，内容涵盖护理学的发展及基本概念（黄文杰编写）、健康与疾病（董秀娟编写）、需要与关怀（赵晓敏编写）、成长与发展（宋晓燕编写）、压力与适应理论（徐欢编写）、跨文化护理理论（李吾菲编写）、系统理论与整体护理（雷芬芳编写）、护理程序（王汕珊编写）、护理科学思维方法与决策（伍媚春编写）、护理理论及模式（李荔编写）、护理工作中的人际关系与沟通（彭丹梅编写）、护理与法律（林霞编写）、健康教育与健康促进（王芳编写）。

　　在编写过程中，我们查阅了大量文献，参考了许多相关教材和资料，以博采众长。同时，本教材的编写得到了各参编院校领导和老师的大力支持。在此，谨致谢忱。

　　由于护理学科的快速发展，知识更新较快，加之编者水平所限，本教材难免存在疏漏和不足之处，敬请同仁和读者不吝赐教。

编　者
2022 年 5 月

目 录 CONTENTS

第一章　护理学的发展及基本概念

PPT

📖 学习目标

知识要求：

1. 掌握　护理、护理学的概念。

2. 熟悉　护理学的知识体系；南丁格尔对近代护理学的主要贡献；护理专业的工作范畴。

3. 了解　护理学的形成及发展过程；护理职业生涯发展规划。

技能要求：

具备制定个人护理职业生涯发展规划的能力。

素质要求：

树立对护理学专业的正确认识和专业信念，形成职业认同感，具有崇高的职业道德及人道主义精神。

护理学（nursing science）是以自然科学和社会科学为理论基础，研究有关预防保健、疾病治疗及康复过程中护理理论与技术的综合性应用学科。随着社会的进步、科技的发展、人民生活水平的提高以及健康需求的增加，护理学的研究内容、范畴与工作任务也在不断深入和发展，以更好地满足人类的健康需要。

⇒ 案例引导

案例：张大爷，78 岁。因"反复心前区闷痛两余年，加重并伴气促、冷汗 2 小时"抬送入院。入院后，立即安排送入心内科监护病房进行抢救治疗。王护士是他的责任护士，每天密切观察病情并记录，遵医嘱为其进行吸氧、止痛、溶栓、抗凝、扩冠及补充血容量等治疗，一周后病情明显好转，情绪稳定，能下床轻微活动，无气急胸闷，胸痛缓解。王护士耐心地叮嘱张大爷要戒烟、戒酒并保持平和乐观的心态，并做了饮食、用药、运动以及如何自救等方面的健康指导。张大爷自我感觉症状逐渐减轻，已做好出院准备。

讨论：1. 案例包含哪些护理活动？分别属于哪种护理功能？

2. 王护士在护理张大爷的过程中展现了护士的哪些角色功能？

第一节　护理学的形成与发展

护理学的形成和发展与人类健康需求及医学进步密切相关，经历了漫长的历史时期。回顾历史，有助于我们理解护理人员在维护健康中的重要角色，明确未来护理专业的发展方向，更好地为人类健康服务，促进护理学科的发展。

一、国外护理学的形成与发展

（一）人类早期护理学的发展历程

人类自诞生以来，就面临生、老、病、死的问题，为了谋求生存、保护自己、解除疾病、减轻痛苦，人类有了原始的医疗照护活动。远古时期，人们从动物的自我疗伤中受到启发，如用舌头舔伤口，用草药治病，将烧热的石块置于患处以减轻疼痛等。但对于疾病及天灾人祸，人们常常无法解释，认为疾病是超自然的力量所致，并采用巫术或迷信方法治疗疾病。当时，医药和迷信、宗教混在一起，难以分清，同时也发展出一些简单的护理技术，如催吐、灌肠、清洁、止血、包扎等。

在古埃及，查脱（That）医生提出了用防腐法保存王室尸体和制作木乃伊的方法，引导人们开始研究人体。在古希腊，被誉为"医学之父"的希波克拉底（Hippocrates）破除宗教迷信，将医学引入科学发展的轨道，创建了"体液学说"，并提出仔细观察病人，应用冷敷法、热敷法、泥敷法等护理技术，他的医学誓言至今仍被尊为医学道德的典范。在古印度，公元前1600年，婆罗门教的经典《吠陀》（The Vedas）中记载了类似内科、外科、妇科、儿科等的疾病的治疗与护理，如产妇的护理中应重视室内空气新鲜和个人清洁卫生，助产士和医生应每日沐浴，并剪短指甲和头发，养成良好的卫生习惯。

人类早期的护理以自我保护式、互助式、经验式和家庭式为主，母亲和年长的妇女常常承担照护者的角色。

（二）公元初期的护理（公元1—475年）

公元初期，基督教的兴起开启了教会对医护工作长达一千多年的影响，此阶段形成了以宗教意识为主要思想的护理最初阶段。基督教徒们组织安排护理活动，从事护理工作的主要是修女，她们没有接受正规的护理培训，而是出于宗教的博爱、济世宗旨护理病人，由于她们关爱病人、服务热忱、工作认真，受到人们的欢迎和赞誉，推动了护理事业的发展。公元400年，基督教会的菲比（Phoebe）组织修女建立了护理团体，到社区巡诊并进行家庭护理。

（三）中世纪的护理（公元476—1453年）

中世纪是宗教神学统治一切的时期，护理的发展主要受宗教和战争的影响。在宗教的影响下，欧洲各国普遍建立了由教会控制的小型医院，这些医院条件差、设备缺乏，担任护理工作的人员主要是修女，护理的重点是改善通风、采光等医疗环境状况，并开始分化出接受一定培训的助产护理人员。

公元1096—1291年，欧洲爆发了历时200年之久的"十字军东征"战争，长期战乱和疾病流行使伤病员大量增加，刺激了欧洲救护运动的开展，形成了一些有名的救护团体，如十字军救护团。女团员在医院护理病人，男团员负责运送伤病员和难民。当时的护理不仅重视医院环境的改善，而且重视护理人员的培训，但培训还很不正规，也没有足够的医疗护理设备，伤病员死亡率很高。

此期护理逐渐从家庭式的自助、互助模式向规模化、社会化及组织化的方向发展。

（四）文艺复兴时期的护理（公元14—17世纪）

文艺复兴时期，近代医学开始朝着科学的方向发展，逐渐演变成一门独立的专业，并涌现出一批医学科学家。1543年，比利时的医生安德烈亚斯·维萨留斯（Andreas Vesalius，1514—1564）发表了第一部人体解剖学专著——《人体结构》。1628年，英国的医生威廉·哈维（William Harvey，1578—1657）发现了血液循环的奥秘。

同期，护理的发展仍然停留在中世纪状态，主要原因在于工业革命引发社会价值体系转变，社会结构与妇女的地位发生了变化，护理工作不再由具有仁慈博爱精神的神职人员担任，新招聘的护理人员多为谋生而来，他们既无经验又没有经过适当的培训，也缺乏宗教热情，服务态度差，拜金思想盛行，导致护理质量急剧下降，护理工作的社会地位也随之降低，护理事业进入了长达200年的黑暗时期。

直到1576年，法国的天主教神父圣·文森保罗（St. Vincent De Paul，1581—1660）在巴黎成立了慈善姊妹会，对人员进行护理服务的培训，经过一定的培训后，她们深入群众，为病人提供护理服务，深受人们欢迎，也使护理逐渐摆脱教会的束缚，成为一种独立的职业。

（五）现代护理学的发展与南丁格尔

19世纪后期，随着科学技术、社会文化和医学技术的进步，医院的数量不断增加，加上天花流行和英国殖民地内的战争，社会对护理的需求增加，欧洲出现了一些培训护理人员的学校。1836年，德国牧师弗里德尔（Fliendner）在凯撒斯韦特（Kaiserswerth）举办护理人员训练班，招收身体健康、品德优良的女性进行培训，该训练班被认为是世界上第一个较为正规的护理人员训练班，弗洛伦斯·南丁格尔（Florence Nightingale，1820—1910年）曾在此接受培训。

1. 南丁格尔时期 南丁格尔首创了科学的护理专业，护理学理论逐步形成和发展，使护理学逐步进入科学的发展轨道及正规的教育渠道，国际上称这个时期为"南丁格尔时代"，这是护理学发展的转折点，也是现代护理学的开始。

南丁格尔于1820年5月12日出生于父母旅行之地——意大利佛罗伦萨，其家庭为英国的名门望族，从小就接受了良好的教育，精通英、法、德、意、希腊和拉丁语，并擅长数理统计。她在参加社会慈善工作的过程中，萌发了从事护理工作的想法。但当时从事护理工作的人员除了修女之外，就是一些迫于生计的贫困妇女，社会对护理工作人员有较严重的歧视。南丁格尔不顾家庭的阻扰和舆论的压力，毅然投身护理事业。1850年，南丁格尔在德国凯撒斯韦特护理人员培训班接受了3个月的训练，并深入调查英、法、德护理工作中存在的问题。1853年回国后，她担任英国伦敦妇女医院的院长，强调新鲜空气、舒适、安全的环境对病人健康恢复的重要性，该院护理工作大为改进。

1854—1856年，克里米亚战争爆发，当时英军的医疗设备及条件非常落后，管理混乱，英国士兵由于得不到合理的救护，伤员的死亡率高达42%。南丁格尔听闻后，当即申请前往战地，获批准后，她率领38名护理人员奔赴前线治疗伤病员，她顶住前线医院管理人员的抵制和非难，克服重重困难，努力改善医院环境、增加伤病员营养摄入；清洗伤口、消毒物品、维持清洁；建立阅览室、重整军中邮务，方便士兵与家人通信，使他们的心灵得到慰藉；建立护理巡视制度、密切观察病情。士兵们亲切地称她为"提灯女神""克里米亚天使"。在她带领的护理团队的努力下，短短半年，前线伤病员死亡率下降至2.2%。这奇迹般的护理效果改变了人们对护理的看法。南丁格尔回国后，受到全国人民的欢迎，英国政府授予她勋章、奖品及奖金以表彰她的贡献。

经过这些护理实践，南丁格尔更加坚信护理是一门科学，她把一生都奉献给了护理事业。为纪念这位护理学专业的奠基人，1912年国际护士会将她的生日定为国际护士节。同年，红十字国际委员会在美国华盛顿召开第九届大会，首次颁发南丁格尔奖章（Florence Nightingale Medal），作为各国护理人员的最高荣誉奖，每两年颁发一次。我国从1983年开始参加南丁格尔奖的评选，至2021年第48届，我国已有83名优秀护理工作者获此殊荣。

🌐 **知识链接** ‑‑‑

中国首位"南丁格尔奖"获得者——王琇瑛

王琇瑛（1908—2000），护理专家和学者。她把一生都献给了祖国，献给了人民，献给了护理事业，在培养公共卫生护理人才与宣传卫生保健知识方面做出了卓越贡献。1983年5月12日，红十字国际委员会授予王琇瑛南丁格尔奖章，这是新中国护理工作者首次荣获这项国际护士界的最高荣誉。

"病人无医，将陷于无望；病人无护，将陷于无助。""国家不可一日无兵，亦不可一日无护士。护士的工作必须像田园中的水一样灌注到人们生活中的每个角落。"王琇瑛对护理工作的诠释正是她一生履行的誓言。她的精神、品格教育和激励了一代又一代护理人，我们对她最好的纪念就是传承！

南丁格尔对护理的主要贡献包括以下几个方面。

（1）为护理向科学化发展奠定基础 南丁格尔认为护理是一门艺术，有其组织性、实务性和科学性。她确定了护理学的概念和护理人员的任务，创立了第一个护理理论——"护理环境学说"，提出了公共卫生的护理思想，重视病人的生理和心理护理。同时，由于她的努力，护理逐渐摆脱了教会的控制和管理而成为一门独立的专业。

（2）著书立说，阐明护理思想 南丁格尔一生写了大量的日记、书信、著作。其中最著名的是《医院札记》（*Notes on Hospital*）及《护理札记》（*Notes on Nursing*），她在书中阐述了自己的护理思想和对护理的建议，以及对改革医院管理及建筑方面的构想。这两本书被各国护理人员视为必读的经典护理著作。同时，她还先后发表了100多篇护理论文。

（3）致力于科学的护理教育 南丁格尔认为护理工作是一门正规的职业，护理人员必须接受严格的科学训练，而且应该是品德优良、有献身精神的高尚之人。1860年，她用政府授予她的奖金在英国伦敦圣多马医院（St. Thomas Hospital）创办了世界上第一所正规的护士学校，即南丁格尔护士训练学校（Nightingale Training School for Nurses）。学校采用全新的教育体制和方法来培养护理人员，该校的办学宗旨、培养模式、课程设置及组织管理模式为许多护士学校的建立奠定了基础，促进了护理教育的快速发展。

（4）建立护理管理体制 南丁格尔提出护理要采用系统化的管理方式，强调在设立医院时必须先确立相应的政策，制定护理人员的资质要求，医院必须建立护理组织机构；同时也制定了医院设备及环境方面的管理要求，提高了护理工作效率和护理质量。她的管理思想和管理制度在全世界得到了推广应用。

（5）其他方面 她强调护理伦理及人道主义护理理念，要求平等地对待病人，不分信仰、种族、贫富，给病人平等的护理；强化护理人文关怀，提出不仅要关注病人生理上的疾病，还要给予心理护理；同时还注重护理人员的训练及资历要求等。

2. 现代护理学的发展 从19世纪开始，现代护理学的发展与各国的政治、经济、文化、教育、宗教、妇女地位及人民生活水平等密切相关，并逐渐实现了从职业化向专业化的发展。

（1）建立完善的护理教育体制 自1860年后，欧美许多国家的南丁格尔式的护士学校如雨后春笋般出现，如1901年美国约翰霍普金斯大学开设了专门的护理课程；1924年耶鲁大学首先成立护理学院，学生毕业后可以取得护理学士学位，并于1929年开设硕士学位；1964年加州大学旧金山分校开设了第一个护理博士学位课程；1965年美国护士协会首次提出，凡是专业护士都应该有学士学位。其间，世界其他国家和地区也创建了许多护士学校及护理学院，使护理教育形成了系统化、多层次、完善的教育体制。

（2）护理向专业化方向发展　主要表现在对护理理论的研究及探讨不断深入，对护理科研的重视及投入不断增加，各种护理专业团体逐步形成。护理作为一门为人类健康事业服务的专业，得到了进一步的发展和提高。

（3）护理管理体制的建立　在南丁格尔管理思想的影响下，世界各地都相继应用了她的护理管理模式，并将管理学的原理与技巧应用到护理管理中，强调人性化管理，并指出护理管理的核心是质量管理。对护理管理的要求更加具体和严格，如美国护理协会对护理管理者有具体的资格及角色要求，符合条件者才能被任命为护理管理者。

（4）临床护理分科　从 1841 年开始，特别是第二次世界大战结束以后，随着科学技术的发展和现代治疗手段的进一步提高，护理专科化的趋势越来越明显，要求也越来越高，除传统的内、外、妇、儿、急症等分科外，还有重症监护、职业病、老年病等分科护理，同时也向社区及家庭护理拓展。

3. 国际护理专业组织及刊物

（1）国际护士会（International Council of Nurses，ICN）　ICN 是世界各国自治的护士协会代表组织的国际护理人员群众团体，于 1899 年在英国伦敦成立，成立的目的是促进各国护理人员之间的交流。

国际护士会的宗旨：①推动各国的健康服务，提高护理学术标准；②改革护理教育的设施，扩大护理服务的范围；③通过改善护士的职业、社会及经济条件来提高护士的地位；④与相关的卫生机构及组织合作；⑤强调护士应尽自己公民的职责；⑥发展护士间的国际合作及友谊。

国际护士会的任务：①提高护理教育水平，培养合格的护士；②协助各国护士发展其全国性的护理组织；③充当各国护士的代言人；④改善护士的福利状况及社会地位。

（2）主要的护理刊物　1900 年，《美国护理杂志》（American Journal of Nursing）创刊。国际护士会的正式刊物为 1926 年出版发行的《国际护士报》（International Nursing Report）。1952 年《护理研究杂志》（Nursing Research）创刊。现在主要的护理刊物包括：《国际护理研究杂志》（International Journal of Nursing Studies）、《高级护理杂志》（Journal of Advanced Nursing）、《护理学新进展》（Advances in Nursing Science）、《护理展望杂志》（Nursing Outlook）、《北美护理杂志》（Journal of North American Nursing）以及各专科护理杂志。

二、我国护理学的发展概况

（一）我国古代护理的产生与发展

我国的传统医学历史悠久，在几千年的发展中建立了自己独特的理论体系及治疗方法，一直保持医、药、护不分的状况，强调"三分治，七分养"，"养"即护理。我国古代医学书籍记载了非常丰富的护理理论与技术，如《黄帝内经》中提到饮食调理、心理因素、环境和气候改变对疾病恢复的影响，并提出"扶正祛邪""圣人不治已病，治未病"的疾病预防观点。晋朝葛洪的《肘后备急方》记载了导尿术："小便不通，土瓜根捣汁，入少水解之，筒吹入下部"，其中，"筒"是导尿工具。唐代名医孙思邈的《备急千金要方》也记录了将葱叶去尖、插入尿道的独创导尿方法，并提出了凡衣服、巾、枕等不与别人共用的预防观点。中医护理的主要观点是整体观和辨证施护，认为人是一个经络互联、肺腑相关的整体，与自然界密切联系，天人合一，根据阴阳、五行、四诊、八纲、脏腑辨证的理论和方法，辨别病人表里、虚实、寒热的症候，采取不同的护理原则和方法进行有针对性的护理，如扶正祛邪、同病异护、异病同护、急则护标、缓则护本等。中医护理采用的技术主要有针灸、推拿、拔火罐、刮痧等。

（二）我国近代护理的发展

1. 西方护理的影响 鸦片战争后，西方医学思潮涌入中国。1835年，英国传教士巴克尔（P. Parker）在广东建立了第一所西医医院，1837年以短训班的形式培养护理人员。1887年，第一位来华的美国护理人员麦克奇尼（E. Mckechnie）在上海妇孺医院推行"南丁格尔护理制度"。1888年，美国人约翰逊（E. H. Johnson）在福州开办了中国第一所护士学校。1900年以后，中国各大城市建立了许多教会医院并开办护士学校培训护理人员，形成了欧美式的中国护理，当时医院环境、护理人员服装、护理操作规程、护理教材亦多承袭西方的观点和习惯。

2. 我国近代护理 1915年，在全国范围内开始实施护士毕业会考，会考合格的毕业生有资格从事护理工作。1920年，北京协和医学院建立了协和高等护士专科学校，是中国第一所具有本科水平的护士学校，为国家培养了一批高水平的护理师资和护理人才。1932年，中国第一所正规的公立护士学校——中央护士学校于天津成立。1934年12月，"国民政府教育部"成立"中央护士教育委员会"，成为中国护士教育的最高行政领导机构。1936年，卫生部开始管理护士注册事宜，护理学生毕业后通过会考、经注册后领取护士证书。1931年，江西汀州开办"中央红色护士学校"。抗日战争爆发后，很多知识分子奔赴延安开办医院，并培训护理人员。同时，也有许多国际医学界、护理界友人来华支援中国人民的抗日战争。1941年和1942年，毛泽东同志两次亲笔题词"护士工作有很大的政治重要性"和"尊重护士，爱护护士"，为护理发展史谱写了新的篇章。

至1949年，全国共有护士学校183所，护士3万多名，当时全国人口为6亿，护士的数量远远不能满足医疗保健及人民健康的需要。

（三）我国现代护理的发展

中华人民共和国成立后，护理工作得到了党和国家的重视，特别是党的"十一届三中全会"以后，开始蓬勃发展护理事业。2011年3月，护理学从临床医学下的二级学科改设为一级学科，为中国护理事业的发展翻开了崭新的篇章。

1. 护理教育体制逐步完善

（1）多层次的学历教育 1950年，卫生部召开第一届全国卫生工作会议，将护理学专业列为中等教育，学制3年，制定了全国统一的教学计划，并编写统一的教材。此后，国家培养了大批中等学历护理人员。1952年后，国家取消了高等护理教育，当时的目的是集中有限资源以更快更好地培养护理人员，却导致了护理高等教育人才的缺乏，护理师资、管理人员、科研人员后继无人的结果，严重阻碍了我国护理专业的发展。直到1979年，中断的护理教育陆续恢复。

1983年，教育部和卫生部联合召开会议，决定恢复高等护理教育，要多培养高层次护理人才，提高护理人员的学历水平，促进学科的发展。同年，天津医学院率先开设五年制护理本科专业。1985年，全国有8所医学院校招收护理学本科生。1992年，北京医科大学开始招收护理学硕士研究生。2004年，北京协和医学院、第二军医大学和第三军医大学分别开始招收护理学博士研究生。2011年，四川大学护理学院、第三军医大学护理学院、哈尔滨医科大学护理学院等成为国家首批护理学一级学科博士学位授权点；2012年，复旦大学护理学院、中南大学护理学院等8家单位首批获准设立护理学博士后流动站，培养的博士后已陆续出站。至此，我国形成了较完整的护理教育层次。

（2）岗位教育和继续教育 1979年开始，我国陆续对护士进行岗位教育。1996年，卫生部继续医学教育委员会正式成立。1997年，卫生部继续教育委员会护理学组成立，标志着护理继续教育被纳入国家规范化管理。1997年，中华护理学会制定了护理继续教育的规章制度及学分授予办法，使护理继续教育更加制度化、规范化及标准化。2005年，卫生部在《中国护理事业发展规划纲要（2005—2010年）》中提出加大对重点科室专科护理人员的培训。2007年，卫生部要求结合国家大力发展社区卫生服务的需求，积极开展社区护士的培训工作。2011 年 12 月《中国护理事业发展规划纲要（2011—2015年）》中指出，我国将着重在重症监护、急诊急救、血液净化、肿瘤护理、手术室护理、精神科护理等领域培养临床专科护士 2.5 万名，为规范培训，由卫生部制订统一的培训大纲和培训标准，并逐步完善专科护士规范化培训制度，专科护士培训与使用得到快速发展，促进了护理学科发展。

2012 年 4 月 28 日，我国在《关于实施医院护士岗位管理的指导意见》中规定，对新护士必须实行岗前培训和岗位规范化培训，以提高护士为病人提供整体护理服务的意识和能力。2016 年 2 月 16 日，国家卫生和计划生育委员会发布《新入职护士培训大纲（试行）》，对新护士的培训目标、内容、时间等提出明确要求，对指导各地规范开展新护士培训工作提供了具体指导。

2. 护理管理体制逐步健全

（1）健全护理管理系统　从 1979 年开始，卫生部加强了对护理工作的管理。1982 年，卫生部医政司设立了护理处，负责全国护士的管理，制定有关政策、法规等，建立健全了护理管理系统。

（2）建立晋升考核制度　1979 年，卫生部公布《卫生技术人员职称及晋升条例（试行）》，规定护理人员的专业技术职称分为护士、护师、主管护师、副主任护师、主任护师 5 级，使护理专业有了较完善的晋升考核制度。

（3）建立执业准入制度　1993 年，卫生部颁发《中华人民共和国护士管理办法》，这是中华人民共和国成立以来第一个关于护士执业考试和执业注册的法规。1995 年 6 月，我国首次举行全国护士执业考试。2008 年 1 月，国务院颁布《中华人民共和国护士管理条例》（简称《护士条例》），自 2008 年 5 月 12 日起正式施行。根据《护士条例》，卫生部配套颁布了《护士执业资格考试办法》《护士执业注册管理办法》，建立了护士岗位准入制度、护士执业注册制度，在立法层面维护了护士的合法权益，明确了护士的义务、责任和法律地位，标志着中国的护理管理将逐步走上了正规化、标准化、法治化的轨道。

3. 护理科研水平不断提升　高等护理教育的发展促进了护理科研的起步，护理研究领域不断拓展，科研学术交流日益广泛。随着科研活动增强，护理人员撰写的护理论文、论著及护理教材相继出版，其数量和质量稳步提升，对完善护理学科理论体系、提高临床护理质量起了很大的推动作用。国内外护理学术交流也日趋活跃，尤其是改革开放后，中华护理学会及各地医学院校先后与美国、英国、加拿大、澳大利亚、德国、日本及东南亚一些国家建立了学术联系，采取互访交流、师资培训、联合培养硕士、博士等方式与国际护理界沟通，促进了我国护理学科的持续发展。

4. 护理实践领域日益扩展　20 世纪 80 年代初，我国的临床护理由"以疾病为中心"的护理模式逐步转变为"以人的健康为中心"的系统化整体护理。护理工作的内容和范围开始从疾病护理扩展到全人的健康保健，护理人员的工作场所开始从医院走向家庭、社区，开拓了康复护理、老年护理、社区护理、家庭护理等新领域。2000 年，我国开始尝试开展高级护理实践（advanced nursing practice），浙江邵逸夫医院和广州中山大学附属肿瘤医院率先设立临床护理专家（clinical nurse specialist）的角色，迈出了我国高级护理实践的第一步，随后，广州、北京等全国各地的专科护士规范化培训蓬勃发展，培养了一大批临床亟需的专科护理人才。

5. 中国护理专业组织及刊物

（1）中华护理学会（Chinese Nursing Association，CAN）　1909 年，中国中部看护组织联合会在江西庐山牯岭成立；1914 年，更名为中国护士会；1928 年，我国护士伍哲英成为首任中方会长；随后 50 年内，先后使用中华护士会、中华护士学会、中国护士学会等名称；1964 年，更名为中华护理学会，受中国科协和卫生部的双重领导。

（2）主要刊物　1954 年，《护理杂志》创刊并在全国发行，1981 年改为《中华护理杂志》并沿用至今。我国现有的主要护理杂志包括：《中国护理管理》《中华护理教育》《护理学杂志》《中国实用护理杂志》《中华现代护理杂志》《护理研究》《护理管理杂志》《国际护理学杂志》等十余种。

第二节 护理学的基本概念与知识体系

护理学的内容及范畴涉及影响人类健康的生物、社会心理、文化及精神等各个方面的因素，其研究方法是应用科学的思维方法对各种护理学现象的本质与规律进行整体的研究，并形成具有客观性和逻辑性的科学。

一、护理学的基本概念 🅴微课

现代护理学的理论框架是由人、环境、健康、护理四个基本概念组成的。对这四个基本概念的理解和认识水平直接影响护理工作内容、实践范畴、研究领域、护理人员的角色功能及专业行为。

（一）人

护理的服务对象是人，人是护理的核心。护理中的人不仅涉及个体，也包括由个体组建的家庭、社区、团体或整个社会。

1. 人是一个整体 人是由生理、心理、社会和文化等要素组成的统一整体，具有生物属性和社会属性。人的生物属性体现在人是由组织、器官、系统构成的生物体。人的社会属性体现在人是在社会环境中成长，可具有独特的思想、情感、精神、文化、习惯、信仰等。人的生理、心理、社会等各方面相互作用、相互影响，只有各个功能正常运转，才能获得最佳的健康状态。护理人员要具有人的整体观意识，在护理实践中关注服务对象的生理、心理、社会功能。

2. 人是一个开放系统 人是生活在复杂的社会环境中的有机体，是自然系统中的一个子系统，不断地与环境间进行信息、能量和物质的交换，构成了相互制约、相互作用的统一体。人必须不断适应环境的变化以保持机体的平衡。强调人是一个开放的系统，在护理上有着特殊的意义，护理人员不仅要关注服务对象局部的变化，还应考虑周围环境对人的影响，并帮助个体调整以获得并维持身心的平衡，即健康状态。

（二）环境

环境（environment）是人类生存和生活的空间，是影响人类生命和生长的所有内部因素和外界条件的总和，分为内环境和外环境。外部环境是以人为中心的生存环境，包括自然环境、社会环境。人的一切活动，特别是人的生命活动过程都在环境中进行。对环境的调控、改善是护理活动的重要内容和护理研究的主要范畴。

（三）健康

健康（health）是人的一种安适状态，是人类生命活动本质和质量的反映。1989 年，世界卫生组织（World Health Organization，WHO）对健康提出了新的概念，"健康不仅是没有疾病，而且包括躯体健康、心理健康、社会适应良好和道德健康"，这个四维健康观体现了现代医学模式的指导思想，既考虑了人的生物属性，又兼顾了人的社会属性。护理的主要目标是帮助人们减轻痛苦、恢复健康、预防疾病和促进健康，护理活动的最终目标是提高全人类的健康水平。因此，对健康概念的认识和理解直接影响护理人员的行为方式、服务方式和服务范畴。

（四）护理

护理（nursing）一词源于拉丁文"nutricius"，原意为哺育小儿，后来扩展为养育、扶助、保护、照顾幼小、病患及残疾人等。随着护理学科的不断发展和完善，护理的概念经历了以下三个阶段的演变过程。

1. "以疾病为中心"的阶段（19 世纪 60 年代至 20 世纪 40 年代） 此阶段为现代护理发展初期，人们认为没有躯体疾病就是健康，只有生物学因素才会引起疾病，一切医疗活动都以治疗疾病为目的，从而形成了"以疾病为中心"的医学指导思想。此期，护理没有形成独有的理论体系，护理的重点是协助医生治疗疾病。此阶段护理特点：①护理成为一门专门的职业，从事护理工作的人员必须经过专门的培训；②形成了一套较规范的疾病护理常规与护理技术操作程序；③护理的工作场所是医院，工作的重点是协助医生治疗疾病。

"以疾病为中心"的护理的缺陷是"只见病不见人"，忽视了人的整体性，护理从属于医疗，研究领域局限，束缚了护理学专业的发展。

2. "以病人为中心"的阶段（20 世纪 40 年代至 20 世纪 70 年代） 随着社会的进步和发展，人们对健康与疾病的认识发生了改变，开始重视社会心理及生活方式对健康的影响。社会科学中的系统论、人的基本需要层次论、人和环境的相互关系等学说的提出和确立，为护理学的进一步发展奠定了理论基础，促使人们认识健康与心理、社会、环境之间的关系。此时，西方国家提出了"护理程序"，为护理提供了科学的工作方法，护理从"以疾病为中心"转向了"以病人为中心"。此阶段护理特点：①强调护理学是一门专业，医护双方是合作伙伴，护理人员按护理程序的工作方法对病人实施护理；②逐步形成了护理学的知识体系；③护理工作为应用护理程序解决病人的健康问题，工作场所仍限于医院内。此阶段，"以病人为中心"的护理是以医院的病人为服务对象，护理研究内容局限，未涉及全民健康。

3. "以人的健康为中心"的阶段（20 世纪 70 年代至今） 在新的生物－心理－社会医学模式的指导下，护理改变了以往只重视服务对象生理或病理反应的缺陷，将人看作具有生理、社会、心理需求的整体。1977 年 WHO 提出的"2000 年人人享有卫生保健"的全球卫生战略目标，成为世界各国卫生工作者的努力方向，"以人的健康为中心"的护理模式形成。此阶段护理特点：①护理学已经发展为一门为人类健康服务的应用学科；②护理的服务对象是整体的人，护理是诊断和处理人类对现有的和潜在的健康问题的反应；③护理的工作场所从医院扩展到家庭、社区乃至全社会。此阶段具有代表性的护理专家如玛莎·罗杰斯（Martha Elizabeth Rogers，1914—1994），她在 1970 年将护理定义为：护理服务的对象是整体的人，护理是帮助人们达到其最佳的健康潜能状态。凡是有人的地方，就有护理服务。

"人、健康、环境和护理"这四个基本概念是密切相关的，其中核心概念是人，人是护理服务的对象，人的健康是护理实践的重心。健康是机体处于内外环境平衡、多层次需要得到满足的安适状态。人类的健康与环境相互依存、相互影响。良好的环境促进人类健康，不良的环境则危害健康。护理通过改善环境并帮助服务对象适应环境，使其达到最佳的健康状态。

二、护理学的知识体系

护理学作为一门独立的学科，经过 100 多年的发展，已逐渐形成了相对稳定的知识体系。护理学除了包含本专业知识外，还与医学、社会科学、人文科学等多学科相互渗透、相互启迪，构成了独特的专业知识体系。但是，不同的学者对护理学的知识体系有不同的认识。

（一）西方对护理学知识体系的认识

美国学者卡渤（Carper）认为护理的对象是人，护理学的概念及知识应该包括以下 5 个方面。

1. 伦理学知识（ethics of nursing） 护理人员在履行职责的过程中，通过厘清职业道德、伦理方面问题，建立护理价值观念，进行代言性的护理活动等方法，获取护理伦理方面的知识。护理伦理学知识通常以伦理法典、伦理原则、伦理指导等方式出现。

2. 美学知识（art of nursing）　护理人员通过感官、行为、态度等方面的实践，获取护理艺术、技能或护理行为方面的美学知识。

3. 个人知识（intuition and personal knowledge）　个人知识可以通过自我开放、对人的深入思考、对护理现象的分析等方面来获取。从研究角度看，个人知识常采用定性研究的方法获取。

4. 科学知识（science of nursing）　是通过收集资料、进行评判性的分析等科学实验的方法所获取的护理学知识，用以描述、解释及预测护理现象。从研究角度看，科学知识是通过科学实验的方法所获取的护理学知识。

5. 社会政治文化知识（social-political-cultural knowledge in nursing）　是指社会政治、经济、文化、科学对护理的影响，以及在此影响下护理人员角色的拓展和延伸。

（二）我国对护理学知识体系的认识

受医学教育模式的影响，中国护理教育一直采用三段式的教育模式。近年来，随着科学技术的发展及护理科研的深入，护理学的知识体系也在不断丰富和完善。

1. 基础知识

（1）自然科学知识　如生物学、物理学、化学等。

（2）医学基础知识　如解剖学、生理学、病理学、药理学、病原微生物学、预防医学等。

（3）人文及社会科学知识　如文学、美学、教育学、心理学、伦理学等。

（4）其他方面　如计算机应用、文献检索、英语等。

2. 护理专业知识

（1）护理学的基础知识　如护理学导论、基础护理学、健康评估等。

（2）临床专科护理知识　指各专科护理的理论及技术，如内科护理学、外科护理学、妇产科护理学、儿科护理学、母婴护理学、康复护理学等。

（3）预防保健及公共卫生方面的知识　如社区护理学、公共卫生护理、灾害护理等。

（4）护理管理、教育及科研方面的知识　如护理教育、护理管理、护理科研、循证护理等。

第三节　护理专业

随着社会的进步、人民生活水平的提高及健康需求的增加，护理学专业在深度和广度上不断发展，成为一门具有很强的科学性、社会性和服务性的独立学科和专业。

一、护理专业的特征

经过护理人员的长期努力，护理专业从教育体制、科研水平、理论研究、临床实践、专业团体等方面不断完善和提高，其作为一门独立的专业具有以下特征。

1. 提供健康服务，满足社会需求　一门专业必须具备为社会服务的特征。护理是利他的活动，其目的是护理人员应用自己的专业知识及技能，为服务对象提供护理服务，最大限度地满足人们的健康需求。

2. 有完善的教育体制　作为一门专业，从业人员需要具备较深厚的教育基础。目前，高等护理教育已形成了涵盖学士、硕士、博士、博士后等多层次、多渠道的教育体制。借由护理学在我国成为一级学科的契机，我国的护理学教育也有了更进一步的发展。

3. 有系统完善的理论基础 任何一门专业必须有完善的理论基础和技术来支持其实践。护理学以自然科学、社会科学、人文科学及医药学等作为理论基础，并不断丰富其独特的理论体系，同时还具有本专业规范的护理操作技术，以指导护理教育、科研及实践。

4. 有良好的科研体系 科研是保持专业更新及发展的重要手段。国外护理科研体系较为完善和成熟，我国的护理科研虽然起步较晚，但随着硕士、博士教育的开展以及科研成果的转化，护理人员的科研能力不断提升，护理科研体系也逐步发展和完善。

5. 有专业的自主性 一般每个专业都具有相应的专业组织，制定一定的伦理、道德规范来约束专业活动。护理专业有自己的专业组织，他们建立护理质量标准，并有职业资格考试和职称晋升考核制度以及有护理伦理规范和法律要求。护理专业组织对护理人员进行管理，并监控其专业活动，为护理人员谋取福利，提供接受教育机会，争取应有的权利和地位。

二、护理专业的工作范畴

护理专业的工作范畴不断扩展，涵盖人类健康与疾病的各个领域，根据划分方式的不同，包含不同的内容。

（一）根据护理功能划分

根据护理人员在执行各种护理活动时的自主程度，可以将护理功能分为三种。

1. 独立性护理功能（independent function） 指护理人员应用自己的专业知识和技能来决定的护理措施及护理服务。如对服务对象的病情观察，针对高热的物理降温，定时翻身以预防压力性损伤，指导母乳喂养等。

2. 合作性护理功能（interdependent function） 指护理人员必须与其他医务人员密切配合及协作才能完成的护理活动。如与医生配合对服务对象进行诊断和治疗，与营养师配合给服务对象进行饮食指导，与康复理疗师合作对服务对象进行康复训练等。

3. 依赖性护理功能（dependent function） 指护理人员需要按照医生的医嘱对服务对象所实施的护理。如根据医嘱对病人实施给药、为呼吸衰竭病人上呼吸机辅助呼吸等。

在临床护理工作中，这三种功能其实是不能完全分开的。如按照医嘱给药属于依赖性护理功能，但给药后的疗效观察则属于独立性护理功能，如果病人因为用药后出现不良反应而需要医护抢救，则属于合作性护理功能。

（二）根据工作场所划分

1. 医院护理 服务对象是病人，工作场所主要在医院、疗养院、诊所。工作重点是对服务对象的照顾和疾病康复，需运用护理学及相关学科理论、知识及技能指导护理实践，内容主要包括基础护理、专科护理、诊疗护理技术等。

2. 社区护理 是为一定区域的居民和社会团体提供护理服务，主要的工作场所包括社区卫生服务中心、工厂、学校、教会及各种民间团体等。工作重点是以公共卫生学、护理学知识和技能为基础，以整体护理观为指导，开展疾病预防、妇幼保健、家庭护理、健康教育、健康咨询、预防接种等工作。

3. 护理教育、科研及管理 护理教育机构是培养护理人才的摇篮，因此，教育者需要有扎实的专业理论基础、良好的教育教学及语言表达能力。同时，教育机构还担负着护理科学研究的重任，教育者要根据自己及学生的专长来开展研究，促进护理学科的发展及教育质量的不断提高。护理人员必须具备管理学的相关理论和方法，才能胜任护理工作中的各种组织管理工作。

（三）根据工作的专业性质划分

1. 专业性（professional） 指专业性较强的护理工作。活动范围广且复杂多变，涉及服务对象的生理、心理、社会、精神及文化等各个层面，要求护理人员运用自己的专业知识和能力，分析和解决各种护理问题，并根据时间、地点、服务对象身心状况等方面的不同，采取不同的护理方法。这些专业性极强的护理工作要求护理专业人员必须接受正规的专业教育和继续教育，并在实践中不断积累经验，这样才能确保服务对象的安全。

2. 半专业性（semi-professional） 指一些简单的常规性护理工作。如护理人员执行的护理常规及其他有规律性的护理活动。要求护理人员经过专业的培训，具有一定的专业理论及技能。

3. 非专业性（non-professional） 指一些不具有专业特点或不需要专业学习的工作。如一般性的生活护理、外出陪检、检查报告及物品的发放等。

在护理活动中，上述三种性质的护理工作交叉重叠，没有明显的分界线。专业性的护理活动是临床护理工作的重心，涉及范围广、复杂多变，尤其对服务对象至关重要。而半专业和非专业的护理工作则有一定的范围限制。

三、我国护理专业的发展趋势

1. 护理工作国际化 护理工作国际化主要指专业目标国际化、专业标准国际化、职能范围国际化、教育国际化、管理国际化、人才流动国际化。此外，还包括跨国护理援助和护理合作等。面对国际化的发展趋势，21世纪的护理人才应该具备能够适应这种国际化的知识和技能。多元化护理、外语尤其是英语以及信息技术的普遍应用将成为这一时期护理工作的主要特点。

2. 护理工作市场化 随着市场经济的发展和日益激烈的市场竞争，护理工作将被推向市场。主要表现为护理人员的流动和分布将由市场来调节，服务第一、质量至上的宗旨将成为护理专业在市场竞争中的主要立足点。护理服务的内容和范畴也将根据市场需求的变化而变化。随之而来的许多护理体制的变革，如护理人员聘用制、结构工资制的推行，护士独立开业，社区护理和家庭护理的推广等，都体现了护理工作市场化的特点。

3. 护理工作社会化 随着人们物质生活水平的提高、社会老龄化以及慢性疾病、不良生活方式相关疾病的增加，人们对健康保健的需求趋向多元化，对健康保健服务便捷化的要求日益强烈，社区必将成为护理工作最广阔、最重要的领域。因此，21世纪，更多的护士将走出医院，深入家庭、社区开展护理工作，进行健康教育，提供维护和恢复健康的技术服务，以提高全社会人口的健康水平。

4. 护理人员高学历化 在护理专业向着国际化迈进和市场竞争日益激烈的情况下，护理人员必须通过不断学习新的知识和技能来提高自己的能力和水平，护理教育高层次化正是适应了这种变化。我国护理教育层次已经与国际接轨。护理人员的基本学历为大专和本科，护理硕士、博士人数越来越多，护理队伍整体素质将明显提高。

5. 中国护理特色化 随着中医学的研究在全球范围内的兴起，中医护理也引起了各国护理界的高度重视。结合脏腑经络、阴阳五行学说为服务对象进行辨证施护的中国特色护理，将为全人类的生命健康做出重要贡献。

第四节　护士角色与素质

随着社会的进步、医学的发展和生活水平的提高，护士的角色及功能范围不断拓展延伸，专业护士的角色越来越多，对护士素质的要求也越来越高。护士必须受过专业教育，具有一定的专业知识和技能，取得执业资格，遵守护理伦理道德规范。同时，护士自身素质的提高、职业的发展还需有良好的职业生涯规划。

一、护士的角色与功能

护士（nurse）是经执业注册取得护士执业证书，从事护理活动，履行保护生命、减轻痛苦、增进健康职责的卫生技术人员。当代护士被赋予多元化的角色，履行多重功能。

1. 护理者（care giver）　护士应用自己的专业知识和技能，通过满足服务对象生理、心理、社会文化、精神、信仰等各方面的需要，帮助其最大限度地恢复健康，预防疾病、减轻痛苦、控制感染等。

2. 决策者（decision maker）　护士收集服务对象的有关资料，判断其健康问题及原因，做出护理诊断，根据服务对象的具体情况制定护理计划并实施，对护理效果做出评价。在整个护理活动中，护士是服务对象健康问题的判断者及护理的决策者。

3. 计划者（planer）　护理程序是一种科学的护理工作方法，其本身就是一连串经过计划的步骤与措施。护士应用扎实的专业技能及敏锐的观察力，全面收集服务对象多层面的健康资料，提出护理问题，为服务对象制定合理的、切实可行的整体性护理计划，并提供优质护理服务。

4. 沟通者（communicator）　为了提供个性化的整体护理，护士必须与服务对象、家属、医生、同事及其他医疗保健工作者进行有效沟通，传递信息，最大限度地满足服务对象的需求。

5. 教育者与咨询者（educator and consultant）　一方面，护士承担了对服务对象及其家属进行健康教育、提供健康咨询的责任，应为服务对象提供科学的预防疾病、促进健康、恢复健康的知识与技能，提高其自护能力；另一方面，德才兼备的资深护士在临床工作中常需承担培养年轻护士的责任，以培养护理事业的接班人。

6. 管理者与协调者（manager and coordinator）　为了合理利用各种资源，满足服务对象的身心需要，护理人员必须对日常工作进行有计划的组织、管理和整体协调，还需与其他管理人员共同完成包括人、财、物的管理工作，以确保良好的护理质量。

7. 促进康复者（rehabilitator）　护士在面对因疾病或意外伤害出现伤残或失去身体某种功能的服务对象时，尽可能提供康复护理的专业知识及技能，以帮助其最大限度地恢复身体健康，能做到最大限度的独立和自理。

8. 研究者及著作者（researcher and author）　护士在实践中不断积累和总结经验，进行护理科研，并将科研成果应用到护理工作中，不断提高护理质量，促进护理专业发展。同时，护士将自己的科研成果写成论文或专著，在专业杂志上发表或在学术会议上进行交流，不断丰富护理理论知识框架。

9. 保护者与代言者（protector and advocator）　护士应为服务对象提供安全的环境，采取各种预防措施来保护服务对象免受伤害及潜在的威胁。在服务对象没有能力分辨或不能清晰地表述自己的意图时，护士应为其辩护。当护士发现一些损害服务对象利益或安全的人或事时，或者发现有任何不道德、不合法或不符合病人意愿的事情时，应挺身而出，坚决捍卫服务对象的权益。

10. 权威者（authority）　护士作为拥有专业知识和技能的医务工作者，能科学、自主地实施各种护理功能，在护理领域最具有权威性。因此，对有关护理的事务，护士具备最有权威性的发言权。

二、护士的素质

护理工作与人的健康和生命密切相关，护士肩负着救死扶伤的神圣职责和护佑健康的崇高使命。护士的素质不仅关系着护理质量的高低，也决定着护理专业的发展。护士在工作中常面临各种危机、突发事件等紧急情况，需要与服务对象、家属、其他医务人员等进行沟通联系，病人照护的连续性常需护士日夜轮流值班等，护理工作的这些特点决定了护理是一个高强度、高压力的专业，需要护士有稳定的情绪，积极培养与护理工作需要、社会发展相适应的职业素质，把自身的发展和社会的需求相结合，最大限度地实现自己的人生价值。护士的素质要求具体如下。

（一）思想道德与法律素质

1. 政治思想素质 热爱祖国和人民，具有高尚的道德情操和正确的人生观和价值观，爱岗敬业。

2. 职业道德素质 热爱护理事业，职业动机纯洁，有高度的责任感和慎独修养。尊重生命，关爱他人，救死扶伤，在服务中体现人道主义精神。全心全意为人民的健康服务，具有为人类健康事业献身的精神。

3. 法律素质 具有专业责任心及法律意识，明确自己执业活动的法律范围以及享有的权利和承担的义务。

（二）专业素质

1. 专业技能素质 具有丰富的医学理论知识和熟练的护理操作技能，具有较强的评判性思维能力、敏锐的观察能力、良好的临床决策能力等，有足够的知识和能力对病人采取适当的护理措施。具有较强的沟通能力、健康教育及咨询能力，能熟练运用护理程序解决服务对象的各种健康问题。

2. 信息素质 在当今的大健康、大数据时代背景下，护理工作服务生命全周期、贯穿健康管理全过程，大数据在为护理工作提供精准服务、远程管理方面发挥着巨大的作用，因此，护士必须具备信息素养，具有查找、阅读、评价、应用及创造信息的能力。

3. 科研素质及终身学习的能力 有一定的创新意识，通过护理研究，护士在护理理论、护理实践领域不断拓展，建构起护理独特的理论框架体系，帮助服务对象减轻痛苦、恢复健康、维持和促进健康，促进护理学科的持续发展。护士应具有终身独立学习及判断能力，遇到疑难问题时，能主动查阅有关资料，咨询有关专家，给服务对象提供最好、最恰当的护理服务。

（三）身心素质

1. 健康的身体素质 护理工作特定的工作环境与高强度的工作特点，对护士身体素质提出了更高的要求。护士必须具有健康的体魄、充沛的精力、敏捷的反应能力，以保证工作的顺利完成。

2. 良好的心理素质 护理工作中常遭遇突发灾害危机、复杂的病情变化、难以处理的人际关系等，需要护士冷静判断、有效应对。护士坚强的意志力、良好的分析及应变能力往往有助于化险为夷。护士需要有稳定的情绪状态及积极的情绪感染力，以稳定服务对象及家属的情绪，主动满足服务对象的各种合理要求，促进服务对象身心早日康复。

三、护理职业生涯规划

职业生涯规划（career planning）是指个人和组织相结合，在对个人职业生涯的主客观条件进行测定、分析、总结研究的基础上，对个人的兴趣、爱好、能力、特长、经历及不足等各方面进行综合分析与权衡，结合时代特点，根据个人的职业倾向，确定最佳的职业奋斗目标，并为实现这一目标做出行之有效的安排。职业生涯规划包括短期规划（2 年以内）、中期规划（2~5 年）、长期规划（5~10 年）。护士做好职业生涯规划，将有助于自我价值的实现、人生需求的满足。

（一）职业生涯规划的特点

1. 可行性　职业生涯规划需在现实条件的基础上，对主客观因素进行全面分析，规划切实可行、通过努力可以实现的目标。

2. 适时性　规划是预测未来的行为，需根据确定的总目标，按时间节点和顺序逐一安排每个阶段要完成的分目标，以便及时评估、检查及修正。

3. 适应性　规划是给未来做计划，在实现总目标的过程中，受各种主客观条件的限制，可能需要进行一定的调整。因此，规划需有一定的弹性，以适应可能发生的变化。

4. 持续性　规划涉及个人未来几十年的专业发展目标，在分目标实现的各个阶段有不同的任务要求，应注意目标间的衔接与持续连贯性。

（二）职业生涯规划的基本要素

1. 个人条件　一个科学合理的职业生涯规划的设计，必须考虑个人的条件因素，对自己各个方面有较为全面、正确的认识，如个人性格、气质、兴趣、爱好、特长、智力、情商、价值观、经历、能力、生理情况等。

2. 环境因素　环境对个人职业生涯规划有深刻的影响。在做规划前，需了解影响目标达成的因素，如政治、经济、文化、法律等社会因素，以及家庭的期望、组织发展策略、人力资源需求、晋升发展机会等群体因素，应充分利用各种积极的因素，以达成职业生涯目标。

3. 目标定位　护士应综合分析自身条件和外部环境影响因素，确定自己的目标定位，正确把握设定目标的依据、目标达成的途径以及所需的能力、教育培训层次等，分析目标实现的概率，适时对预设目标进行必要的修正。

（三）护理职业生涯规划的基本步骤

1. 自我评估　只有正确进行自我评估，对自己做出全面、正确的分析，才能选定适合自己的发展领域，如临床专科护士、社区护士、护理管理人员、护理教师等。

2. 环境评估　为使职业生涯规划更具实际意义，需分析内外环境因素对职业生涯的影响，如环境条件的特点、环境的变化情况、自己在环境中的地位、个人的有利和不利条件等，以使规划贴近实际情况。

3. 确定领域　护士在明确自己的职业选择后，可在一定范围内根据自己的特长、兴趣、爱好、性格，结合岗位需求，选择自己的发展领域。如在临床护理、社区护理、家庭护理、护理管理、护理教育等多个领域中进行选择。

4. 设定目标　一个人事业的成败，很大程度上取决于有无正确、适当的目标，因此，目标的设定是职业生涯规划的核心。护士要以自己的最佳才能、兴趣、环境、性格等条件为依据来设定自己的发展目标。

5. 计划实施　好的计划是达成目标的重要环节，有了发展目标计划后，行动便成为关键因素。如果要实现目标，必须付诸行动，包括参加工作、培训、轮岗、继续教育等。

6. 评估反馈　为使职业生涯规划行之有效，必须根据实际情况变化，不断对其进行评估与修订。修订的内容主要有职业的重新选择、发展领域的选择、目标的修正、实施措施的变更等。

（四）护理职业生涯路径

1. 国外护士职业生涯路径 西方国家对护士的资历要求及分类比较类似。以美国为例，护士可以分为操作护士（technical nurse，TN）及注册护士（registered nurse，RN）。

（1）操作护士 一般需经过 1 年左右的专业培训再上岗，但不能单独从事护理工作，必须在注册护士的监督及指导下才能从事较为简单的护理工作。分为注册操作护士（licensed practical nurse，LPN）及注册职业护士（licensed vocational nurse，LVN），各州自行负责注册。

（2）注册护士 本科教育（baccalaureate degree，BD）是目前美国护理教育的主要形式，一般学制为 4 年，毕业后取得学士学位。完成护理专业基础教育，并通过国家注册护士考试委员会（National Council for Licensing Examination Registered Nurse，NCLEX – RN）的考试才能注册。注册护士一般分为初级水平和高级水平。

初级水平，根据其是否拥有专科证书，分为初级通科护士和初级专科护士。通科护士可以在任何护理场所提供服务，可担任临床护士、病案管理者及其他角色。初级专科护士是指通科护士经过一定的继续教育，获得相应专科的培训证书后，就成为 ICU、手术室、肿瘤科、精神科等部门的专科护士。

高级水平，又称高级专科护士，是在注册护士的基础上经过了高级专科培训。有以下两种培训形式。

①高级实践注册护士（advanced practice registered nurse，APRN）：在取得护士注册证书后，至少再取得硕士学位，有多年的临床工作经验，专科护理知识扎实，并达到专业组织认可的标准，包括 4 种类型。A. 独立开业护士（nurse practitioner，NP）：能对常见病、多发病及损伤等进行诊断和治疗，独立开处方，并提供各种卫生及预防保健服务。工作场所主要为自己单独开业的护理诊所、私人诊所、医院、老人院等机构。B. 专科证书护理助产士（certified nurse-midwife，CNM）：在医院、分娩中心及家庭为健康妇女提供妇科保健，为低危产妇提供助产服务。C. 临床护理专家（clinical nurse specialist，CNS）：为服务对象提供身心保健服务，亦从事咨询、研究、教育及管理工作，工作场所包括医院、社区卫生服务机构、老人院、私人医生诊所等。D. 护理麻醉师（certified registered nurse anesthetist，CRNA），主要从事各种手术的麻醉及其他麻醉管理，在美国每年约有 65% 以上的手术麻醉由护理麻醉师实施。

②高级专科注册护士（RN，CS）：C 指证书（certificate），S 指专科（special areas）。在任何护理专科如妇产科、儿科等领域，可以独立开业或以临床护理专家的身份开展护理工作，一般要求有相应的临床工作经验。

2. 国内护士职业生涯路径

（1）护理技术职称 临床护士的技术职称分为初级职称（护士、护师）、中级职称（主管护师）及高级职称（副主任护师、主任护师）。护理技术职称的晋升要求取得相应的学历及护士执业资格证书，具有逐级递增的学识水平和能力。满足国家规定的职称晋升条件，才能进行考评晋升。

（2）护理教育职称 根据 1986 年国家教育委员会发布的《高等学校教师职务试行条例》，将教师分为初级职称（助教）、中级职称（讲师）、高级职称（副教授、教授）。

（3）护理管理岗位 根据 1986 年发布的《关于加强护理领导工作理顺管理体制的意见》，医院护理岗位设立病区护士长、科护士长、护理部主任三级管理岗位。

护理技术职称、护理教育职称及护理管理岗位可同时发展。如医学院校的附属医院的一名副主任护师，既可以是某病区护士长，若具有教师资格证、承担学校教学任务，也可根据规定晋升为副教授。

答案解析

目标检测

1. 护理这一概念的演变经历了哪些阶段？
2. 如何看待南丁格尔对护理专业发展的贡献？
3. 要成为一名优秀的护理人员，应该具备哪些素质？
4. 查阅文献，分析我国现代护理专业未来的发展趋势。

书网融合……

本章小结　　　　　　微课　　　　　　题库

第二章 健康与疾病

PPT

📖 学习目标

知识要求：

1. 掌握 健康、亚健康、疾病的概念；常见的病人角色适应不良的类型；初级卫生保健、社区卫生服务的特点及内容。

2. 熟悉 健康的测量与评价；WHO卫生保健的战略目标；初级卫生保健的任务；中国医疗卫生中长期发展规划及医疗卫生方针；我国医疗卫生保健体系的组织机构及功能。

3. 了解 健康的标准；健康与疾病的关系；城乡三级医疗卫生网；我国社区卫生服务现状及发展趋势。

技能要求：

能运用现代健康观中的健康与疾病相关知识进行健康宣教。

素质要求：

具有社会责任感和为人类健康服务的意识，关注和了解全民健康状况。

健康与疾病是医学科学中两个最基本的概念，也是护理理论与护理实践中最基本、最核心的问题。护理的宗旨是促进健康、预防疾病、恢复健康、减轻痛苦，从而使每个人都尽可能地保持健康状态。学习健康与疾病的相关概念和理论，可以帮助我们为服务对象提供更优质的护理。

⇨ 案例引导

案例： 在2021年的东京残奥会上，中国残奥健儿们所表现出来的顽强拼搏、自强不息的精神打动了无数国人。在8月25日进行的东京残奥会女子佩剑个人赛A级比赛中，中国队选手边静夺冠。赛后，她看到对手离开比赛台不方便，主动上前帮助她推轮椅。"当时我们互相表达了祝贺。"边静说，自己和这位格鲁吉亚选手早已在赛场相识，比赛结束后看到对方离开时不太方便，自己就想着尽可能地去帮助她。

讨论： 试应用现代健康观，分析边静的健康状态。

第一节 健 康

健康是一个涵盖生理、心理、社会及精神等多维度的概念，健康是人类追求的共同目标。人类对健康的认识与人类的文明发展、文化背景、历史背景以及价值观紧密联系。人们对健康的观念随着科技的进步、医学的发展和医学模式的转变而不断发展、逐渐深入。护理以维护人类健康为目标，护士必须明确健康这一概念的含义。

一、健康的概念及演变

健康（health）一词在古英语中包含完整、强壮、结实等意思，在现代汉语中具有健壮、安康等含义。健康是一个复杂、多维、综合且不断发展变化的概念，不同社会经济文化背景下，人们对健康有不同的理解和认识。

（一）古代健康观

西方医学史上，以古希腊毕达哥拉斯（Pythagoras）及恩培多克勒（Empedocles）为代表的四元素学派提出"四元素学说"（four element theory），他们认为生命是由土、气、水、火4种元素组成，这些元素平衡即为健康。被誉为"医学之父"的希波克拉底（Hippokrates）认为："健康是自然和谐的状态，而疾病则是反自然。如果一个人身体各部分与体液能协调，就是健康；反之，则为疾病"。我国古代医学家主张用阴阳、正邪矛盾统一的观点解释疾病与健康，强调阴阳协调以及机体与情志、人与社会统一才健康，阴阳失调则可引发疾病。

（二）近代健康观

1. 生物个体健康观 近代医学的形成使人们对健康的认识发生了变化，生物个体健康观是生物医学模式的产物。人们往往用人体测量、体格检查、生化检查等指标来判断个体是否健康。认为健康"是无临床病症的状态""是正常功能的活动"等。这种健康注重人体的生理病理机制，而忽视人作为整体所具有的心理特征和社会特征。

2. 社会学健康观 20世纪40年代以后，西方产生了健康社会学（sociology of health）。健康社会学也被称为医学社会学或健康与疾病社会学。健康社会学认为："与健康相对的最重要的概念不是疾病（disease）和患病（illness），而是病态（sickness）。疾病是一种负面的躯体状态，是存在于个体的生理学功能异常；患病是个体感觉有病的一种心理状态；而病态则是一种社会状态，主要表现为疾病削弱了患病者的社会角色""社会变量既表现为一种调节机制，又是可引发疾病的独立因素"。社会健康观的出现对医学模式的转变产生了重要的影响，使人们的健康观发生了质的飞跃。

（三）现代健康观

1948年，WHO将健康定义为："健康不但是没有疾病和身体缺陷，还要有完整的生理、心理状态和良好的社会适应能力"。该定义强调了人与环境的协调与和谐。

1989年，WHO又提出了新的四维健康观，即健康应包括生理、心理、社会和道德4个方面的内容。其中，道德健康强调从社会公共道德出发，维护人类的健康，要求每个社会成员不仅要对自己的健康负责，也要对社会群体的健康负责。

新的健康定义从现代医学模式出发，不仅包含了人的自然属性，而且兼顾人的社会属性，使健康的概念得到进一步完善。

现代健康观的特点如下。①改变了把健康的着眼点局限在有无疾病的传统观念上。②对健康的认识扩展到生物、心理、社会多方面。在医疗护理工作中，真正地把人作为一个整体来看待。③把健康看成一个动态的、变化的过程，因而可以在不同水平、用不同标准来衡量健康。④从关注个体健康扩展到注重群体健康。⑤把健康放到人类社会生存的广阔背景中，指出健康不仅是医务工作者的目标，也是国际社会的共同目标。WHO健康新定义反映了人类对自身健康的理想追求。

二、亚健康

亚健康（subhealth）状态是近年来国内外医学界提出的新概念。WHO认为，亚健康是指人在身体、心理和社会环境等方面表现出不适应，是一种介乎健康与疾病之间的中间状态。国外也称其为"第三状态"，国内常称之为"亚健康"状态。

2007年，中华中医药学会发布了《亚健康中医临床指南》，从中医的角度对亚健康的概念、常见临床表现、诊断标准等进行了明确描述，产生了较为广泛的影响。指南指出，亚健康是指人体处于健康和疾病之间的一种状态。处于亚健康状态者，不能达到健康的标准，表现为一定时间内的活力降低、功能和适应能力减退的症状，但不符合现代医学有关疾病的临床或亚临床诊断标准。

亚健康的主要特征包括：①身心上不适应的感觉所反映出来的种种症状，如疲劳、虚弱、情绪改变等，其状况在相当长的时期内难以明确；②与年龄不相适应的组织结构或生理功能减退所致的各种虚弱表现；③微生态失衡状态；④某些疾病的病前生理病理学改变。

人体亚健康状态具有动态性和两重性，其结果是回归健康或转向疾病。护士可通过健康教育促进其向健康转化；个体也可通过自我调控，加强锻炼，强化社会及家庭支持、营养和心理调适等对自身健康产生正面影响，积极促进向健康转化。值得注意的是，亚健康与疾病的无症状现象，即亚临床疾病是有区别的。亚临床疾病虽然也无疾病临床症状和体征，但存在病理改变和临床早期检测的异常，本质上仍是疾病，如中老年亚临床颈动脉硬化，颈动脉超声波检查可见有明显的颈动脉内膜增厚，甚至有斑块形成，但无临床表现。

三、影响健康的因素

（一）影响健康的主要因素

人们生活在复杂的自然与社会环境中，其健康受诸多因素的影响。影响健康的因素归纳起来有以下几个重要方面。

1. 生物因素（biological factors） 包括生物性致病因素、遗传因素和个人的生物学特征 3 个方面。

（1）生物性致病因素 是指由病原微生物引起的传染病、寄生虫病和感染性疾病。虽然现代医学已经找到了某些控制生物性疾病的方法，如预防接种、消毒灭菌、合理使用抗生素等，但在某些发展中国家和地区，病原微生物的危害依然存在，甚至还相当严重，如艾滋病、埃博拉出血热、鼠疫和黄热病等。

（2）遗传因素 是指由某些遗传因素导致的人体发育畸形、内分泌失调、免疫功能异常和代谢障碍等。人类的染色体带有各种各样的显性或隐性基因，可造成染色体遗传性疾病，如白化症、血友病等；某些疾病有较大的家族遗传倾向，如高血压、糖尿病、肿瘤等。

（3）个体的生物学特征 是指年龄、种族和性别等人群特征。个体的健康状态受到个体成长和发育水平的影响。不同年龄段的人群所患疾病的分布不同，例如青年人易发生过敏，老年人易发生骨质疏松；不同性别，其疾病的分布也不同，如系统性红斑狼疮为女性较男性更常见，而胃溃疡、血栓闭塞性脉管炎则多见于男性。

2. 心理因素（psychological factors） 主要是通过情绪和情感发挥作用而影响人的健康。人的心理活动是在生理活动的基础上产生的，同时，人的情绪和情感又可通过影响神经系统而对人体组织器官的生理和生化功能产生影响。

情绪会影响人们健康性格的保持，长期生活在抑郁、忧郁或恐惧中的人，性格古怪，与人交往能力差。情绪会影响人们对自我的认识和评价，情绪激动可使大脑思维突破常规活动，往往做出鲁莽或过激举动；相反，情绪消极时，人会降低对自我的评价，产生自卑感。情绪会影响人们的认知思维水平，阻碍正常的思考学习，紧张、恐惧、烦躁的情绪会影响工作效率；乐观平静的情绪有助于冷静思考。

心理因素可以治病，也可致病。积极的情绪可以增进健康，延缓衰老；消极的情绪可损害健康，导致疾病。

3. 环境因素（environmental factors） 环境是人类赖以生存和发展的社会和物质条件的总和。人类的生存、生活和发展及其一切活动都离不开环境，并与环境相互作用、相互依存。人类环境可分为自然环境和社会环境两大类。

（1）自然环境　又称物质环境，由空气、阳光、水、生物、岩石、矿物、土壤、气候、食物等构成，是人类生存和发展的物质基础。目前的自然环境中存在着诸多不利于人类健康的因素，如水污染、雾霾和土壤污染等。适宜的自然环境，可以促进人类的健康长寿。反之，如果人类对生产和生活活动中产生的各种有害物质处理不当，使环境受到破坏，不仅损害人类健康，甚至威胁子孙后代。也就是说，严重的环境污染能造成生态系统的危机，导致人类的灾难。如今，生态环境日趋恶化，特别是环境污染加重，造成空气、水源的污染，直接导致人类生存条件变差，免疫防御功能下降。

⊕ **知识链接**

西班牙流感

西班牙型流行性感冒是人类历史上致命的传染病，在1918—1919年曾经造成全世界约5亿人感染，2500万到4000万人死亡（当时世界人口约17亿人）；其全球平均致死率为2.5% ~ 5%，和一般流感的0.1%相比更为致命，感染率也达到5%。

西班牙流感最初起源于美国得克萨斯州的哈斯克尔县，但由于当时第一次世界大战正在进行，美国忙于向欧洲派兵，这场疫情在初期没有得到重视。被运送到欧洲的除了士兵还有流感病毒，当时欧洲多国正在交战，无暇控制疫情。两次错失防控时机，导致流感在世界范围内大暴发。这场发生在1918年的"西班牙流感"，造成全球2000余万人染病死亡，而整个第一次世界大战的死亡人数是1600万人，因流感死亡的人数远远超过战争。因此，传染病对个人健康和社会发展的危害是巨大的，最好的对策是树立居安思危和防患于未然的理念，及时控制传染病的传播。

（2）社会环境　包括社会政治、法治制度，经济状况、文化教育、社会风俗等。社会因素与人的健康有密切的关系。积极的社会环境促进人的健康，而消极的社会环境可能导致人体患病。在众多社会因素中，经济因素对健康起着关键性的作用。经济因素通过与健康有关的其他社会因素，如工作条件、生活条件、营养条件和卫生保健服务设施等直接影响人们的健康。

4. 生活方式（lifestyle）　是指人们在特定环境中形成的惯有的行为和意识，即人的行为和人所能控制的周围环境。生活方式受社会规范、经济文化、家庭环境的影响。个体的生活方式可对健康产生积极或消极的影响。健康的生活方式可提高人的健康水平，而不良的生活方式和行为习惯已成为危害人们健康、导致疾病和死亡的主要危险因素。

5. 卫生保健服务体系（health care system）　医疗卫生服务的内容、范围、质量与人的健康紧密联系。合理配置医疗卫生资源、健全医疗卫生服务体系、提升医疗卫生服务能力，可有效提高人群的健康水平。

WHO指出，人的健康长寿与遗传因素的关系占15%，社会因素占10%，医疗条件占8%，气候条件占7%，而60%取决于自己的行为与生活方式。

（二）影响亚健康的主要因素

亚健康产生的原因很复杂，其可能是机体与外环境（工作氛围、社会关系、压力竞争及环境破坏等）平衡失调所致。所有影响健康的因素在一定程度上都是影响亚健康的因素，如疾病前期、衰老、自然环境污染、心理失衡、生存压力、不良生活方式等。

四、健康的测量与评价

WHO 健康水平测量研究小组指出，理想的健康测量指标应该具有科学性、客观性、特异性、敏感性等，并提出了测量与评价健康指标的方法。单一的指标或不能反映个体或群体的健康状况，需要综合运用多个指标进行评价。

（一）个体健康的评价指标

1. 生理学指标 用于反映个体的身体健康状况，包括生长发育指标、生理功能指标和身体素质指标。其中，生长发育指标包括身高、坐高、体重、头围、胸围等。生理功能指标包括生命体征指标、血液检测指标、脏器功能指标等。身体素质指标包括力量、速度、耐力、灵敏、柔韧度等。

2. 心理学指标 用于反映个体的心理健康状况，包括人格、智力、情绪和情感等。

3. 社会学指标 用于反映个体的社会健康状况，包括行为模式、生活方式、人际关系、社会经济地位、生活满意度等。

（二）群体健康的评价指标

1. 人口统计指标 按照指标所反映的人口现象的时间属性划分，分为人口静态指标和人口动态指标。按照指标所反映的研究对象性质的不同，可分为各个专题指标族，如人口年龄指标族、人口性别指标族、人口婚姻状况指标族、生育指标族、死亡指标族、计划生育指标族、人口迁移指标族等。按照指标所反映的人口数量的量与质的属性划分，可分为人口数量指标和人口素质指标。

2. 疾病统计学指标 包括发病率、患病率、病死率、新生儿死亡率、婴儿死亡率、新感染率、疾病构成与死因顺位、疾病严重程度指标等，这些指标主要通过疾病登记和健康调查获得。

3. 身体发育统计学指标 包括低体重儿出生率、畸形儿出生率以及儿童和青少年的身高、体重、头围、胸围、第二性征发育、力量、耐力、柔韧度等。这些指标主要通过实验室检查和人体测量获得。

4. 评价群体健康的新指标 包括减寿人年数、无残疾期望寿命、健康期望寿命、调整病残生存年、社会发展指数、生命质量指数等。

五、促进健康的护理活动

促进健康的护理活动是通过护士的努力，使公众建立和发展促进健康的行为，减少危害健康的行为，从而维护和提高人类的健康水平。根据不同人群的健康状况，促进健康的护理活动应有所侧重。

1. 健康人群 护士通过健康教育，帮助人们树立正确的健康观念，获取有关维持或增进健康所需的知识和资源，如指导其合理膳食、保证充足睡眠、定期预防接种及做好安全防护等。

2. 亚健康人群 护士应帮助亚健康人群减少或消除影响健康的各种因素，引导和激励其产生促进健康的行为，积极促进个体或群体从亚健康状态回归健康状态，如帮助其改变不良生活方式，教导其压力管理的方法及指导其强化营养、增强免疫力等。

3. 病人 护士应用专业知识和技能，明确病人现存或潜在的健康问题，有计划地开展护理活动，从而改善和促进病人的健康状况，如告知遵医行为的重要性、指导高血压病人低盐低脂饮食、运用松弛疗法减轻疾病给病人带来的痛苦、协助术后病人实施早期功能锻炼及为残障病人制定康复护理计划等。

第二节 疾 病

在人的生命过程中，疾病和健康一样，是自然的、动态变化的过程，是不可避免的现象。了解疾病的知识，加强对疾病的认识，可以帮助人们预防及治疗疾病，恢复健康。

一、疾病与患病

疾病是人类生活中一种不可避免的现象。在不同的历史条件、不同的文化背景下，人们对疾病的理解有所不同。

（一）疾病的概念

1. 古代疾病观　在古代，由于生产力水平低下，人们认识自然的能力有限，迷信疾病是鬼神附体，因而出现了许多与鬼神作斗争的治疗疾病的方法。古希腊医学家希波克拉底创立了"体液学说"，认为疾病是体内的 4 种体液（血液、黏液、黑胆汁和黄胆汁）不正常混合和污染的结果所致。我国古代医学家认为，疾病是机体阴阳失调的结果。古代人们对疾病及其本质的认识，虽然朴素且具有主观猜测性，但是他们把疾病与人体的物质联系起来，对医学的形成和发展产生了深远的影响。

2. 近代疾病观　随着医学的发展，人们对疾病的认识各种各样，主要包括如下观点。

（1）疾病是由医生治疗的、不符合人类需要的一种状态　此定义仅从外在方面考虑疾病，并未涉及疾病的本质和特点，因此不是科学的疾病定义。

（2）疾病是不适、痛苦和疼痛　这种观点是建立在疾病症状的基础上的，注重的是实践而不是理论，仅反映疾病的某一方面的特征，因而较片面，缺乏科学性。

（3）疾病是社会行为特别是劳动力的丧失或改变　这是疾病的社会学定义，其特点是忽略了疾病固有的本质和特点，以疾病的社会后果为判断依据。

（4）疾病是机体功能、结构和形态的改变　从本质上基本把握了疾病发生的原因，但忽视了机体的整体性。这是在生物医学模式指导下的一个非常具有影响力的疾病定义，此疾病观揭示了许多疾病的本质和原因，但也有其自身的局限性，表现在无法解释一些无结构、功能或形态改变的疾病（如精神病），忽略了人的整体性。

（5）疾病是机体内稳态的破坏　这是在整体观的指导下对疾病所做的解释，认为生理活动可以维持内环境的平衡，当内环境平衡紊乱时，机体则出现疾病。

（6）疾病是机体对有害因子作用的反应　这是从哲学观点做出的对疾病的定义。任何疾病，当生物、心理、社会因子直接或间接作用于人体时，就会引起一定的损伤，而此时机体内部的健康因子就必然会抵抗损伤因子，而疾病正是损伤因子与抗损伤因子的斗争过程。

3. 现代疾病观　现代疾病观对疾病的认识，不局限于身体器官的机能与组织结构的损害，还包括各器官、组织和系统之间的联系，人的心理因素与躯体因素的联系以及人体与外界社会环境之间的联系。现代疾病观认为，疾病是机体身心在一定内外环境因素的作用下所发生的一定部位的功能、代谢和形态结构的变化，表现为损伤与抗损伤的整体病理过程，是机体内部以及机体与外部环境之间平衡的破坏和正常状态的偏离或终结；是一个人的生理、心理、社会、精神、感情受损的综合表现，是生态因素和社会因素相互作用的复杂结果。

（二）患病的概念

患病（illness）是指病人本人或其他人对其疾病的主观感受，常常是病人身体或心理上的不适、厌恶、不愉快或难受的一种自我感觉和体验。

患病不等同于疾病。患病具有主观性，只有个体自己才能判断自己是否患病。疾病则为客观的存在，一般是指根据医学科学的知识及理论对疾病状态所做的病理生理的解释和说明。

二、健康与疾病的关系

健康指机体的一种平衡状态，疾病指机体平衡状态的破坏，两者之间并没有明显的界线，亚健康就介于健康与疾病之间。健康与疾病的关系可归纳为以下三点。首先，健康与疾病处在不断的动态变化中。20世纪70年代，美籍华裔生物统计学家蒋庆琅提出的健康－疾病连续相模式（health–illness continuum model）认为，健康与疾病处在一条连续的线上，线的一端为死亡，另一端为最佳健康，个体的健康状况在这条线上的位置不断地变化。其次，健康与疾病是相对而言的，在一定条件下可以转化。个体在连续相上的任何一点都是个体在生理、心理、社会等方面功能的健康状态的综合表现，例如某人心情舒畅、精力充沛、反应敏捷、办事效率高，其身体状态就偏向健康良好的一侧；如果他最近经常熬夜，不注意保暖，几天后感冒了，出现头痛、头晕、全身不适、乏力、注意力不集中，其身体状态就偏向疾病的一侧。最后，健康与疾病可以在同一个体上并存。健康是一个多维的概念，同一个体在不同维度可表现出不一致的状态。例如，某些残疾人的心理方面和社会方面都很健康。并不是每个人都必须达到某个特定状态才是健康，如果某个人虽患了躯体疾患，但他可将各方面进行调整，保持精神乐观、积极，正常地参与社会活动，在其可能的范围内最大限度地发挥机体潜能，同样能为人类和社会做出贡献，他已达到自己范围内的健康水平。

三、角色与病人角色 🄴 微课

（一）角色与病人角色的概念

1. 角色（role）　源于戏剧、电影，原指剧本中的人物，后被广泛应用于分析个体心理、行为与社会规范之间的相互关系，属于社会心理学中的一个专门术语。其含义为：处于一定社会地位的个体或群体，在实现与这种地位相联系的权利与义务的过程中，表现出符合社会期望的行为和态度的总模式。也可以说，角色是人们在现实生活中的社会位置及相应的权利、义务和行为规范。

角色的特征包括如下。①角色的实现必须通过互动才能完成，角色是在与相关的角色伙伴发生互动关系的过程中表现出来的。②角色行为由个体执行和完成，自由个体存在的情况下，其才会拥有某一角色；社会对每一个角色均有角色期待。③角色之间可以相互转变，每个人的一生中会获得多种角色，在不同的时间、空间里会同时扮演多种不同的角色。

2. 病人角色（patient role）　是指社会对一个人患病时的权利、义务和行为所做的规范。美国社会学家帕森斯（Talcott Parsons，1902—1979）提出，病人角色的概念包括以下几个方面。

（1）病人有免除一定社会责任和义务的权利，其免除程度可视疾病的严重程度而定。医生的诊断可以证明病人角色的成立，并酌情免除一些原来所承担的社会责任。

（2）病人不需为自己患病承担责任，是需要得到照顾的，因为病人是不能靠主观努力而康复的。

（3）病人有义务力求康复。

（4）病人应寻求专业医疗帮助，如看病并与医护配合。

（5）病人康复后有义务承担病前的社会责任。

（二）病人角色适应不良的类型

绝大多数病人在患病前都承担着多种角色。如果其患病后不能顺利地从原来承担的社会角色或家庭角色中脱离，过渡到病人角色，就会出现角色适应不良。常见的病人角色适应不良有以下几类。

1. 角色行为冲突　是指病人在适应病人角色的过程中与其原有的各种社会角色发生心理冲突而导致的行为矛盾。主要发生于由常态下的社会角色转向病人角色时。病人表现为能意识到自己有病，但不能接受病人这一角色，且有愤怒、焦虑、烦躁、悲伤等情绪反应。这是一种视疾病为挫折的心理表现。

2. 角色行为强化 是病人角色适应中的一种变态现象。一般常发生于病人经过一段时间的治疗，已恢复或部分恢复社会生活能力，应由病人角色转为常态角色时，仍然安于病人角色，产生退缩和依赖心理。表现为依赖性增强，怀疑自身能力，害怕出院，害怕离开医务人员，对正常的生活缺乏信心等。这种角色适应问题与病人年龄、性别、个性及文化背景等因素有关，如女性病人、老年病人易出现角色行为强化，而个性坚强或文化水平低的病人对角色的转变则相对淡漠。

3. 角色行为缺如 是指病人没有进入病人角色，不愿意承认自己是病人，或对病人角色感到厌倦、悲观、绝望等，这种否认的方式是一种常见的心理防御机制。主要发生于由健康角色转向病人角色，或疾病突然加重或恶化时。许多初诊为癌症的病人常出现该种反应。

4. 角色行为消退 是指个体已适应了病人角色，但由于某些原因，又重新承担起原来常态下扮演的其他角色，从而放弃了病人角色。例如患病的母亲，因孩子突然患病住院而将其"母亲"角色上升为第一位，承担起照顾孩子的职责，放弃了自己的病人角色。

5. 角色行为异常 是指病人由于久病或重病遭受病痛折磨，感到悲观、绝望，受不良心境影响而导致的异常表现，如攻击性言行、病态固执、抑郁、厌世甚至自杀等。常见于因慢性病长期住院、病情危重、病情反复和患有不治之症的病人。

（三）护士在病人角色适应中的作用

护士有责任帮助与支持、指导与协助病人尽快适应病人角色，使其早日康复。

1. 常规指导 在病人初次入院时，护士向病人介绍病区环境、医院规章制度、注意事项等，同时做自我介绍，介绍有关的医务人员及同室病友，以消除病人的陌生感和恐惧感，帮助病人尽快适应医院环境，树立扮演病人角色的自信心。

2. 及时指导 病人住院后可能会面临多种疾病检查与治疗，如有创检查、外科手术等，这些都影响病人角色的适应，护士应及时观察并掌握准确的信息，对病人进行及时指导。

3. 情感支持 患病使一些人长期住院、伤残或失去工作能力，病人容易出现悲观、绝望甚至产生轻生的想法；有些病人在疾病恢复期容易出现病人角色强化的现象。护士应及时了解病人的情感及情绪变化，及时与病人沟通，使其能客观认识疾病，在心理上达到新的平衡。

4. 社会支持 包括医护人员、病人家庭、社会各界等给予病人精神或物质上的帮助和支持，协助病人接受治疗，帮助和关爱病人，使其尽快适应病人角色转变。

四、疾病对病人及社会的影响

疾病不仅对病人本人造成影响，而且还会不同程度地影响病人的家庭甚至社会。

（一）疾病对病人的影响

1. 正性的影响 疾病对病人的正性影响可表现在两个方面。一方面，患病后进入病人角色，可暂时解除某些社会及家庭责任，因而能静心休养；另一方面，患病可使病人提高警觉性，在以后的生活中会尽量避免或减少引起疾病的因素。

2. 负性的影响

（1）生理改变 患病后，由于身体组织器官的病理生理改变，病人会出现各种症状和体征，如疼痛、肢体活动障碍、呼吸困难等。

（2）心理改变 疾病对心理影响的程度与疾病的严重程度和持续时间有关。通常情况下，短期的、无生命危险的疾病不会引起其强烈的情绪反应，若病情较重或持续时间较长，则可能出现剧烈的心理反应，如焦虑、恐惧、绝望、否认等。

（3）体像改变 是个体对自己身体外观及其功能的自我感受。疾病导致病人体像改变的程度与改变的类型和部位、个人的适应能力、改变发生的速度及可获得的帮助与支持有关。如身体残障导致的体像改变容易使病人产生消极、抑郁、挫折感等心理反应。

（4）自我概念的改变　是一个人对自身存在的体验。它包括一个人通过经验、反省和他人的反馈，逐步加深对自身的了解。自我概念是一个有机的认知机构，由态度、情感、信仰和价值观等组成，贯穿整个经验和行动，并把个体表现出来的各种特定习惯、能力、思想、观点等组织起来。如病人由于身体部分功能的降低或缺失，不能胜任社会角色，从而使自我概念发生较大的变化。

（二）疾病对家庭的影响

个体是家庭的重要组成部分，任何一个家庭成员患病，对整个家庭都是一种冲击，并且产生不同程度的影响。

1. 家庭的经济负担加重　病人患病后需要诊治，会增加家庭的经济负担。如果病人本人是家庭经济来源的主要承担者，其患病会使家庭的经济来源出现问题，更加重了家庭的经济负担。

2. 家庭成员的心理压力增加　一个人患病，尤其是患有严重疾病，病人会出现多种心理反应，情绪容易激动，甚至会出现一些异常行为，这些表现会对家庭成员造成心理刺激，从而使其产生压力。同时，家庭的其他成员需要投入很大的精力去照顾病人，并且承担病人的部分家庭角色功能，家庭其他成员的心理负担会加重。

（三）疾病对社会的影响

1. 对社会经济的影响　主要体现在两个方面。一方面会降低社会生产力；个体患病后，其从事生产的能力降低，甚至需要其他人的照顾，就会导致社会生产力的下降。另一方面会增加社会医疗资源的消耗；在疾病诊治的过程中，需要投入的社会医疗资源和支出的医疗费用会给个人、家庭以及社会带来经济负担。因此，疾病会对社会经济造成很大的影响。

2. 对社会健康的影响　个体是社会组成的基本单位。在社会中，如果短时间内出现大量个体患病，社会的健康状况会受到严重影响，甚至可引发社会恐慌。

五、预防疾病的护理活动

疾病预防又称为健康保护，是指采取特定行为避免健康受到现存或潜在威胁的过程，包括阻止或减少特定或可预料的健康问题的行为。疾病预防涵盖预防、治疗和康复这三个健康保健的层面，即三级预防。

1. 一级预防（primary prevention）　又称病因预防，是采取各种措施消除或减少致病因素，增进健康，预防疾病发生。它涵盖健康促进和健康保护两个方面。

2. 二级预防（secondary prevention）　又称临床前期预防，即通过早期发现、早期诊断、早期治疗，尽可能地逆转处于临床前期的疾病的病理过程，预防和阻止疾病的发展和恶化。

3. 三级预防（tertiary prevention）　又称临床期预防，是为减少疾病危害而采取的措施，包括对症治疗、防止伤残和积极康复。目的是提高生存质量、延长寿命和降低病死率。

第三节　医疗卫生保健政策及体系

一、世界卫生组织卫生保健的战略目标

世界卫生组织（WHO）是联合国系统内国际卫生问题的指导和协调机构，是国际上最大的政府间

卫生组织。其宗旨是使全世界人民获得尽可能高水平的健康。

WHO 在其宪章中指出："享受最高标准的健康是每个人的基本权利之一。"WHO 在 20 世纪 70 年代对多个国家的保健问题进行了总结分析，逐步明确了以下观点：卫生工作的重点应从大城市、大医院转向农村基层；应当从治疗疾病为主转向预防疾病为主；应当从为少数人服务转向为大多数人服务。

1977 年 5 月，在瑞士日内瓦召开的第 30 届世界卫生大会上，WHO 做出决定，世界各国政府及 WHO 今后主要的社会目标应该是："到 2000 年，世界上所有人的卫生和健康水平，都能达到使他（她）们能够在社会和经济方面，过充实的生活"。即"2000 年人人享有卫生保健"的目标。

（一）人人享有卫生保健的含义

WHO 提出"2000 年人人享有卫生保健"的全球战略目标，旨在改变卫生资源分配严重不公的局面，缩小卫生保健和无卫生保健之间的鸿沟，使人人享有预防保健。目标的重点是针对发展中国家人民，使每个人都能够得到最低程度的卫生保健服务。其具体含义是：①人们在工作和生活场所都能保持健康。②人们将运用更有效的办法去预防疾病，减轻不可避免的疾病和伤残带来的痛苦，并且通过更好的途径进入成年、老年，健康地度过一生。③在全体社会成员中均匀地分配一切卫生资源。④所有个人和家庭，通过自身充分地参与，将享受初级卫生保健。⑤人们将懂得疾病不是不可避免的，人类有力量摆脱可以避免的疾病。

上述含义说明，"人人享有卫生保健"并不是指到了 2000 年不再有人生病或病残，也不是指到了 2000 年医护人员将为全部病人治好其已患的病，而是有其更为深远和广泛的内涵。这项全球卫生战略极大地促进了人类健康，也成为制定和实施卫生策略的典范。

1998 年 5 月在日内瓦召开的第 51 届世界卫生大会上，WHO 发表了《21 世纪人人享有卫生保健》的宣言，确定了 21 世纪前 20 年的全球重点和具体目标，强调"人人享有卫生保健"不是一个单一的、有限的目标，它是促进人民健康不断改善的过程。总目标是：增加期望寿命，提高生活质量；改进卫生公平；使全体人民能利用可持续卫生系统和服务。"21 世纪人人享有卫生保健"是"2000 年人人享有卫生保健"的延伸和发展。

（二）全球卫生政策

政策是战略和行动之间的纽带，卫生政策是为实现卫生战略目标所制订的主要行动纲领，它是有关部门在具体工作中应该遵循的行动准则。卫生政策体现改善卫生状况的目标及其重点，以及实现这些目标的方针。WHO 和各成员国共同提出的全球卫生政策如下。

1. 健康是每个人的基本权利，是全世界的一项目标。

2. 当前在人民健康状况方面存在着巨大的差异是所有国家共同关切的问题，这些差异必须大大地加以缩小，为此要求在各国内部和各国之间合理分配卫生资源，以便人人都能得到初级卫生保健及其支持性服务。

3. 人民有权利，也有义务单独或集体参加他们的卫生保健计划和实施工作。

4. 政府对人民的健康负有责任。

5. 各国要使自己的全体人民都健康，就必须在卫生事业中自力更生，发挥本国的积极性，尽可能自给自足，卫生策略的制订和实施需要国际合作。

6. 实现"人人享有卫生保健"，需要卫生部门与其他社会经济部门协调一致地工作，特别是同农业、畜牧业、粮食、工业、教育、住房、公共工程及交通等部门协作。

7. 必须更加充分和更好地利用世界资源来促进卫生事业的发展。

这些基本政策充分体现了医学的社会化、卫生资源的公平分配、政府的责任、强调人民大众参与及各部门协作等基本方针。

（三）全球卫生目标

2015 年，在联合国首脑会议上，世界各国领导人一致通过了《2030 年可持续发展议程》，提出了之后 15 年要实现的 17 项可持续发展目标和 169 项具体目标，承诺全面实现所有千年发展目标，包括尚未实现的目标。几乎所有的可持续发展目标都直接与健康有关，或间接促进健康。与卫生直接相关的第 3 项可持续发展目标"良好的健康和幸福"中指出，各国应确保健康生活，促进各年龄段所有人的幸福，并明确了今后 13 个具体目标。

1. 到 2030 年，全球孕产妇每 10 万例活产的死亡率降至 70 人以下。

2. 到 2030 年，消除新生儿和 5 岁以下儿童可预防的死亡。

3. 到 2030 年，消除艾滋病、结核病、疟疾和被忽视的热带疾病等流行病，抗击肝炎、水传播疾病和其他传染病。

4. 到 2030 年，通过预防、治疗及促进身心健康，将非传染性疾病导致的过早死亡减少 1/3。

5. 加强对滥用药物包括滥用麻醉药品和有害使用酒精的预防和治疗。

6. 到 2030 年，全球公路交通事故造成的死伤人数减半。

7. 到 2030 年，确保普及性健康和生殖健康保健服务。

8. 实现全面健康保障。

9. 到 2030 年，大幅减少危险化学品以及空气、水、土壤污染导致的死亡和患病人数。

10. 酌情在所有国家加强执行《世界卫生组织烟草控制框架公约》。

11. 支持研发主要影响发展中国家的传染性和非传染性疾病的疫苗和药品，提供负担得起的基本药品和疫苗。

12. 大幅加强发展中国家的卫生筹资。

13. 加强各国，特别是发展中国家早期预警、减少风险以及管理国家和全球健康风险的能力。

二、初级卫生保健

1978 年，WHO 明确指出：推行初级卫生保健（primary health care，PHC）是实现"人人享有卫生保健"战略目标的基本途径和根本策略。WHO 于 2018 年 10 月在哈萨克斯坦努尔苏丹（原名阿斯塔纳）举行的全球初级卫生保健会议上重申了《阿拉木图宣言》，强调初级卫生保健在促进实现全民健康覆盖和卫生相关可持续发展目标的可持续卫生系统中处于基石地位。

1. 初级卫生保健的概念　初级卫生保健是一种全社会参与卫生事业的方法，旨在确保实现可能的最高水平的健康和福祉及其公平分配，其包含三个部分：以帮助解决更广泛的健康决定因素的多部门的政策和行动；赋予个人、家庭和社区的权力；满足人们全生命过程的基本健康需求。

初级卫生保健是指人们所能得到的最基本的保健照顾，包括疾病预防、健康维护、健康促进及康复服务。初级卫生保健处于服务于个人、家庭及社区内的国家卫生保健体系的第一线，它尽可能地将防治与保健带入人们的生活与工作中，并形成了连续性的健康照顾。初级卫生保健既是国家卫生体系的核心组成部分，也是社会和经济发展的不可分割内容。初级卫生保健既是达到健康的手段，也是卫生保健的策略，更是衡量一个国家的卫生体制是否健全及全民健康素质优劣的重要指标。

2. 初级卫生保健的业务框架　为加强世界卫生系统并支持各国在初级卫生保健方面加大国家实施力度，根据 WHA72.2 号决议（2019 年），WHO 总干事编写了初级卫生健康业务框架草案，并提交 2020 年第 73 届世界卫生大会审议。该业务框架旨在将《阿斯塔纳宣言》中所做的全球承诺化为具体行动和干预措施。利用这些行动和干预措施可加快初级卫生保健系统方面的进展，最终不加区分地明显改善所有人的健康状况。初级卫生保健的业务框架包括 4 个核心战略杠杆和 10 个业务杠杆。4 个核心战略杠杆分别为政治承诺与领导、治理和政策框架、筹资和分配资源以及社区和其他利益攸关方的参与。10个业务杠杆分别为保健模式、初级卫生保健人力、有形基础设施、药物和其他保健产品、与私营部门提供者的交往、采购和支付制度、数字卫生技术、提高保健质量的系统、面向初级卫生保健的研究、监测和评估。

与每个杠杆相关的行动和干预措施并非独立实施，它们密切相关，相互影响，相互促进。各国应根据自己的需要、卫生系统的能力及其卫生治理模式，选择与其环境最相适应的杠杆和指标。另外，用于显著改善初级卫生保健的具体行动、干预措施和战略还将因环境和时间的差异而各不相同，并且在必要时应对增进健康、预防疾病以及进行治疗性、康复性和姑息性保健产生影响。随着经济、制度和资源状况的演进，所使用的杠杆及其运作方式也应发生变化。

三、我国医疗卫生中长期发展规划及医疗卫生方针

我国医疗卫生中长期发展规划是指为深化医药卫生体制改革，支撑我国医疗卫生事业发展而制定的规划。医疗卫生方针是国家根据不同历史时期的背景和特点，为保障人民健康、发展卫生事业而确立的指导原则。它对卫生事业的管理、改革和发展起主导作用。

（一）我国医疗卫生中长期发展规划

2016 年 10 月 25 日，中共中央、国务院发布了《"健康中国 2030"规划纲要》（以下简称《纲要》），作为今后 15 年推进健康中国建设的行动纲领。这是中华人民共和国成立以来首次在国家层面提出的健康领域中长期战略规划。《纲要》涵盖了中国健康事业发展和推动的总体战略、指导思想，涉及健康生活、健康教育、健康服务、健康保障、健康环境、健康产业等方方面面。

"共建共享、全民健康"是建设健康中国的战略主题。核心是以人民健康为中心，坚持以基层为重点，以改革创新为动力，预防为主，中西医并重，把健康融入所有政策，人民共建共享的卫生与健康工作方针，针对生活行为方式、生产生活环境以及医疗卫生服务等健康影响因素，坚持政府主导与调动社会、个人的积极性相结合，推动人人参与、人人尽力、人人享有，落实预防为主，推行健康生活方式，减少疾病发生，强化早诊断、早治疗、早康复，实现全民健康。

《纲要》提出健康中国"三步走"的目标：到 2020 年，建立覆盖城乡居民的中国特色基本医疗卫生制度，健康素养水平持续提高，健康服务体系完善高效，人人享有基本医疗卫生服务和基本体育健身服务，基本形成内涵丰富、结构合理的健康产业体系，主要健康指标居于中高收入国家前列。到 2030 年，促进全民健康的制度体系更加完善，健康领域发展更加协调，健康生活方式得到普及，健康服务质量和健康保障水平不断提高，健康产业繁荣发展，基本实现健康公平，主要健康指标进入高收入国家行列。到 2050 年，建成与社会主义现代化国家相适应的健康国家。

《纲要》提出，到 2030 年具体实现以下目标：

1. 人民健康水平持续提升。人民身体素质明显增强，2030 年人均预期寿命达到 79.0 岁，人均健康预期寿命显著提高。

2. 主要健康危险因素得到有效控制。全民健康素养大幅提高，健康生活方式得到全面普及，有利于健康的生产生活环境基本形成，食品药品安全得到有效保障，消除一批重大疾病危害。

3. 健康服务能力大幅提升。优质高效的整合型医疗卫生服务体系和完善的全民健身公共服务体系全面建立，健康保障体系进一步完善，健康科技创新整体实力位居世界前列，健康服务质量和水平明显提高。

4. 健康产业规模显著扩大。建立起体系完整、结构优化的健康产业体系，形成一批具有较强创新能力和国际竞争力的大型企业，成为国民经济支柱性产业。

5. 促进健康的制度体系更加完善。有利于健康的政策法律法规体系进一步健全，健康领域治理体系和治理能力基本实现现代化。

《纲要》以人的健康为中心，按照从内部到外部、从主体到环境的顺序，依次针对个人生活与行为方式、医疗卫生服务与保障、生产与生活环境等健康影响因素，提出普及健康生活、优化健康服务、完善健康保障、建设健康环境、发展健康产业五个方面的战略任务。

（二）我国的医疗卫生方针

中华人民共和国成立以来，先后确立了三个卫生工作方针。第一个方针是 1952 年确立的"面向工农兵、预防为主、团结中西医、卫生工作与群众运动相结合"的卫生工作方针。第二个卫生方针于 1991 年提出，几经修改完善，最终于 1997 年 1 月确定了新时期卫生工作方针，即"以农村为重点，预防为主，中西医并重，依靠科技与教育，动员全社会参与，为人民健康服务，为社会主义现代化建设服务"。第三个方针是于 2016 年 8 月提出的新形势下卫生与健康工作方针，即"以基层为重点，以改革创新为动力，预防为主，中西医并重，将健康融入所有政策，人民共建共享"。

这三个卫生工作方针的表述的繁简、强调的主次以及运用的词汇虽有变化，但其核心思想并未改变，即：为人民健康服务，防患于未然，发挥中西医各自优势，动员人民群众广泛参与，人民共建共享。

四、我国医疗卫生保健体系

医疗卫生保健体系（medical and health care system）是指以医疗、预防、保健、医疗教育和科研工作为功能，由不同层次的医疗卫生机构所组成的有机整体。其主要任务是防治疾病、保障人类健康和提高人口素质。

（一）组织机构及功能

我国医疗卫生组织机构可分为卫生行政组织、卫生事业组织和群众卫生组织三大类。

1. 卫生行政组织　是各级政府分管卫生工作的职能部门，是贯彻执行国家卫生工作方针政策，管理全国或地方的卫生工作，编制规划、制定法规和监督检查的机构。我国卫生行政组织按行政区设立，从中央、省（自治区、直辖市）、市（地级市）、县（市、省辖市所辖区）直到乡（镇）各级人民政府均设有卫生行政组织。

2. 卫生事业组织　也称卫生业务组织，是开展卫生业务的事业单位，向社会提供各种卫生服务的各类专业机构。按工作性质大体可分为：医疗机构、疾病预防控制机构、妇幼保健机构、医疗教育机构、医学科学研究机构和卫生监督执行机构。

3. 群众卫生组织　是由专业或非专业人员在政府行政部门的领导下，按不同任务所设置的机构。其工作任务是发动群众参加，开展卫生工作和学术交流，提高学术水平和业务技术，促进卫生工作的发展。按人员组成和活动内容，可分为三类。

（1）由国家机关和人民团体代表组成　包含爱国卫生运动委员会及地方病防治委员会等。其工作是组织有关单位和部门做好卫生工作，协调各方力量，推动群众性除害灭病及卫生防病等工作。

（2）由卫生专业人员组成的学术性团体　如中华护理学会、中华医学会、中国药学会、中国医师协会、中国中西医结合研究会等。主要任务是提高医药卫生技术、开展各类学术互动、交流经验、科普咨询等。

（3）由卫生工作者和群众卫生积极分子组成的基层群众卫生组织　主要有中国红十字会、各地方红十字会等。其主要工作是协助各级政府部门，开展群众卫生和社区福利救济等工作。

（二）医疗卫生服务体系

《中华人民共和国基本医疗卫生与健康促进法》自2020年6月1日起开始施行。该法第三章第三十四条明确指出，国家建立健全由基层医疗卫生机构、医院、专业公共卫生机构等组成的城乡全覆盖、功能互补、连续协同的医疗卫生服务体系（图2-1）。

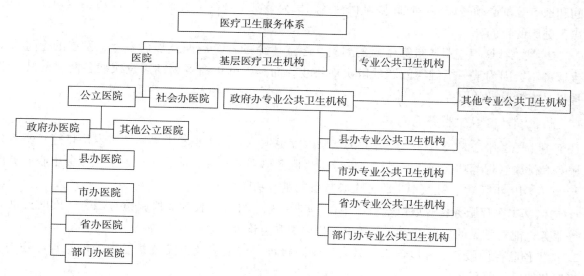

图2-1 医疗卫生服务体系

该医疗卫生服务体系中的医院分为公立医院和社会办医院。其中，公立医院分为政府办医院（根据功能定位，主要划分为县办医院、市办医院、省办医院、部门办医院）和其他公立医院（主要包括军队医院、国有和集体企事业单位等举办的医院）。县级以下为基层医疗卫生机构，分为公立和社会办两类。专业公共卫生机构分为政府办专业公共卫生机构和其他专业公共卫生机构（主要包括国有和集体企事业单位等举办的专业公共卫生机构）。根据属地层级的不同，政府办专业公共卫生机构划分为县办、市办、省办及部门办四类。

基层医疗卫生机构主要提供预防、保健、健康教育、疾病管理，为居民建立健康档案，常见病、多发病的诊疗以及部分疾病的康复、护理，接收医院转诊病人，向医院转诊超出自身服务能力的病人等基本医疗卫生服务。

医院主要提供疾病诊治，特别是急危重症和疑难病症的诊疗，突发事件医疗处置和救援以及健康教育等医疗卫生服务，并开展医学教育、医疗卫生人员培训、医学科学研究和对基层医疗卫生机构的业务指导等工作。

专业公共卫生机构主要提供传染病、慢性非传染性疾病、职业病、地方病等疾病预防控制和健康教育、妇幼保健、精神卫生、院前急救、采供血、食品安全风险监测评估、出生缺陷防治等公共卫生服务。

五、我国社区卫生服务

社区卫生服务（community health service）是以居民的卫生服务需求为导向、以人的健康为目的、以社区为范围，合理使用社区资源和适宜技术，为居民提供有效、经济、方便、综合、连续的，集医疗、预防、保健、康复、健康教育、计划生育技术指导为一体的服务。

（一）我国社区卫生服务的特点

1. 综合性 针对各类不同的人群，社区卫生服务的内容由预防、保健、医疗、康复、健康教育、计划生育技术服务等综合而成，并涉及与健康有关的生物、心理、社会各个层面。

2. 广泛性 社区卫生服务的对象是社区全体居民，包括各类人群，即健康人群、高危人群、患病人群、妇女、儿童及老年人等。

3. 实用性 社区卫生服务以满足服务对象的各种需求为宗旨，因此，其服务的内容和价格、开设的时间和地点等都必须考虑实用性，以确保社区居民充分享受社区卫生服务，从而切实达到促进和维护社区居民健康的目的。

4. 连续性 社区卫生服务贯穿生命的始终，覆盖生命的各个周期及疾病发生、发展的全过程。社区卫生服务不会因为某一个健康问题的解决而终止，而是根据生命各周期以及疾病各阶段的特点和需求，提供具有针对性的服务。

（二）我国社区卫生服务的内容

社区卫生服务中心是公益性、综合性的基层医疗卫生机构，承担着常见病和多发病诊疗、基本公共卫生服务和健康管理等功能任务，是城乡医疗卫生服务体系的基础。根据《社区卫生服务中心服务能力评价指南（2019 年版）》，社区卫生服务中心具备的基本功能如下。

1. 提供基本医疗服务：开展以全科、中医等科目为主的门诊服务和检验检查服务，同时开展急诊急救等服务，能对常见的急危重症病人做出初步诊断和急诊处理。

2. 提供预防保健服务：开展含健康教育、预防接种、传染病及突发公共卫生事件报告和处理、卫生计生监督协管等的预防保健服务。

3. 提供综合性、连续性的健康管理服务：对辖区内常住居民尤其是 65 岁及以上老年人、高血压及 2 型糖尿病等慢性疾病病人、0～6 岁儿童、孕产妇、严重精神障碍病人、肺结核病人等重点人群的健康危险因素进行全方位且连续的管理，达到维护或促进健康的目的。

4. 具有辐射一定区域范围的医疗服务能力。

5. 承担其他基层医疗卫生机构的教学、培训工作。

社区卫生服务中心的主要职责是提供预防、保健、健康教育、计划生育等基本公共卫生服务和常见病、多发病的诊疗服务以及部分疾病的康复、护理服务，向医院转诊超出自身服务能力的常见病、多发病及危急和疑难重症病人，并受区县级卫生健康行政部门委托，承担辖区内的公共卫生管理工作，负责对社区卫生服务站的综合管理、技术指导等工作。

（三）我国社区卫生服务现状

目前，我国城市各城区、街道普遍建立了社区服务中心，各居民委员会大都建立了社区服务站，形成了区、街道、居委会三级社区服务网络，大部分城镇也已建成社区服务机构，各类社区服务设施和便民利民网点逐步完善，有效改善了社区服务条件，初步形成了以社区服务中心为纽带，广泛联系各类社区服务企业、服务人员的社区服务网络；一些基本组织形式和功能大致相同的社区卫生服务中心，如社区卫生服务站、社区健康中心等也逐步建立，主要依托现有的基层卫生机构，形成了以社区卫生服务为中心、社区卫生服务站为主体，其他卫生机构为补充，以上级卫生机构为指导，实行双向转诊的工作形式。

城市社区医疗卫生服务是城市卫生服务的微观组成部分，与新型农村合作医疗服务共同构成了国家的基本医疗卫生服务体系。它是深化医疗卫生体制改革，有效改善群众医疗问题的重要途径，是实现"人人享有初级卫生保健"的基础环节。

"十三五"期间，我国覆盖城乡的社区服务网络基本健全，服务的可及性进一步提高。截至 2020 年底，全国有基层医疗卫生机构 97 万个，其中，社区卫生服务中心 9880 个，社区卫生服务站 2.55 万个，乡镇卫生院 3.58 万个，村卫生室 60.9 万个，基本实现了城乡基层社区的全面覆盖；全国社区卫生服务机构卫生技术人员约55.8万人，其中，执业（助理）医师约23.4万人，注册护士约22万人；全国社区卫生服务中心（站）诊疗人次数达7.5亿人次，入院人数达299万人，病床使用率达42.5%。

　　随着社会的进步和现代科学技术的发展，社区卫生服务的社会作用越来越显著，呈现医学社会化的趋势，未来的全科医学将朝着整体化、综合化、多元化的方向发展。人们健康观念的变化和对卫生保健需求的增加，将使社区卫生的服务目标和服务方式发生深刻的变化，未来，全科医生的职能和社会作用将明显增强。

目标检测

答案解析

一、简答题

1. 影响健康的因素有哪些？

2. 如何理解健康与疾病的关系？

3. 疾病对病人及社会有什么影响？

4. 预防疾病的护理活动包括哪些内容？

二、案例分析题

小李毕业后在一家社区卫生服务中心从事社区护士工作。

请思考：小李就职的单位属于哪类组织？在医疗卫生体系中处于哪一级？其工作的内容有哪些？

书网融合……

本章小结　　　　微课　　　　题库

第三章 需要与关怀

人类的生存和发展是建立在满足各种各样需要的基础上，个人的健康水平与需要的满足程度密切相关。需要得到满足，就能保持身心平衡，维持健康；反之，需要得不到满足，就会导致个体身心失衡，导致各种身心问题。因此，护士应充分了解人类基本需要的内容及特点，才能更好地为服务对象提供护理关怀，满足服务对象的需要，维护并促进其健康。

⇒ **案例引导**

案例： 王某，女，45岁，某公司高管。平时工作繁忙，经常熬夜加班。王某的女儿正值高三，面临高考。丈夫是某外企市场部总监，经常出差。王某近期有时会感到胸部疼痛，最近在医院查体时确诊为乳腺癌，需住院进行手术治疗。王某想到女儿的学习和自己的工作，非常焦急。

讨论： 1. 请根据马斯洛人类基本需要层次论，评估王某现存的和潜在的基本需要。

2. 应如何为其提供护理关怀？

第一节 需要概述

每个人的需要可能由于其情绪、价值观、社会文化及身心发展程度的不同而不同，但有些需要是人类所共有的，是维持其生存和发展所必需的。护士应首先了解需要的概念、特征、种类及影响因素，才能更好地识别和满足服务对象的需要。

一、需要的概念

需要（need）一词，在汉语词典中的定义是"对事物的欲望或要求"；在英语中的定义是"个体未被满足的欲望、要求或由剥夺引起的内部紧张状态，是个体对某种目标的渴求或欲望。"

需要作为一个概念，在不同的学科领域中有不同的理解。例如，美国心理学家亨利·默里（Henry A. Murray，1893—1988）认为"需要是个体行为的动力源泉，是个体在大脑区域内的一种将知觉、感觉、智力和动作等组织起来的一种力量，这种力量引起的一系列行为的反应，使原有的紧张情绪解除，具有定向目的性"。

护理学家也从不同的角度阐述了"什么是需要"。现代护理的创始人南丁格尔认为："需要是新鲜的空气、阳光、温暖、环境及个体的清洁、排泄以及各种防止疾病发生的需求"。护理理论家艾达·奥兰多（Ida Jean Orlando，1926—2007）认为"需要是个体的需求，一旦得到满足，可以消除或减轻其不安与痛苦，使其维持良好的自我感觉，个体能够获得舒适感"。护理学家卡莉斯塔·罗伊（Callista Roy，1939—）认为"需要是个体的一种内在要求，它可以激励个体产生一系列的行为反应，从而维持个体的完整性"。

人是生物实体和社会实体的统一。作为生物实体，人为了其自身的生存及发展，必须依赖空气、阳光、食物、水等自然条件，否则无法生存；同时，人为了种族的延续，还要有性、婚配及繁殖后代的需要。作为社会实体，人的个性形成及发展必须依赖群体等社会条件以及社会交往等社会活动。在个体的社会生活中，为了提高其物质和精神生活水平，人类也会对社交、文化、科学、艺术、政治生活等形成一定的需要。因此，可以说人的需要是客观要求作用于主体时的一种心理体验。这种体验如果能够被个体明显地意识到，称意愿；如果不能被明显地意识到，则称意向。需要有意向和意愿两种表现形式。

综上所述，可以将需要的概念总结为：需要是有机体、个体和群体对其生存与发展条件所表现出来的一种依赖状态，是生理的和社会的客观需求在个体大脑中的反映，是个体的心理活动与行为的基本动力。需要与个人的活动密切相关，是人活动的基本动力，每个人的活动都是直接或间接、自觉或不自觉地为了满足其某种需要。

二、需要的特征

与人类认识的多样性、复杂性一样，人的需要也是多样的和复杂的。无论多么复杂的需要，一般都具有如下特征。

1. 对象性　需要总是指向某种事物，这种事物即需要的对象。需要的对象可以是物质的，也可以是精神的。例如，人饿了就产生进食的需要，其对象就是食物；人感到寂寞时就产生与人交谈的需要，其对象可能是同学或朋友。需要总是和满足需要的对象联系在一起，各种需要彼此之间的区别，就在于需要对象的不同。

2. 动力性　需要是人从事各种活动的基本动力，是人的一切动机源泉。它促使人朝着一定的方向，追求一定的目标，以行动求得自身的满足。同时，人的需要在活动中不断产生和发展。当一些需要得到满足后，又会产生新的需要。正是在不断产生需要与满足需要的活动中，需要的种类、范围和满足方式不断发展，由此促进了个体的成长和发展，从而推动社会的进步。

3. 无限性　需要的无限性包含两层含义。一是指需要种类的无限多样，需要满足的方式无限多样。既可以有低层次需要，也可以有高层次需要；既可以有自然需要，也可以有社会需要。二是指人一生中需要的无限性，需要的出现并不是人生阶段中某一个时期的特殊产物，而是伴随人生的自始至终。

4. 共同性与独特性　人与人之间的需要既有共同性，又有独特性。人的基本需要是人类所共有的，不同性别、年龄、种族、社会文化背景的人都有一些共同的需要。由于生理因素、遗传因素、环境因素和条件因素的不同，每个人的需要又都有个体的独特性。不仅需要的内容不同，水平不同，其满足方式也有一定的差异。同时，人在不同的成长发展阶段，亦有不同的优势需要。

5. 整体性和关联性 人的各种需要是一个相互联系、相互作用、相互影响的整体，一种需要的满足会影响另一种需要的存在与发展，各种需要既互为条件，又互为补充，构成完整的个体需要结构系统。例如，精神需要的存在与发展以物质需要为基础和保障，而精神需要的满足又可作为物质需要满足的补充。

6. 社会历史制约性 人有各种各样的需要，不仅有先天的生理需要，而且在社会实践和接受人类文化教育的过程中，会发展出许多社会性需要。社会性需要的产生与所处的环境及社会因素密切相关；同时，需要的满足也受所处的社会、经济、文化习俗、所属的群体特征等条件的制约。因此，人必须根据自己所处的环境及社会条件，有意识地调节自己的需要，合理地提出及满足自己的需要。

三、需要的分类

根据不同划分方式，可以将需要分为不同的类型。根据需要的起源，可以分为生理需要和社会需要；根据需要的对象，可以分为物质需要和精神需要；根据需要的内容，可分为以下 5 类。

1. 生理需要 是指个体为维持生命和延续后代而产生的所有需要，如空气、水、食物、排泄、活动、休息、性等。

2. 社会需要 是指人类在社会活动中形成的，为维护社会的存在和发展而产生的需要，如友谊、沟通、爱与被爱、归属感、尊重等。

3. 情绪需要 是指个体对外界刺激所产生的心理感受。人有喜、怒、哀、乐、悲、恐、惊等方面的情绪需求。例如，遇到高兴的事情会产生愉快、满意等积极的情绪反应；反之，可能会产生焦虑、害怕、恐惧、憎恨、愤怒、悲哀等负性情绪反应。

4. 智能需要 是指个体在认知、思考和能力方面的需要，如学习、推理、判断和解决问题的能力等。

5. 精神需要 是指人在精神寄托与精神信仰方面的需要，如宗教信仰。

上述需要之间相互联系、彼此影响。当一个人在健康状况良好时，这些需要会维持动态平衡；一旦失去平衡，人就会出现各种身心问题。当其中某项需要未获得满足时，可能会影响其他需要的满足。

四、影响需要满足的因素

人的基本需要受社会文化、价值观、情绪、身心发展状况等多种因素的影响。具体包括如下。

1. 个体因素 个体的生理状态、认知、情绪、个性及价值观等均能影响需要的满足。

（1）生理因素 各种疾病、损伤以及由此造成的疲乏、疼痛、活动受限等均可使人的若干需要得不到满足。

（2）认知因素 如果人们缺乏健康和疾病的相关知识和信息，则不能正确地识别自己的需要，从而不能正确地选择满足需要的途径和手段。

（3）情绪因素 个体处于焦虑、抑郁、恐惧、愤怒及兴奋等情绪状态时，均会影响基本需要的满足。

（4）其他因素 个性特点、价值观、生活习惯、生活经历等亦会影响个体需要的满足。

2. 环境因素 不良的环境，如环境陌生、通风不良、光线和温度不适宜、噪声等都会影响个体需要的满足。

3. 社会文化因素 社会动荡、经济萧条、人际关系紧张等社会因素会影响各种需要的满足；同时，不同的风俗习惯、宗教信仰、教育状况等文化因素也会影响需要的满足。

第二节　需要的相关理论及模式

19 世纪 30 年代以来，许多心理学家、哲学家和护理学家从不同角度探讨了人的基本需要，形成了不同的理论和模式。其中最有影响力、应用最广泛的是马斯洛的人类基本需要层次论。此外，在护理领域应用较多的还包括护理学家卡利什的人类基本需要层次论和韩德森的病人需要模式。

一、马斯洛的人类基本需要层次论

（一）理论的来源

亚伯拉罕·马斯洛（Abraham H. Maslow，1908—1970）是美国著名的人本主义社会心理学家。他在 1943 年发表的《人类动机理论》一文和 1954 年发表的《动机与人格》一书中，提出人有 5 类不同层次的需要，包括生理需要、安全需要、爱与归属需要、尊重需要和自我实现需要，并阐述了不同层次需要之间的联系。马斯洛在 1970 年修订的《动机与人格》一书中，又提到了另外两种需要，即求知的需要和审美的需要，位于尊重需要和自我实现需要之间，最终形成了含有 7 个不同需要层次的人类基本需要层次论（Hierarchy of Basic Human Needs Theory）。

⊕ 知识链接

马斯洛简介

亚伯拉罕·马斯洛于 1908 年 4 月 1 日出生于美国纽约市布鲁克林区一个犹太家庭。1926 年考入康奈尔大学，3 年后转至威斯康星大学攻读心理学，在著名心理学家哈洛的指导下，1934 年获得博士学位，之后留校任教。1935 年在哥伦比亚大学任桑代克学习心理研究工作助理。1937 年任纽约布鲁克林学院副教授。第二次世界大战后转到布兰戴斯大学任教，开始对健康人格或自我实现者的心理特征进行研究。1951 年被聘为布兰戴斯大学心理学教授兼系主任。1969 年离任，成为加利福尼亚劳格林慈善基金会第一任常驻评议员。1970 年 6 月 8 日因心力衰竭逝世。

马斯洛陆续出版了《人的动机理论》《动机与人格》《存在心理学探索》《科学心理学》《人性能达到的境界》等著作。马斯洛需要层次论便出自《人的动机理论》，该理论问世后产生了深远的影响，至今在人力资源行业、教育行业、流动人口管理、管理心理学等方面都有应用。

（二）理论的基本内容 ⓔ 微课

马斯洛认为，人的基本需要有不同的层次之分，按其重要性和发生的先后顺序，由低到高可分为七个层次，依次为生理的需要、安全的需要、爱与归属的需要、尊重的需要、求知的需要、审美的需要和自我实现的需要（图 3 - 1）。

1. 生理的需要（physiological needs）　是指维持个体生存及种族延续的最基本的需要，包括氧气、水分、食物、排泄、适宜温度、避免疼痛、休息和活动、性等。生理的需要是人类最基本、最低层次、最强有力的需要，是其他需要产生的基础。如果这些生理的需要得不到满足，人类就无法生存，并且不会追求更高层次的需要。可见，生理的需要是推动个体行为最有效的动力。

2. 安全的需要（safety needs）　是指个体希望受到保护、免遭威胁，从而获得安全感的需要。每个人都希望避免各种伤害、职业稳定、生活有保障、能够受到保护。人生理的需要得到满足或基本满足

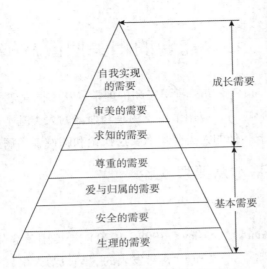

图 3－1　马斯洛的人类基本需要层次论

后，就会产生安全的需要。安全的需要包括生理上的安全和心理上的安全两个方面。生理上的安全是指个体需要生理上的安全状态，以防身体上受到伤害或生活上受到威胁。例如，老年人或盲人行走时需要借助拐杖来辅助行走，以确保安全。心理上的安全是指个体需要一种心理上的安全感觉，能免除焦虑、抑郁、恐惧等不良情绪的发生。例如，人们盼望自己在熟悉的环境下生活、学习和工作，祈求人生平安、事事顺利等，都是为了更好地满足心理上的安全感需要。

3. **爱与归属的需要**（love and belongingness needs）　是指个体被他人或群体接纳、爱护、关心和支持的需要，包括得到和给予两个方面。马斯洛认为，当个体的生理和安全的需要得到基本满足后，就会产生爱、被爱和有所归属的需要，希望归属于某一群体，在家庭、团体、社会中占有一定的位置，并与他人建立感情。如果这种需要得不到满足，个体将会有孤独、被遗弃、空虚等感受。

4. **尊重的需要**（esteem needs）　是指个体对自己的尊严和价值的追求，包括自尊与他尊两个方面。自尊是指个体希望在各方面有能力、独立自主、充满信心、有价值；他尊是指个体希望受到别人的尊重，得到认可、重视和赞赏。尊重需要的满足会使人产生自信、有价值和有能力的心理感受，从而产生更大的动力，追求更高层次的需要；反之，尊重需要得不到满足，则会使人失去自信，从而怀疑自己的能力和价值，出现自卑、软弱、无能等感受。

5. **求知的需要**（needs to know）　是指个人对自身和周围世界的探索、理解及解决疑难问题的需要。求知的需要源于人的好奇心，学习和发现未知的东西会给人带来满足和幸福。

6. **审美的需要**（aesthetic needs）　是指对美好事物欣赏并希望周围的事物有秩序、有结构、顺自然、循真理等心理需求。马斯洛认为，人需要美，正如人需要饮食一样，美有助于人变得更健康。

7. **自我实现的需要**（needs of self-actualization）　是指个体希望最大限度地发挥自身的潜能，实现理想和抱负的需要。自我实现的需要是最高层次的需要，是在其他需要获得基本满足后才会出现的需要，其需求的程度和满足方式有很大的个体差异。自我实现的需要满足后会使人感到最大的快乐。

（三）需要层次的基本特征

马斯洛认为，人的基本需要虽然有层次高低之分，但各层次需要之间彼此关联。需要层次的基本特征可概括为以下几点。

1. **低层次的需要需优先满足**　生理的需要是人类生存所必需的、最基本的、最低级的需要，必须首先得到满足。当低层次需要得到满足后，个体才会追求高层次的需要。

2. **各种需要需满足的紧迫性不同**　维持个体生存所必需的需要必须立即供给，并持续满足，如对氧气的需要；而有些需要可暂缓被满足或长久地延后满足，如休息、性、尊重的需要等。但这些需要会始终存在，不可忽视。

3. **较低层次需要的满足是较高层次需要产生的基础**　一般情况下，较低层次的需要得到基本满足后，更高一层的需要才会出现，并逐渐变得明显和强烈。古人云"仓廪实而知礼节，衣食足而知荣辱"，正反映了此道理。

4. **各层次需要重叠出现**　较高层次的需要并不是在较低层次的需要完全得到满足后才出现，而是随着前一层次需要的不断满足和基本满足，后一层次的需要就会逐渐出现。因此，各层次需要的出现往往表现为前后层次之间略有重叠，一种需要得到满足之后出现新的需要的过程一般是从无到有、由弱到强逐步发生。

5. **各需要之间的层次顺序并非固定不变**　不同的个体，在不同的条件下，各层次需要被满足的顺序会有所不同，其中最明显、最强烈的需要应首先得到满足。古人云"饿死不受嗟来之食"，即体现了个体为了维护自尊的需要而放弃生理需要的满足。

6. **越高层次需要的满足方式和程度差异会越大**　人们对空气、食物和睡眠等低层次需要的满足方式基本相同，但对尊重、自我实现等较高层次需要的满足却因人而异，其个体差异与个人的性格、教育水平和社会文化背景等有着密切联系。

7. **基本需要满足的程度与个体的健康密切相关**　生理需要的满足是个体生存和健康的必要条件，有些较高层次的需要虽然并非个体生存所必需，但能促进其生理机能更加旺盛，如果这些高层次需要不能被满足，会引起焦虑、恐惧、抑郁等负性情绪，甚至导致疾病发生。

二、卡利什的人类基本需要层次论

美国护理学家理查德·卡利什（Richard Kalish，1927—2001）于1977年对马斯洛的人类基本需要层次论加以修改和补充，在生理的需要和安全的需要之间增加了一个层次，即刺激的需要（needs of stimuli），包括性、活动、探索、操纵和好奇（图3-2）。卡利什认为，性和活动的需求虽然属于生理的需要，但往往在氧气、水分、食物、排泄、温度、休息、避免疼痛等生理需要得到基本满足之后，人们才会寻求此类需要。

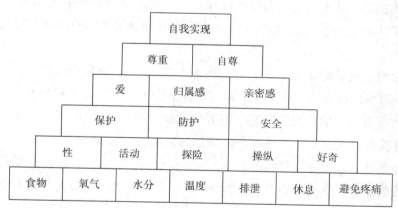

图3-2　卡利什的人类基本需要层次论

三、韩德森的病人需要模式

维吉尼亚·韩德森（Virginia Avenel Henderson，1897—1996）是美国杰出的护理理论家、教育家及护理活动家。韩德森指出，护理的独特功能是"协助个体从事有益于健康、促进康复或安详死亡等活动，并帮助其尽可能地获得独立"。韩德森提出了14项满足人类基本需要的日常活动。

1. 正常地呼吸。

2. 适当地摄入食物和水。

3. 通过各种途径排出代谢废物。

4. 移动并维持所期望的姿势，如走路、坐、卧和改变姿势等。

5. 充足的睡眠和休息。

6. 选择恰当的穿着。

7. 通过调整穿着或环境，使体温维持在正常范围内。

8. 保持身体清洁和良好的修饰，保护皮肤的完整性。

9. 避开环境中的危险因素，并避免伤害他人。

10. 通过表达自己的情绪、需要、观点等，与他人进行沟通。

11. 遵照自己的信仰从事相关活动。

12. 从事可带来成就感的工作。

13. 参与各种不同形式的娱乐活动。

14. 学习、发现并满足各种促进身心正常发展的好奇心。

四、需要层次理论在护理实践中的应用

护士在充分了解人类基本需要的概念和需要层次理论之后，最终目的是在护理实践中将其应用于各类服务对象，即深入认识各类服务对象的需要，明确其目前未被满足的需要，预测可能会出现的需要，从而提供有效的、针对性的护理措施，帮助其满足基本需要，以恢复、维持和促进其健康。

（一）需要层次理论对护理学科的意义

马斯洛的人类基本需要层次论对护理有重要的指导意义，在护理领域已得到广泛应用，其对护理的意义体现在以下 5 个方面。

1. 对护理实践的意义　基本需要是人类普遍存在的，其满足与否和满足程度与个体的健康水平密切相关。人类基本需要层次理论有助于指导护士识别、预测和满足各类护理对象的基本需要，以维持和促进健康。

（1）识别服务对象未满足的需要　护士可以按照人类基本需要的不同层次，从整体角度出发，系统地收集服务对象的有关健康资料，评估并识别其在各个层次上尚未满足的需要，发现其护理问题。

（2）领悟和理解服务对象的行为和情感　需要层次理论有助于护士领悟和理解服务对象的行为和情感。例如，初次住院的病人对陌生的环境产生焦虑的情绪，这是安全需要的表现；病人住院后想家，希望亲友常来探视和陪伴，这是爱与归属的需要；因化疗而脱发的病人，即使在夏天也要戴上帽子或头巾等饰物，这是尊重的需要；病人担心因病情影响工作、学习，这是自我实现的需要。

（3）预测服务对象即将出现或尚未表达的需要　需要层次理论可帮助护士预测服务对象潜在的需要，使护士针对服务对象可能出现的问题，积极采取预防措施。例如，在病人新入院时，特别是对初次住院的病人，护士应及时介绍病房环境和医院规章制度，介绍主管医生、护士及病友，避免病人由于环境陌生而产生不安全感；鼓励病人家属及朋友来探视病人，满足其爱与归属的需要。

（4）识别服务对象护理问题的轻重缓急　马斯洛的人类基本需要层次论是护理程序的重要理论基础，护士可根据服务对象基本需要的层次及需要层次的基本特征，识别服务对象护理问题的轻、重、缓、急，并按其优先次序制定和实施护理计划。同时，可针对影响需要满足的各种因素，采取最有效的护理措施，满足病人的各种需要。

2. 对护理理论的意义　需要层次理论为护理学提供理论框架。马斯洛的人类基本需要层次论对护理理论的发展有很大启示，如韩德森、奥瑞姆、罗伊等护理学者均以需要层次理论作为理论基础，发展了自己的护理理论或模式。其中，奥瑞姆以此为基础，提出了人的3类自理需要，即一般性的自理需要、发展性的自理需要和健康不佳时的自理需要。

3. 对护理教育的意义　需要层次理论为护理教育提供理论框架。有些护理院校以人类基本需要层次理论为指导，依据人的基本需要层次来进行课程设置，许多教科书也依据需要层次进行章节和内容的编排。

4. 对护理管理的意义　很多护理管理者依据需要层次理论来关注护士不同层次的需要，同时也可以从需要层次理论出发，分析护士对工作的积极性和离职的影响因素，以此指导护理管理者采取各种管理措施，满足护士不同层次的需要，如职业安全、尊重、自我实现等，从而调动其工作积极性，稳定护理队伍。

5. 对护理研究的意义　需要层次理论为护理研究带来一定的启示和思路，许多护理工作者以此理论作为依据，深入研究了不同人群的需要，如老年病人的需要、孕产妇的需要、脑卒中病人的需要、照顾者的需要等。另外，可以此为依据深入探讨病人患病期间更高层次的需要，如术中病人、重症监护病房病人自尊的需要等。

（二）应用需要层次理论满足不同服务对象的基本需要

1. 住院病人　个体在健康状态下，能识别和满足自己的基本需要。但在患病时，个体则不能很好地识别自己患病时的基本需要，同时也有许多需要不能自行满足，必须由他人协助来满足。因此，护士应首先全面评估病人各种需要的满足情况，进一步明确病人有哪些尚未满足的需要（即护理问题），并根据其优先次序制定护理计划，实施相应的护理措施，以帮助病人满足各种需要，恢复其机体的平衡与稳定。病人住院时可能出现的未满足的需要及满足途径如下。

（1）**生理的需要**　疾病常会导致病人的各种生理需要得不到满足。

①氧气：氧气是人体生命活动的第一需要，是应首先被满足的生理需要，尤其是对于危重症病人，必须立即给予，否则会危及病人的生命。临床常见问题有呼吸困难、呼吸道阻塞等所致的缺氧。护士应迅速对病人氧气的满足情况做出准确的评估，针对病人缺氧的原因，立即采取相应措施，满足病人对氧气的需要。

②水分：临床常见问题有脱水、水肿、电解质紊乱、酸碱平衡失调等。病人常因腹泻、呕吐等出现机体水分及电解质的丢失。轻度的脱水可能会因症状不明显而被病人和护士忽视。护士应全面评估病人的症状和体征，分析其原因，及时采取措施，满足病人对水分的需要。

③营养：临床常见问题有营养失调（包括营养不良、肥胖）、不同疾病（如糖尿病、肾脏疾病）的特殊饮食需要等。例如，疾病引起的食欲缺乏、吸收不良、呕吐、腹泻等可导致病人营养不良；也可能由不良的饮食习惯、偏食或心理因素等造成营养失调。有些疾病对饮食的要求比较严格，比如糖尿病病人要求严格控制饮食总热量，肾脏疾病病人要求低盐、低蛋白质饮食。因此，护士应全面评估病人的营养状况，确定引起病人营养失调的原因，积极采取措施，帮助病人满足营养的需要。

④排泄：临床常见问题有便秘、腹泻、大小便失禁、尿潴留、多尿、少尿或无尿等。引起排泄异常的原因非常复杂，如消化系统疾病、泌尿系统疾病、长期卧床、手术、饮食结构不合理、心理因素等。因此，护士应及时评估病人排泄问题及原因，满足排泄方面的需要。

⑤温度：包括人体的体温和环境的温度。体温过高或过低，长期处于过冷、过热的环境中，或环境温度急骤改变，不仅会给病人造成生理上的不适反应，如寒战、头痛等，还可能会带来心理上的不良反

应。因此，护士应注意评估病人体温的变化，并提供温度适宜的环境。

⑥休息和睡眠：临床常见问题有疲劳、各种睡眠形态紊乱等。导致病人休息和睡眠需要不能被满足的原因有很多，如疾病本身、环境的改变、不良心理因素、频繁的医疗护理活动等。因此，护士应注意充分评估各种影响因素，满足病人休息和睡眠的需要。

⑦避免疼痛：各种急、慢性疼痛都会给病人带来一系列的身心反应。护士应及时、准确地评估病人的疼痛情况，针对引起疼痛的原因及影响因素，采取积极的预防和处理措施，满足病人避免疼痛的需要。

（2）刺激的需要　内外环境的刺激是维持人体身心健康的基本需求。人在患病和住院期间，仍需要活动、性、探索、好奇、操纵等刺激。缺乏刺激，会引起病人生理上和心理上的不适。例如，有躯体移动障碍的病人，因长期缺乏活动会出现肌肉失用性萎缩；长期缺乏感官刺激和娱乐活动，可能会导致病人情绪低落、反应迟缓等。因此，护士应根据病人及医院的具体情况来满足病人活动的需要，如协助长期卧床的病人定时翻身、皮肤按摩、活动肢体，以避免压疮和肌肉萎缩等并发症；同时尽量激发病人的感官刺激，如病房环境的颜色搭配、适当的娱乐活动等，以维持病人良好的身心状况。

（3）安全的需要　人在患病住院时安全感会降低，导致病人安全感降低的影响因素包括对医院环境和医护人员不熟悉、不了解疾病的诊断和治疗及预后、担心治疗的效果、对各种检查和治疗感到焦虑和恐惧、担心住院带来的经济问题等。因此，护士可以通过以下措施帮助病人提高安全感。A. 避免身体损害：提供安全的住院环境，防止发生意外，如：地板防滑，设置走廊扶手，使用床挡，夜间开地灯，教会病人使用呼叫器，安全正确用药，严格执行无菌操作和消毒隔离制度以预防院内感染等。B. 避免心理威胁：如及时进行入院介绍，进行有关疾病知识的健康教育，耐心解答病人的各种问题和疑虑，提供良好的服务态度和过硬的护理操作技术等。

（4）爱与归属的需要　病人住院时，因与家人分开，无助感增加，爱与归属的需要显得更为强烈，其更希望得到亲友及周围人的关心、爱护、理解和支持。因此，护士应通过各种措施满足病人爱与归属的需要，如建立良好的护患关系，让病人感受到被关怀和重视；鼓励家属和朋友探视病人，多关心病人；创造条件，鼓励病友相互交流等，以满足病人爱与归属的需要。

（5）尊重的需要　患病可能会造成病人因能力受限而需要依赖他人照顾、隐私得不到保护、自我形象出现改变等，会导致病人失去自我价值感。因此，护士应尽可能地尊重病人，帮助病人感受到自我价值的存在。如使用礼貌和尊重的称呼，重视和听取病人的意见，尊重个人习惯和宗教信仰，协助病人尽可能自理，保护病人的隐私，指导病人适应疾病带来的形象改变等。

（6）自我实现的需要　疾病可能会影响病人某些能力的发挥，特别是能力有严重丧失时，如偏瘫、截肢、失语和失明等。但疾病也会促进某些人的成长发展，从而对自我实现有积极作用。由于自我实现需要的内容和满足方式因人而异，护士应鼓励病人积极表达自己的感受，教会病人适当的技巧以发展自我潜能，鼓励病人根据具体情况建立人生新目标，并通过积极康复和加强学习为自我实现创造有利条件。

在明确病人上述各个方面尚未满足的需要之后，护士应按照人的基本需要层次确定护理问题的优先次序。一般情况下，维持个体生存的需要是最基本的，必须优先予以满足。同时，护士应把病人看作一个完整的人，在满足其低层次需要的同时，还应考虑其较高层次的需要，各层次需要之间是相互联系、相互影响的，不能将其孤立地看待。例如，在为病人实施导尿术时，除了满足病人生理的需要，还应注意保护病人的隐私，以满足病人尊重的需要。同时，护士应认识到，由于病人的社会文化背景、个性心理特征的不同，各层次需要的优先顺序可能会有所不同，对于较高层次需要的满足方式也会存在差异。

因此，护士在满足病人基本需要时，应充分考虑到个体差异性。

2. **社区护理服务对象**　包括社区中的婴幼儿和儿童、青少年、中年人、老年人和妇女等不同个体、人群及社区家庭。护士应结合各类服务对象的特点，指导和帮助他们更好地识别和满足自身的基本需要，以维持和促进健康。

（1）婴幼儿和儿童　婴幼儿和儿童期是个体成长发展的关键阶段，在各层次需要方面有其特殊性，护士应指导家长认识和满足其基本需要，以促进婴幼儿和儿童的正常发育。

①生理的需要：婴幼儿和儿童身体各系统的结构和功能正处于不断发育成熟的关键时期，因此，满足其生理的需要对其健康地成长发展极为重要。护士应指导家长合理满足儿童营养的需要，使其养成良好的饮食、排泄、卫生、休息和活动的习惯，避免造成婴幼儿和儿童营养失调，导致过分消瘦或肥胖。

②刺激的需要：婴幼儿和儿童的身心健康发展离不开各种刺激。如婴儿抚触，可以促进婴儿神经系统发育，促进体格和智力的发育，促进行为发育和协调能力发展以及促进安静睡眠等。游戏活动是幼儿生活的主要内容，各种游戏可促进幼儿体能、智力、情绪和社会性的发展，促进幼儿自律行为的形成。因此，护士应指导家长在孩子不同的发展阶段，为其提供合适的感官刺激和游戏活动，以促进其身心成长发展。

③安全的需要：婴幼儿和儿童对危险的判断、认识和处理能力存在一定局限，护士应指导家长为其提供安全的生活环境，引导儿童增加对危险的辨别和自我保护能力，避免各种意外伤害发生。同时，儿童容易罹患各种传染病，应指导家长做好预防接种工作。

④爱与归属的需要：婴幼儿和儿童的情绪会直接受到其家庭环境、父母及其他人态度的影响。他们逐渐学习遵守社会规则，学习与他人相处，与同龄人及周围人的交往逐渐增多。除了需要来自父母和家人的关爱外，还需要与老师、同伴建立良好的关系。

⑤尊重的需要：儿童期望自己的行为和表现得到家长、老师及同伴的认可和赞扬，因此，应指导家长让儿童多与同伴接触，鼓励其表达自己的情感，适当地对其行为给予肯定和赞赏，满足其尊重的需要。

⑥自我实现的需要：儿童期是认知发展的重要时期，儿童好奇心强，喜欢探索周围的世界和学习新的动作技巧。因此，护士应指导家长根据儿童发展阶段的不同，提供适合其特点的感官刺激和游戏等，以促进智力的发展，满足其自我实现的需要。

（2）青少年　青春期是个体成长发展的另一个关键阶段，各层次的需要也有其特殊性。

①生理的需要：青春期是个体生长发育的加速阶段，此阶段的重要特征是第二性征开始出现，性器官及功能逐渐发育成熟，故应注意各种营养成分的合理摄入。

②刺激的需要：青少年具有较强的探险意识，好奇心强，开始对异性产生好奇和接近的心理倾向。如果缺乏成人的正确引导，其可能从不正当途径探索两性知识，容易受黄色淫秽书刊及视频等的诱惑，甚至误入歧途。因此，应及时进行有关性知识的教育和引导。

③安全的需要：青少年对社会的认识能力还不够成熟，缺乏足够的辨别是非的能力，他们往往认为新奇的、刺激的事物就是美好的，可以不顾一切去尝试，而不考虑后果，造成一定的安全隐患。因此，在鼓励青少年多接触社会、了解社会的同时，应指导、帮助他们全面分析问题，提高辨别是非的能力，避免因错误判断和缺乏理智而出现危险的后果。

④爱与归属的需要：在青少年的社会交往中，同龄伙伴和异性逐渐成为其非常重要的社会关系成员，对同伴的信任及依赖甚至远胜过家长和老师。同伴对青少年的影响非常大，若结交好的同伴，可以相互鼓励，共同进步；若交友不慎，会染上不良习惯和嗜好，如吸烟、饮酒，甚至走上犯罪之路。此时的青少年开始对同龄异性产生兴趣，渴望美好的爱情。因此，应给予正确引导，帮助青少年结交对其有

积极影响的朋友，将其引导到有组织的教育系统中来。

⑤尊重的需要：青少年的独立意识迅速发展，在越来越广泛的社会交往中，逐渐具备一定的知识技能和独立工作能力，不希望成人过多地干预其社会活动。同时，青少年的自我意识也快速发展，但对自己和他人的认识还不够稳定，容易夸大或低估自己的能力，暂时的失败或挫折容易使其产生自卑心理。因此，应尊重其正确的观点，鼓励其培养独立自主的能力，并正确引导青少年客观公正地评价自己和他人，从而使其树立正确的自尊、他尊和受人尊重的观念。

⑥自我实现的需要：通过对自我的认识，青少年逐渐确定其人生目标，形成自己的人生观和世界观。但由于其自我意识还不够稳定，独立能力也较差，且认识社会的能力不够成熟，会直接影响其树立正确的人生理想和价值观。因此，应给予适当的帮助和引导，使其人生理想与社会要求相符。

（3）中年人   中年期是人生的全盛时期，此时个体一般有了较为稳定的家庭和事业，社交关系也更加复杂而稳定，同时还肩负着社会及家庭的重担。因此，应充分认识中年人各个层次需要的内容及其特殊性。

①生理的需要：中年人虽年富力强，但由于担负着生活和工作的重压，精力与体力消耗均较大。同时，随着年龄的不断增长，各器官功能开始发生退行性变化，对外界的适应能力及抵抗疾病的能力开始逐渐下降，容易发生各种身心疾病。因此，应为其提供各种健康保健知识，对疾病做到早发现、早诊断、早治疗，以维持和促进中年人在生活和工作中扮演的多重角色。

②安全的需要：中年人的社会活动范围较广，面临的危险因素相对复杂多变。同时，中年人是家庭的重要支柱。因此，维持安定的生活、稳定的职业和经济收入对中年人尤为重要，可以满足其对安全的需要。

③爱与归属的需要：中年人在家庭和社会生活中承担多重角色，既要维持与配偶、子女及与双方父母和谐的家庭关系，又要与领导、同事、朋友保持良好的人际关系。

④尊重的需要：中年人需要在家庭生活中承担家务、教育子女和赡养父母的重任，同时在外又需胜任繁重的工作并有所成就。如果这些问题处理得当，会使其充满自信，增加自我价值感；反之，则会产生自卑感。

⑤自我实现的需要：中年人的知识积累和认知能力都达到了较高的水平，具有独立分析和解决问题的能力，对于复杂状况能进行综合分析并做出理智的判断，对自己的能力及社会地位具有明确的认知，能根据自身的实际情况，理智地确立人生目标及实现的方法。但由于中年人生活和工作压力较重，可能会出现一系列的心理压力和冲突，如高度的社会责任感与身心能力相对不足之间的矛盾，希望健康与忽视疾病之间的矛盾等。因此，应帮助中年人正确认识现实，克服种种矛盾与冲突，以实现自己的人生目标。

（4）老年人   衰老是个体生命过程中客观存在的必然过程。随着年龄的增长，各个器官的功能逐渐老化，容易出现各种各样的疾病。同时，老年人还面临着许多重大的生活改变，如退休使其社会地位丧失、收入减少、自我价值降低；配偶、亲友的死亡会导致其家庭及社会角色的变化等。因此，正确认识社区老年人的特殊需要，对帮助老年人延缓身心衰老、提高其生活质量有着非常重要的意义。

①生理的需要：老年人会出现一系列与衰老有关的生理改变，常面临的健康问题包括关节炎、高血压、糖尿病、心脑血管病变、痴呆以及泌尿、生殖、呼吸、消化等各系统的退行性改变等。因此，应为老年人提供正确的健康保健知识，如合理的饮食和适当的锻炼等，以预防各种疾病的发生。

②安全的需要：随着年龄的增长，老年人容易出现骨质疏松、反应迟缓、感知觉下降等。这些情况会对其造成安全隐患。因此，应指导老人避免在日常活动中跌倒，注意在生活环境中设置必要的安全措

施，如地面防滑、光线充足、厕所的安全等。另外，老年人往往患有多种慢性疾病，需服用多种药物，应指导其注意用药安全。此外，老年人因收入减少或医疗费用等问题，缺乏足够的经济来源和保障，因此，应呼吁政府提供和建立完善的老年人社会福利，以满足其生活保障。

③爱与归属的需要：老年人因退休，配偶、亲友的死亡以及与子女分开生活等，容易产生孤独感。因此，护士应设法帮助老年人多参加社会集体活动，多与其交流，多陪伴老人；应建议在社区提供必要的老年活动中心，定期为老年人举办各种有意义的活动等，这些均有利于满足老年人爱与归属的需要。

④尊重的需要：老年人常因退休而社会地位丧失、收入减少，不能像年轻时那样精力充沛地完成某些任务，从而产生无能、无用、消沉、沮丧的感觉，容易使其自我价值感降低。因此，应根据老年人的特点，结合其爱好、文化基础和生活条件，协助老人找一些有益、有趣的事来做，老有所用，增强其自身的成就感，以提高其自我价值感。

⑤自我实现的需要：老年人已基本完成了自己的生活目标，喜欢评价和反思自己的人生。其会对自己没能力实现的理想感到缺憾，对自己所犯错误感到失望。如果老年人不能正确对待一生中的遗憾和错误，容易对人生产生绝望感。因此，应帮助老年人正确认识生命的意义，充分发挥余力，以弥补其缺憾，完善自己的人生价值。

（5）妇女　妇女也是社区中的重点人群，尤其是处于特殊时期的妇女，包括孕前期妇女、孕产妇和围绝经期妇女，是重点评估的服务对象。护士应识别和满足她们在不同时期的特殊需要。

①孕前期妇女：其特殊需要是计划生育和优生优育的相关知识。护士应通过适当的方式为其提供有关的健康服务和信息指导，如指导其进行婚前健康检查，采取安全有效的避孕措施，选择最佳的生育年龄和适宜的受孕时机等。

②孕产妇：孕期妇女的特殊需要包括定期产前检查，孕期保健知识，如孕期营养与运动，以及孕期心理调适等需要。围产期妇女的特殊需要包括产褥期护理、产后保健、新生儿喂养、与新生儿建立母婴感情联结的相关知识与技能等。

③围绝经期妇女：围绝经期又称为更年期，此期妇女由于雌激素分泌减少而产生各种生理和心理上的变化，如月经周期的停止、骨质疏松、心脑血管疾病发病率增高、情绪不稳定等。因此，应及时为其提供必要的健康教育，如合理膳食、选择适宜的锻炼方式、积极进行心理调适等。

人的基本需要是为了维持个体的生存、成长和发展，维持其身心平衡的最基本的需求，包括生理的、心理的、社会的、精神的各个方面。基本需要的满足与否及其满足程度与个体的健康水平密切相关。护士的任务就是应用需要的有关理论，尤其是需要层次理论来识别各类服务对象未满足的需要，并通过科学有效的护理措施，帮助其满足基本需要，以维持和促进健康。

第三节　关怀与护理

自从有了人类社会，关怀就是其中不可缺少的一部分。关怀是一个普遍性概念，更是护理学的一个重要核心概念。自南丁格尔时期起，关怀就被深深植入护理专业。随着护理学科的发展，关怀的内涵和外延也不断丰富和扩展，形成了特有的护理关怀理论，指引着护理学科的发展。关怀是护理实践的重要组成部分，护士只有深入了解护理专业关怀的概念、理论及方法，才能更好地为服务对象提供高质量的护理服务。

一、关怀的相关概念

1. **关怀** 在汉语词典中，关怀指关心，含有帮助、爱护、照顾的意思。在牛津词典中，关怀（caring）意为乐于助人的、关心他人的、体贴人的。关怀在多个领域都有应用，如护理、职业治疗、社会工作等。不同学科对关怀有着不同的理解。现代关怀伦理学的代表人物——内尔·诺丁斯（Nel Noddings，1929—）认为，关怀是人的基本需要，是关怀者与被关怀者之间的一种互动互惠的关系。

2. **护理关怀** 护理关怀源于19世纪中叶南丁格尔在护理方面的开创性工作，她开创性地将护理照护纳入护理组织系统。护理关怀这一概念的正式提出，源自美国护理学家玛德莱娜·莱宁格（Madeleine Leininger，1925—2012）和吉恩·华生（Jean Watson，1940—）分别于1975年和1979年提出的观点——"关怀是护理学的本质"。护理关怀是一个复杂多维的概念，基于不同的文化背景和理论基础，不同的护理学家对护理关怀有着不同的定义。

莱宁格是当代第一位研究关怀的护理学家，她提出了文化关怀理论，指出关怀是人的一种天性，是人类文明社会形成、生存、发展的基础。莱宁格认为，关怀是护理的实质和核心。莱宁格还认为，护理关怀是一种专业关怀，是以服务对象的健康为目的，并从整体观念出发，为服务对象提供符合个人独特需要的关怀。华生认为，关怀是一种主动关怀人的意愿、意识或责任，以及在具体行动中体现出来的价值观和态度；关怀是一种道德观念，只有通过人际互动才能有效地实践和体现。华生认为，护理关怀是在护理过程中，医护人员以人道主义精神对病人的生命与健康、权力与需求、人格与尊严的真诚关怀和照护。加拿大护理学家西蒙娜·罗奇（Simone Roach）认为，关怀是人类的一种生存方式，并提出关怀的5C理论，即关怀由同情（compassion）、能力（competence）、信心（confidence）、良心（conscience）和义务（commitment）组成，强调护理关怀是知识的积累、能力的培养及经验的积累。美国护理学家克里斯汀·斯旺森（Kristen M. Swanson，1953—）认为，关怀是一种与被尊敬的他人建立联系的滋养方式，使他人感受到个人的承诺和责任感。护理是一种明智的关怀，其目标是促进服务对象健康、独立。

综上，护理界普遍认为，关怀的内涵可归纳为五个方面：①关怀是人性的本质；②关怀是一种道德规范，人文关怀的目的是保护、促进及保留人类的尊严；③关怀是一种情感的自然表达方式；④关怀是一种人际间的互动，可以提供人性化护理并能深化整体护理；⑤关怀是一种治疗行为，应用倾听、触摸、安慰等技巧达到治疗的目的。

二、护理关怀的相关理论

许多护理学家从不同角度对关怀的概念、本质以及护理中的关怀现象等问题展开了深入的研究，形成了不同的护理关怀理论。比较有代表性的护理关怀理论包括莱宁格的文化关怀理论、华生的护理关怀理论和斯旺森的关怀理论。莱宁格的文化关怀理论将在第六章详细讲述，此处重点介绍后两大关怀理论。

（一）华生的护理关怀理论

美国护理学家吉恩·华生首次将人文关怀与护理结合，创立了人文关怀理论，提出"人文关怀是护理学的本质"的观点，并将护理学拓展到以"关怀整体人的生命健康"为本的人文关怀发展阶段。

1. **相关概念** 华生认为，关怀是一种道德法则，是一种主动关怀人的意愿、意识和责任，只有通过人际互动才能有效地实践和体现。人际关怀是特定的时间、场合与环境中人与人之间的一种精神体验，这种体验可以使关怀的双方进入彼此的内心世界，使关怀者与被关怀者都能在人格上得到升华。护理关怀是一种道德法则及义务，可以保护和捍卫服务对象的人格及尊严。一种护理关怀行为或措施的实施，其实就是对服务对象主观世界及人格的认可和尊重，这种认可和尊重可以使服务对象的思想和行为向积极的方向转变，而这种转变同时也可以在护士思想及人格的升华中体现。华生的关怀理论强调关怀的过程与最终结果，并将关怀的双方有无达到人格的升华作为衡量关怀结果的具体标准。

2. 关怀活动 华生认为，护理关怀行为包括表达性活动和操作性活动。表达性活动是一种情绪上的支持活动，护士可给予服务对象真诚、信任且富有希望、同情心及使人感到温暖的关怀。操作性活动是一种具体而实际的护理服务，以满足病人的基本需求，减少病人的身心痛苦。

3. 关怀要素 华生认为，人文关怀是护理实践的本质和核心。华生提出了"十大关怀要素"，作为护理人文关怀实践的指南。十大关怀要素包括如下。①形成人道主义—利他主义的价值体系；②为服务对象注入信念和希望；③培养对自我、对他人的敏感性；④建立并维护帮助—信任的关怀性人际关系；⑤促进并接受正性和负性情感的表达；⑥在决策中系统应用科学解决问题的方法；⑦促进人际间教与学的互动；⑧提供支持性、保护性、矫正性的生理、心理、社会文化和精神的环境；⑨协助满足服务对象的基本需要；⑩接纳存在主义、现象学力量。随后，华生基于"十大关怀要素"发展了"十大临床关怀程序"，以更好地指导护理实践活动。

（二）斯旺森的关怀理论

美国护理学家克里斯汀·斯旺森在 1991 年提出了关怀理论（Swanson's Theory of Caring）。该理论涵盖 5 个环节，可以为护理关怀实践提供具体且明确的指引。

1. 概念 斯旺森认为，关怀是"一种与被尊敬的他人建立联系的滋养方式，使他人感受到个人的承诺和责任感"。护理关怀是护士以关怀爱护的方式，与服务对象建立护患关系，并促进其健康、独立的过程。在此过程中，护士感受到个人对服务对象的责任及义务。护理关怀由一系列相互联系的过程组成，包括护士自身的坚定、知识以及与病人之间的相互作用。

2. 护理关怀过程 护理关怀包括以下五个环节。

（1）了解（knowing） 护士应以病人为中心，通过全面而充分的评估来寻找各种线索，努力了解、明确病人对某一事件的经历或感受。在此过程中，护士不能想当然，应避免先入为主的观念，务必从病人角度充分了解整个事件及其对病人的影响。

（2）陪伴（being with） 和病人共处，给予病人精神和情感上的支持，为病人提供可利用的资源。在此阶段，护士需要耐心地与病人相处，给予时间、陪伴、倾听及适度的回应，一起分享快乐和痛苦的感受，减轻其心理及精神负担。

（3）帮助（doing for） 护士应从专业角度替病人做其要做但无法完成的事。护士在病人身心受限的情况下，耐心安慰病人，同时需要及时预测和满足其需要。在此过程中，护士应有意识地保护病人的尊严。

（4）赋能（enabling） 护士应帮助病人度过生活转折点及不熟悉的生活事件。包括向病人告知和解释有关事项，允许并鼓励病人去解决问题，并对结果给予反馈，验证病人的感受，使病人在此过程中学会相关的知识及技能。

（5）维持信念（maintaining belief） 护士要坚信病人有能力度过生活事件或生活转变，并且能够保持自尊，满怀希望面对未来。护士可以帮助病人找到事件的意义，让病人保持乐观、充满希望和永不放弃的态度。

基于 Swanson 关怀理论构建养老机构失能老人人文关怀模式

重庆医科大学沈军科研团队基于 Swanson 关怀理论，构建了养老机构失能老人人文关怀模式。该模式按"二定""三分三合"和"四要素"的关怀框架，全方位、多维度对失能老人实施人文关怀照护，并根据 Swanson 关怀理论的"了解、陪伴、帮助、赋能、维持信念"5 个关怀过程设计了 10 个关键且核心一致的关怀行为。具体如图 3-3 所示。

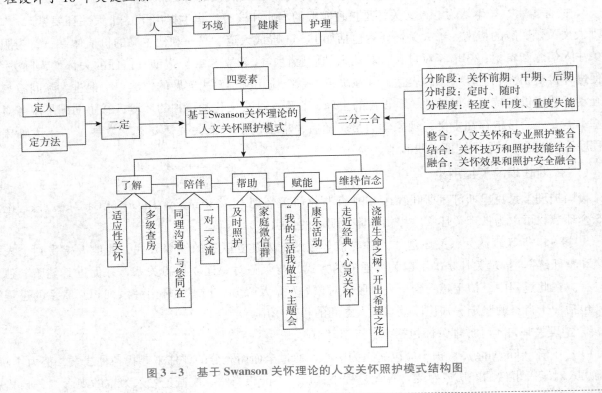

图 3-3 基于 Swanson 关怀理论的人文关怀照护模式结构图

三、护理关怀的方法

护理关怀在维护病人日常护理及护患关系方面发挥重要作用。护理关怀可协助满足服务对象生理、心理和社会精神方面的需求，可以缓解其紧张、焦虑、绝望等负性情绪。对正在遭受痛苦的病人和家属而言，护理关怀是不可缺少的社会支持，有助于缓解身心不适。护士可从以下几个方面为服务对象提供护理关怀。

1. 提供适合服务对象文化的护理关怀 护士需要借助专业的护理知识及能力，采取恰当的护理关怀活动来满足病人的各种需要。不同文化背景的个体有不同的关怀体验，护士需要为服务对象提供合乎其文化的关怀性护理。护士需要通过操作性关怀活动提供实际的护理服务，满足服务对象的基本需求，减少他们的痛苦。如各种娴熟技能的应用，动作轻柔的护理，主动与病人及家属沟通，提高病人对疾病的认识等活动。

2. 提供情感上的关心与支持 在临床工作中，护士可通过表达性关怀活动给服务对象提供真诚、信任且富有希望、同情心及使人感到温暖的关怀。如陪在病人或家属的身旁，倾听他们的内心感受，给予其鼓励性的话语，以安抚他们焦虑、恐惧、担忧的情绪，让病人和家属感受到护士是真正要帮助他们的人。

3. 尊重服务对象的权利 护理关怀是一种道德法则，可保护和捍卫服务对象的人格及尊严。护士需要从尊重生命、尊重服务对象的个性特征为出发点，理解他们的语言和行为，使用礼貌性、协商式的沟通方式与其交流。如在实施护理操作前，应尊重病人的意愿，维护病人的自主选择权。

4. 保护服务对象的安全及隐私 护士需要以专业规范为核心，对自己的行为负责，对服务对象具有强烈的责任心。如在每一项护理活动中，都应该视病人为亲人，保护他们的安全和隐私，避免护理活动对其造成二次伤害；病人的安全和隐私得到保护，获得安全感，从而感受到生命被重视，会进一步增强战胜病魔的信心。

护理是一门关怀的学科。作为一个专业，关怀并不是护理专业的唯一专业思想，但它是护理专业的重要指导思想之一。护士不仅需要渊博的知识和娴熟的技巧，还需要有一颗同情关怀之心，以满足病人及家属的需求，为个人、家庭和社区提供高质量的关怀性护理。

目标检测

答案解析

一、简答题

1. 简述人类基本需要各层次之间的联系。

2. 简述护理关怀的方法。

二、案例分析题

王某，男，68岁，退休教师，因前列腺增生入院，拟行经尿道前列腺切除术（TURP）。其老伴心脏不好，在家休养多年，儿子在外地工作。

请根据马斯洛的人类基本需要层次论，举例说明护士应如何满足该住院病人的需要。

书网融合……

本章小结

微课

题库

第四章 成长与发展

PPT

学习目标

知识要求：

1. 掌握 成长、发展、成熟的概念；弗洛伊德性心理发展理论的主要内容；艾瑞克森心理社会发展理论的主要内容。

2. 熟悉 成长与发展的基本内容；成长与发展的规律和影响因素；皮亚杰认知发展理论的主要内容。

3. 了解 巴尔特斯毕生发展理论；科尔伯格道德发展理论。

技能要求：

具备运用成长与发展的相关理论指导临床护理实践的能力。

素质要求：

树立对护理学专业的正确认识，深刻理解整体护理的内涵，在护理实践中体现护理的人文关怀，积极促进服务对象的成长与发展。

成长和发展是人的生命过程的重要体现。个体在不同的生命阶段有其特殊的身心发展需求和需要解决的特殊问题。护理人员应了解不同年龄阶段成长与发展的特点，客观分析护理对象的特征，提供针对性的整体护理。

案例引导

案例： 1920 年，印度传教士辛格意外发现两个随狼群生活的"狼孩"——约 2 岁的阿玛拉和七八岁的卡玛拉。这两个孩子回到人类社会后，依然保留着狼的生活习性：吞食生肉，四肢爬行，拒绝穿衣，喜暗怕光，白天总是蜷缩在阴暗的角落里，夜间则在院内外四处游荡，凌晨时像狼一样嚎叫。辛格夫妇为使两个"狼孩"转变为人，做了各种训练尝试。阿玛拉在回到人类社会的第 2 个月，可以发出"波、波"的音，会诉说饥饿和口渴。遗憾的是，到第 11 个月，阿玛拉就死了。卡玛拉经过训练，4 年后掌握了 6 个单词，差不多 5 年后学会了用双脚步行，但快跑时又会用四肢；她会因自己想做的事情做不好而哭泣。卡玛拉一直活到 17 岁，但直到临死前都没有真正学会说话，智力只相当于三四岁的孩子。

讨论： 1. "狼孩"回归人类社会后，为何依旧智力低下且不能掌握人类技能？

2. 人的成长与发展受哪些因素的影响？如何为不同年龄阶段的病人实施针对性护理？

第一节 概 述

成长与发展是人从胚胎到死亡所经历的一种自然而不断变化的动态过程。了解成长与发展的基本概念、一般规律及影响因素，有利于护理工作者正确评估护理服务对象的发展水平，促进服务对象的成长与发展。

一、成长与发展的基本概念

1. 成长（growth）　又称生长，是指由细胞增殖而产生的生理方面的改变，表现为各组织器官、系统的体积和形态改变，是量的变化，可用量化指标来测量，如身高、体重、头围、胸围等。成长包括四种基本类型：增量性生长、增生、肥大、更新。

2. 发展（development）　又称发育，是指个体在整个生命周期中随着年龄的增长及与环境间的互动而产生的有序、可预测的身心变化过程，既是量变，也是质变的过程，主要表现为生理发展、认知发展、心理社会发展三个方面。成长和发展密不可分。

3. 成熟（maturation）　是指个体通过内部因素与外界环境互动而获得生理、心理、社会功能和能力的比较完备的状态。成熟受遗传基因影响，同时又受个体内在生长因素与环境相互作用的影响。发展是个体学习的过程，而成熟是成长与发展的综合结果。

4. 年龄（age）　是衡量成长与发展的阶段性指标之一。人的年龄可分为时序年龄和发展年龄。时序年龄（chronological age）指个体自出生之日起计算的年龄，通常用年岁来表示；发展年龄（developmental age）指身心发展程度的年龄，包括生理年龄、心理年龄、社会年龄、精神年龄、道德年龄等。

5. 发展任务（development task）　是指个体在生命周期的各个特定发展阶段出现的，并依据社会规范需完成的任务或实现的成长发展目标。个体成功地完成某一阶段的发展任务时，可获得满足感和幸福感，顺利进入下一发展阶段；反之，则会出现发展障碍，并影响之后的发展。

成长、发展和成熟三者之间相互影响、相互依存、相互关联，不能截然分开。成长是发展的基础，成熟是成长与发展的综合结果，个体的发展状况在某种程度上又反映在成长的量的变化上。

二、成长与发展的基本内容

成长与发展是一个整体的概念，主要涉及以下六个方面的内容。

1. 生理（physiology）　指体格的生长和改变以及组织器官的发育和功能完善，如身高增长、体重增加、器官功能完善等。

2. 认知（cognition）　指与大脑生长和获得知识、技能等有关的发展。包括感觉、知觉、注意力、记忆、思维、语言等。认知发展可表现为观察力、记忆力、判断力、理解力、想象力以及对知识的运用和解决问题等能力的变化。

3. 情感（emotion）　指个体对客观事物的一种主观的态度体验，包括喜、怒、哀、乐、悲、恐、惊等各种情绪的体验和发展。

4. 精神（spirit）　指个体在成长与发展过程中所产生的对生命意义及生存价值的认识。

5. 社会（society）　指个体在与他人、群体及社会的互动过程中有关社会态度、社会角色、社会行为规范等方面的发展。

6. 道德（morality）　指个体的是非观念和信仰的形成，包括个体的道德认识、道德情感、道德意志、道德行为等方面的发展。

以上内容除生理方面外，其余都属于心理社会领域。六个成长发展方面相互联系、相互作用、相互依存，从而构成个体成长过程具体的行为表现。

三、成长与发展的规律

人的成长发展过程复杂，受诸多因素的影响，虽然具有一定的个体差异，但同时也遵循一定的规律。

1. 可预测性 成长与发展具有一定的规律，以一定的顺序、可预测的方式进行。个体基本都要经过相同的发展过程及生命阶段，每一个阶段都有其特定的成长及发展特点。

2. 顺序性 个体的成长与发展通常遵循由上到下、由近到远、由粗到细、由简单到复杂和由低级到高级的顺序或规律。

（1）由上到下 是指身体和动作技能沿着从上（头）到下（足）的方向进行的规律发展。如婴儿先抬头、后抬胸，再会坐、站立及行走。

（2）由近到远 是指身体和动作技能沿着从近心端到远心端的方向进行的规律发展。如婴儿肩和臂的动作最先发展，其次是手肘、腕部，手及手指的动作发育最晚。

（3）由粗到细 是指动作技能的发展由大动作技能逐渐发展为精细动作技能的发展。如幼儿手部动作先会全掌抓握，后会手指捏取。

（4）由简单到复杂 是指运动技能的发展由全身性的、粗略的简单动作逐渐发展为由多种动作组成的复杂、精确动作。如儿童先会画直线，逐渐会画复杂的图案。

（5）由低级到高级 是指儿童认识事物由先会看、听、感觉事物，逐渐发展到记忆、思维、分析、判断等。

3. 连续性和阶段性 成长和发展在整个生命周期中持续进行，个体都要经历相似的成长发展阶段，但并非等速进行。每个阶段都有特定的发展任务，下一阶段的发展以前一阶段的发展为基础。

4. 不平衡性 个体各器官系统的发展顺序及速度不同，遵循一定的规律。如神经系统从出生到 1 岁发育最快；生殖系统在青春期发育最快；淋巴系统的发育则先快而后减慢。心理社会发展同样存在不平衡性，如 3~5 岁儿童语言发展最快。

5. 个体差异性 成长发展虽然遵循上述一般规律，但受遗传、环境及个体因素等的影响而存在一定的个体差异。如在正常标准范围内，体格成长的个体差异随年龄增长而增大；心理社会的发展因社会文化背景、家庭环境、学校教育、个人经历等的不同而存在较大差异。

6. 关键期 是指个体成长中的某一阶段，个体对环境的刺激最敏感，是发展某些技能和能力的最佳时期。这一概念最初由奥地利生态学家康罗德·洛伦兹（Konrad Lorenz，1903—1989）提出。如果错过了关键期，儿童之后此方面能力的发展则会受到影响。

四、成长与发展的影响因素

遗传因素和环境因素是影响个体成长与发展的两个最基本因素。遗传因素决定成长发展的潜力，同时又受环境因素的作用与调节，两方面相互作用，决定了成长发展的水平。

1. 遗传因素 是影响人的成长与发展的重要因素之一。个体来自父母的遗传特征不仅表现在身高、体形、肤色及面部特征等生理方面，同时也表现在性格、气质和智力等心理社会方面。

2. 环境因素 是影响人的成长与发展的另一重要因素。具体包括如下。

（1）孕母状况 胎儿在子宫内的发育受母体年龄、营养、生活环境、情绪和健康状况等各种因素的影响。如妊娠早期接触药物、放射线，感染风疹和巨细胞病毒等，可导致胎儿先天畸形。

（2）营养状况 合理的饮食与营养是个体健康成长发展的重要物质基础。长期营养不良会导致体格发育迟滞并影响智力、心理和社会能力的发展。营养过剩所致的肥胖也会导致身心问题的发生。

（3）家庭及学校教育 家庭环境对儿童的成长发展起显著作用。家庭提供的居住环境、卫生条件、教养方式、亲子关系、父母的角色示范、接受的教育等，都会对儿童的生理及心理社会发展产生深远影响。学校是进行系统教育的组织机构，通过系统的知识传授为个体提供将来立足于社会所必需的知识、技能与社会规范。儿童进入学龄期后，学校将成为其社会化最重要的场所。

（4）社会文化　不同的社会文化环境对个体在各个发展阶段所需完成的任务有不同的要求。因此，不同文化背景下的生活习俗、教养方式、社会规范、价值观及宗教信仰等，都会对个体的成长发展产生影响。

（5）健康状况　个人健康状况不仅会影响体格发育，而且，不同程度地影响心理及智力的发展，尤其是在成长发展的关键期，疾病、药物、创伤等因素均会影响个体的成长发展。

（6）自我因素　人的自我意识的形成一般是在 2 岁左右，其独立的行为在此时开始出现。个体逐渐形成自身的身心特征，使个体有能力去选择自己的生活方式，从而不同程度地影响个体的身心发展。

第二节　心理社会发展理论

在护理领域被广泛应用的心理社会发展理论有弗洛伊德学说、艾瑞克森学说、巴尔特斯学说、皮亚杰学说等。这些理论从不同的侧重点解释了人从婴儿到成年获得认知发展的过程。学习这些理论可以帮助护理工作者了解服务对象各个成长发展阶段的心理及行为特点，从而更好地开展整体护理。

一、弗洛伊德的性心理发展理论

西格蒙德·弗洛伊德（Sigmund Freud，1856—1939）是奥地利著名的精神病学家，精神分析学派创始人，被称为"现代心理学之父"。他通过精神分析的方法观察人的行为，并创立了性心理发展理论（Theory of Psychosexual Development）。

（一）性心理发展理论的主要内容　 微课 1

弗洛伊德认为，人类是倾向求生存、自卫和享乐的，刺激人行为的原动力是原欲（libido）或性本能。他给性本能所下的定义与现在狭义的概念有所不同，是指广义上的追求快乐的本能，而不只是性的满足。原欲是人的精神力量，也是性心理发展的基础。人的一切活动是为了满足性本能，但条件或环境不允许人的所有欲望都得到满足，因此，人的性本能被压抑后以潜意识的方式来表现，从而形成精神疾患或变态心理的基础。成年后出现的许多心理问题，都可能源于早期的人格发展障碍。性心理发展理论包括心理结构理论、人格结构理论和性心理发展理论三个方面。

1. 弗洛伊德的心理结构理论　弗洛伊德认为，人的心理活动是有层次的，分为意识、潜意识和前意识。

（1）意识（consciousness）　指个体直接感知的心理活动部分，是心理活动中与现实联系的部分，是进行理性思维的心理过程，如感知觉、情绪、意志和思维等。

（2）潜意识（unconsciousness）　指个体无法直接感知的心理活动部分，往往是不被社会规范所接受的人类原始的冲动、需求和欲望或是压抑在个体最深处的痛楚。潜意识是一切心理活动的基础，虽然不被意识所知觉，但能直接影响个体的行为。潜意识中潜伏的心理矛盾、心理冲突等常导致个体产生焦虑、不适甚至心理障碍。潜意识是精神分析理论的核心概念之一。弗洛伊德强调，如果人的潜意识能够被发现，那么人的所有行为都是可以被解释的。

（3）前意识（pre-consciousness）　介于意识和潜意识之间，是个体无法感知的心理活动部分，主要包括目前未被注意到或不在意识之中，但通过自己集中注意或经他人的提醒又能被带到意识区域的心理活动。弗洛伊德认为，前意识能对意识和潜意识起调节作用。

意识、潜意识和前意识是人的基本心理结构，在个体适应环境的过程中各有其功能。意识是个体与外部现实联系和相互作用的部分，潜意识使个体的心理活动具有潜在的指向性。因此，人的各种心理和行为除了由个体的意志决定之外，还由潜意识的欲望和冲动等因素决定。弗洛伊德认为个体的心理活动就像是漂浮在海面上的冰山：在海平面以上，能够被个体感知的部分，是意识层面；在海平面以下，不容易被个体所察觉的部分，是潜意识层面；处于两者之间，随着波浪上下起伏的部分被称为前意识（图4－1）。

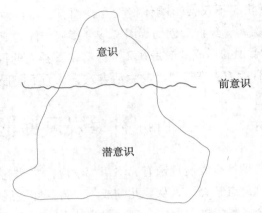

图4－1　心理活动冰山图（the mental iceberg）

2. 弗洛伊德的人格结构理论　弗洛伊德认为，人格由独立又相互联系的三部分组成，即本我、自我和超我。

（1）本我（id）　是人格中最原始的部分，是潜意识的主要来源，在人出生时便存在，是由先天的本能与原始的欲望所组成。本我由快乐原则（pleasure principle）支配，是人类非理性心理活动的部分。本我的目标在于争取最大的快乐和最小的痛苦，用最容易、最快捷的方法得到自我满足，不受社会道德、外在行为规范的约束。例如，当新生儿饥饿、尿布湿了或不舒服时，在本我的驱动下，通过大哭引起他人注意，使自己的需求得到满足。

（2）自我（ego）　大部分存在于意识中，小部分存在于潜意识中，是从本我中逐渐分化出来的人格，是人格中最理性、最现实的部分。自我由现实原则（reality principle）支配，是本我的欲望和外部现实世界发生冲突时的调节机制。自我既调节本我，又受制于超我，在本我的冲动和超我的控制发生冲突时进行协调和平衡，使人的行为以社会所接受的方式来满足自我的需要。自我包括智力活动、解决问题、区分现实与虚拟以及将已有的经历和知识结合到以后的行为中的活动和能力。因此，自我的发展及其功能决定个体心理健康的水平。

（3）超我（superego）　大部分存在于意识中，是人格中最具理性的部分。超我由完美原则（idealistic principle）所支配，是道德化的自我，代表了人对社会可接受的伦理、道德标准、价值观的内在化，超我来自自我，又超越自我，职能是监督自我、限制本我的冲动、追求完善的境界。超我由两部分组成，即良心（conscience）和自我理想（ego-ideal）。良心为惩罚性的、消极的和批判性的部分，它告诉我们什么该去做，当个体的行为违反良心时，以犯罪感来惩罚个体；自我理想确立道德行为的标准，由积极的雄心壮志构成，例如为真理而斗争等。

弗洛伊德认为，本我、自我和超我三者之间互相联系又相互制约，形成了独特的人格特质。人格发展的过程就是以上三种人格结构的功能及其相互作用的反映。精神分析学家认为，人类处理生活事件的能力，即维持心理平衡的能力，取决于自我应付所承受压力的能力。当三种人格结构处于平衡状态时，个体能较好地适应社会。

3. 弗洛伊德的性心理发展理论　弗洛伊德认为，个体发展的内在动力是"原欲"，每个阶段的"原欲"出现在身体的不同部位。他将人的性心理发展分为五个可以重叠的阶段。如果某一阶段的需要得到满足，儿童的性心理将得到健康的发展，为进入下一阶段做好准备；否则，就会出现固结（fixation），人格发展出现停滞，可能产生人格障碍或心理问题，并影响下一阶段的发展。

（1）口欲期（oral stage）　0～1岁，此期原欲集中在口部，婴儿关注与口腔有关的活动，通过吸吮、咀嚼、吞咽等口腔的活动获得快乐和安全感。如果口部欲望得到满足，有利于婴儿情绪及人格的正常发展；如果未得到满足或过于满足，则会产生固结现象，造成以自我为中心、过于乐观或过于悲观、过度依赖、退缩、猜疑等人格特征，并可能在以后出现吸吮指头、咬指甲、吸烟、酗酒和吸毒等不良行为。

（2）肛欲期（anal stage）　1～3岁，此期原欲集中在肛门区，儿童关心与直肠及肛门有关的活动，通过排泄所带来的快感和控制感而获得愉快感。如果父母对儿童的大小便训练得当，幼儿可学会控制自己，养成清洁、有秩序的习惯，并为以后良好人际关系的建立奠定基础；如果训练过早或过严，会形成洁癖、吝啬、固执、冷酷等人格特征；如果训练过松，则会形成自以为是、暴躁等人格特征。

（3）性蕾期（phallic stage）　3～6岁，此期原欲集中在生殖器，儿童开始注意到自己的性别，并察觉到性别差异，出现恋母情结（oedipus complex）或恋父情结（electra complex）。如果此期能够与同性别的父亲或母亲建立性别认同感，则有利于儿童形成正确的性别行为和道德观念。此期固结会造成性别认同困难或恋母（父）情结固结在潜意识中，成为以后道德及心理问题的根源。

（4）潜伏期（latency stage）　6～12岁，此期儿童早期的性冲动被压抑在潜意识中。儿童将精力投入到学习、游戏、智力和体育活动中，愉快感来自对外界环境的体验，并从中获得各种行为规范和社会价值观。如果此期顺利发展，可获得人际交往经验，促进自我发展；此期固结，会造成压抑和强迫性人格。

（5）生殖期（genital stage）　12岁以后，此期原欲重新回到生殖器，儿童开始摆脱对父母的依赖，对异性产生兴趣，寻求自己喜欢的性伴侣，并逐渐培养独立性和自我决策的能力。此期若发展固结，则难以建立融洽的两性关系，可能形成病态人格。

⊕ **知识链接**

人格特质理论

特质是思想、情感和行动的一种相对持久、一致和稳定的特征，表现了个体人格特征的行为倾向。特质理论致力于揭示个体行为中那些具有一致性的特征的人格模型。特质理论的支持者认为所有人都具备某种特质，只是程度不同，而且这种差异可以量化，如领导者在社交能力、毅力、创造力、协调能力和个性特征方面都不同于普通人。人格特质理论主要有奥尔波特的特质理论、卡特尔的人格特质论、艾森克的人格三因素模型、人格五因素模式等。

（二）性心理发展理论在护理中的应用

弗洛伊德的性心理发展理论提出了儿童早期经验对人格发展的决定性影响，并重视潜意识对人类行为的影响。该理论有助于护士正确评估个体不同发展阶段的特点和身心需求，理解儿童的不良情绪和行为反应，指导家长科学育儿。护士通过满足个体不同发展阶段的需要，促进其健康人格的发展。指导对口欲期儿童进行恰当的喂养和爱抚，促进其舒适和安全感的获得。鼓励幼儿进行恰当的自理行为训练，并注意适当地鼓励和表扬，帮助其健康人格的发展。鼓励性蕾期的儿童建立对性别的认同，帮助其建立正确的道德观和良好的性别认识。鼓励潜伏期的儿童学习知识，积极参与游戏与体育锻炼。鼓励青少年发展自立自强及自我决策的能力，建立成熟的异性关系和正确的道德观。

二、艾瑞克森的心理社会发展理论

埃里克·艾瑞克森（Erik H. Erikson，1902—1994）是美国哈佛大学心理及人类发展学教授，美国现代最有名望的精神分析理论家之一。他继承并发展了弗洛伊德性心理发展学说，提出了著名的心理社会发展理论（Theory of Psychosocial Development）。

（一）心理社会发展理论的主要内容

艾瑞克森的理论认为心理社会发展贯穿人的一生，并强调了文化及社会环境在人格发展中的重要作用。艾瑞克森将人的一生分为8个心理-社会发展阶段，并认为每个阶段都有特定的心理社会发展，危机或必须解决的发展任务，这些任务与个体健康人格的形成和发展密切相关，要成功完成某个阶段的发展，需要先解决此阶段的发展危机或者发展任务。每个阶段的出现都建立在前一个阶段之上，成功地解决每一阶段的中心问题或发展危机，就可以健康地步入下一阶段的人格发展；反之，将导致不健康的结果，进而影响以后的心理社会发展。因此，一个人的人格或情感表现就可反映其每一阶段的发展结果。

1. 婴儿期（infancy） 出生至1岁，此期发展的危机是信任对不信任（trust vs. mistrust）。信任感是发展健全人格最初且最重要的因素。婴儿期的发展任务是对照顾者（通常是父母或其代理人）建立起信任感。婴儿出生后，必须依靠他人来满足自己的需要，良好的照顾是发展婴儿信任感的基本条件。如果婴儿的生理需求及心理依恋得到持续及有规律的满足，他的感受将是愉快的和积极的，则会建立起对照顾者的信任感，并发展出对外在环境的信任感。母婴之间的身体移情作用（physical empathy），即婴儿对母亲情绪状态的感受，也会影响到其信任感的形成。此期发展良好的结果是形成有希望的品质（virtue of hope），表现为有安全感、信赖他人、乐观、对未来和环境有信心、愿意与他人交往；反之，会形成对外界的不信任感，表现为与人交往时焦虑不安、退缩及疏远等人格特征，并影响今后的人格发展。

2. 幼儿期（early childhood） 1~3岁，此期发展的危机是自主对羞愧或怀疑（autonomy vs. shame or doubt）。幼儿期的发展任务是适时地掌握最低限度的自我照顾及自我控制能力，以获得自主性。此阶段幼儿已学会进食、控制大小便等基本的自理活动，愿意去探索周围世界，并开始觉察到自身行为会影响周围环境与他人，从而形成独立自主感。由于缺乏社会规范，幼儿以自我为中心，任性达到高峰，以"不"或"我自己来"表现自主性。此期发展的关键是照顾者要适度地控制幼儿，在安全的情况下鼓励和支持幼儿进行自由探索。此期发展良好的结果是形成有意志的品质（virtue of will），表现为有自控能力、自信和具有独立自主性。若幼儿受到过分的保护和限制，则会怀疑自己的能力而产生羞怯、自我怀疑、缺乏自信、过度自我限制或顺从、任性等人格特征。

3. 学龄前期（preschool age） 3~6岁，此期发展的危机是主动对内疚（initiative vs. guilt）。学龄前期的发展任务是获得主动性、克服内疚感。此期儿童活动能力和语言能力不断发展，对周围事物的好奇心增强，探索的范围逐渐扩大，喜欢各种智力和体力活动，爱表现自己。儿童通过游戏积极地探索世界，学习社会规范，设定预期目标和制订计划，并努力实现目标。儿童会体验到独立活动与活动带来的消极后果之间的冲突，从而产生内疚感或罪恶感。如果照顾者对儿童的好奇和探索行为给予积极的回应、鼓励和正确引导，将帮助儿童形成有目标的品质（virtue of purpose），表现为有生活目的和方向、主动进取、有创造力等；若行为常常受到干涉、指责或被要求完成达不到的任务，儿童则会感受到压力和产生内疚感，表现为缺乏自信、消极、退缩、无自我价值感等人格特征。

4. 学龄期（school age） 6~12岁，此期发展的危机是勤奋对自卑（industry vs. inferiority）。学龄期的发展任务是获得勤奋感，克服自卑感。此期儿童开始接受正规的学校教育，整体能力都在提升。儿童主要精力集中于学习文化知识和技能，与同伴合作竞争，从完成任务中获得勤奋感和成就感。此期是儿童养成有规则的社会行为的最佳时期。如果此期儿童能出色地完成任务并受到家长、老师、同学等的赞扬和鼓励，将有助于形成有能力的品质（virtue of competence），表现为敢于面对困难及挑战，学会与他人竞争合作、遵守规则，与他人建立良好的社会关系；若遭遇过多的失败或指责，儿童则会感到无能为力，形成自卑、退缩、缺乏自信等人格特征。

5. 青春期（adolescence）　12～18岁，此期发展的危机是自我认同对角色紊乱（ego identity vs. role confusion）。青春期的发展任务是建立自我认同感。自我认同（ego identity）指个体对自己的本质、信仰及一生趋向的一种相当一致、比较完整的意识，是人格上自我一致的感觉。此期个体关注自我、探究自我，尝试定义自己的独特性，明确自己是谁，有什么长处，在未来人生中适合扮演的角色，并选择人生的目标。同时，个体关注他人对自己的看法，注重保持自身形象，并与自我概念相比较，希望实现来自各方面的社会期望，为追求个人价值观与社会观念的统一而困惑。此期个体重要的影响者是同龄伙伴及崇拜的偶像。此期发展良好的结果是形成忠诚的品质（virtue of fidelity），表现为接受自我，有明确的生活目标并为之努力；如果发展障碍，个体则会产生认同危机（identity crisis），出现自我角色认同紊乱，对自己在社会中的定位感到迷茫，无法建立稳定的自我认同感，采取不被接受的方式混迹于社会，缺乏生活目标，出现彷徨、堕落甚至反社会行为。

6. 青年期（成年早期，young adulthood）　18～25岁，此期发展的危机是亲密对孤独（intimacy vs. isolation）。此期的发展任务是建立与他人的亲密关系，从而发展亲密感和责任感。个体面临的问题是和另一个关系亲密的人共同面对自己的角色和分享生活的各方面。此期重要的影响者是朋友和同龄的异性。此期个体需要选择固定的职业目标、伴侣和朋友，建立相互信任、相互理解以及分享内心感受的友谊或爱情关系。此期发展良好的结果是形成爱的品质（virtue of love），表现为与他人建立美满的感情生活、亲密的人际关系及具有良好的合作精神；如果发展障碍，则会导致个体出现孤独感、对亲密关系的恐惧感、自我专注和性格孤僻等人格特征。

7. 成年期（adulthood）　25～65岁，此期发展的危机是繁殖对停滞（generativity vs. stagnation）。此期的发展任务是养育下一代、获得成就感。个体发展的重点是为家庭、社会、工作做出贡献并养育下一代。此期重要的影响者是配偶和同事。成年人知识和社会经验随着积累而越来越丰富，对问题的认识有深度和广度，遇事沉着冷静，脚踏实地地创造未来。此期发展良好的结果是用心培养下一代，关心家庭，创造性地努力工作并形成关心他人的品质（virtue of care）；如果发展障碍，个体会出现以自我为中心、消极、自私、自我放纵和缺乏责任感等人格特征。

8. 老年期（old age）　65岁以上，此期发展的危机是自我完善对悲观失望（integrity vs. despair）。此期的发展任务是建立完善感。个体机体功能逐渐下降，部分老年人体力和健康状况不佳，如果亲人或朋友离世，容易出现失落、孤独、悲观、抑郁等情绪。老年人会对自己是否拥有智慧、精神上的宁静、完整感及生命的价值感等方面进行自我评价。尽管人生存在不可避免的错误或遗憾，老年人也在努力寻找一种完善感和满足感，以弥补自己的缺憾，使生命更有意义。此期发展良好的结果是形成有智慧的品质（virtue of wisdom），表现为感受到人生的美好，产生人生完满感，乐观、满足和心平气和地安享晚年，不畏惧死亡；如果发展障碍，则会产生失落、挫折、遗憾和懊悔等消极心理。

（二）心理社会发展理论在护理学中的应用

艾瑞克森的心理社会发展理论有助于护理人员了解个体生命全过程的心理社会发展规律，识别不同阶段所面临的发展危机及其发展结果，更好地理解不同年龄阶段的人格和行为特点，从而采取不同的护理方式，帮助护理对象顺利解决各阶段的发展问题，促进人格的健康发展。

1. 婴儿期　应注意及时满足婴儿的各种需要，以促进信任感的建立。除满足其食物和卫生等基本需要外，还应提供安全感和亲密感，如有父母或熟悉的人的陪伴，经常抱起和抚摸婴儿，进行目光和语言交流等。对于经历痛苦治疗的患儿，应尽量使其减轻疼痛、增加舒适。鼓励和指导家长参与护理患儿的活动，促进母婴的情感联结。

2. 幼儿期　应为幼儿提供自己做决定的机会并对其加以鼓励和赞赏。鼓励儿童进行力所能及的自理活动，如吃饭、穿衣及大小便等，培养其自主性。如果治疗或护理过程需要约束患儿，应给予解释和安慰，尽量缩短约束的时间。

3. 学龄前期　应积极鼓励和引导儿童进行有益的行为，提供创造性活动、游戏等机会，培养其探索欲和好奇心。如允许儿童使用无伤害性的玩具做游戏，模仿医务人员给娃娃看病，画画读绘本等，满足儿童的合理要求，耐心倾听其感受并及时回应。

4. 学龄期　应协助患儿在住院期间继续完成学习任务，发展爱好，并尽快适应医院的限制性环境。允许儿童适当参与治疗或护理过程，如静脉输液前，可让患儿帮助准备胶布、正确按压注射部位等，以便让患儿体验成就感。

5. 青春期　应创造机会让其参与讨论所关心的问题，表达自己的想法，并支持和引导其自主做决定。帮助青少年保持良好的自身形象，并尊重其隐私，鼓励和支持其参与同龄人社交。

6. 青年期　应帮助他们保持与亲友的联系，鼓励亲友多陪伴，以满足其爱与归属的需要，消除孤独感。护理人员也可帮助他们制定较为现实的生活目标。

7. 成年期　应注意给予更多的感情支持，调动社会支持系统，如病人的亲属朋友、同事和病友等，共同关心、支持病人，帮其调整和尽快适应病人角色，并对其个人成就给予适当肯定和赞扬。

8. 老年期　应鼓励家属多陪伴，耐心倾听老年病人的叙说，对既往获得的成就表示肯定和赞赏，鼓励其参与喜爱的活动，多与他人交往。及时发现病人的焦虑、抑郁、悲伤等情绪，主动采取预防措施，避免发生意外。

三、巴尔特斯的毕生发展理论

保尔·巴尔特斯（Paul B. Baltes，1939—2006）是德国著名的发展心理学家。20 世纪 60 年代，以德国心理学者巴尔特斯为代表的心理学者提出了毕生发展理论（Life-span Developmental Theory），并成为发展心理学的主流趋势。2007 年，美国心理学家期刊这样评论道："巴尔特斯可能是当今最具影响力的发展心理学家"。

（一）毕生发展理论的主要内容 🅴 微课 2

1. 个体的发展是一个终生的过程　个体的成长与发展贯穿人的整个生命过程，在不同的人生阶段，发展的侧重点不同，每个人生阶段的经历对发展都具有重要意义。巴尔特斯认为，人的行为是生物基因和社会文化共同构建的结果，进化选择的优势随年龄的增长而衰退，对文化的需求随年龄的增长而增加，文化的效能随年龄的增加而下降。人的毕生发展中，存在三种目标：成长、维持和因丧失而调整。在儿童期和青少年期，资源主要分配在个体的成长上；在成年期，资源主要分配在当前功能水平的保持和恢复上；到了老年期，由于人体各项机能的衰退，资源主要用于因丧失而调整。

2. 个体的发展是多维度和多方向的　个体的发展体现在生理、认知、个人和社会等多个领域，且具有一定的可塑性。这些领域发展的速度和进程不尽相同，且彼此之间相互作用、相互影响。例如，婴儿学步车的使用不仅会促进婴儿的身体发展，同时通过孩子控制感的建立来促进个人发展。发展包括获得（成长）和丧失（衰退）。例如：个体到了老年期，记忆等认知能力可能会衰退，但语言、知识和应对问题的能力仍然在发展。

3. 发展过程是由多种影响因素共同决定的　发展是个体与环境相互作用的结果，包含年龄阶段、历史阶段、非规范事件三种主要影响因素。年龄阶段影响主要指生理性的成熟和与年龄有关的社会文化事件，如接受教育的年龄、职业事件等；历史阶段影响指与历史时期有关的社会和环境因素，如战争、经济状况等；非规范事件影响指个体发生的非常规事件，如疾病、离异、职业变化等。

4. 发展是选择最优化的结果　个体在其发展过程中会经历各种资源的丧失，如疾病、残疾、丧亲等，但同时也会遇到各种机会，如教育、学习等。成功的发展是获得积极的结果并将其最优化，同时避免消极的不良结果或将其最小化。这种介于获得和丧失之间的动态平衡可以通过选择、补偿、最优化三个过程的相互作用来实现。选择是指根据可供选择的范围来考虑如何使用有限资源的过程，主要涉及发展的方向、目标和结果问题。补偿是指由资源丧失引起的一种功能反应，有两种类型：创造新手段以达到原有目标或当达到目标的手段缺失后调整目标。最优化是指获取、改进和维持能有效达到期望结果并避免非期望结果的手段或资源。这三个过程贯穿个体生命的始终，协调产生期望的发展结果。

（二）毕生发展理论在护理中的应用

巴尔特斯等人提出的毕生发展理论是一种积极、乐观的发展观。他认为人的生命全程都存在发展，老年人也存在发展，否定了老年期只有衰退和丧失的错误认识。该理论展示了成功老龄化的策略，有助于护理人员正确认识老年期的发展特点，激发老年人的主观能动性，鼓励老年人积极参与塑造个人生活的活动，采取健康的生活方式，正确看待衰老和疾病，保持乐观情绪，提高生活满意度。

第三节　认知和道德发展理论

认知与道德发展是人格发展的主要部分。护士应了解认知与道德发展理论，熟知不同年龄段儿童认知和道德发展的水平及特点，采用针对性的护理，促进认知的发展及良好道德观念的形成。

一、皮亚杰的认知发展理论

吉恩·皮亚杰（Jean Piaget，1896—1980）是瑞士杰出的心理学家和哲学家。他通过对儿童数十年来的观察和研究，提出了儿童认知发展理论（Theory of Cognitive Development），解释了儿童在不同阶段如何思考和推理，为儿童发展心理学做出了巨大贡献。

（一）认知发展理论的主要内容

认知发展，广义上指个体的智力、感知觉、记忆、思维、推理和语言等能力的发展；狭义上指个体在成长过程中的智力发展。皮亚杰将智力定义为通过平衡过程适应环境的能力。他认为，儿童的认知发展是儿童在与社会环境的相互作用中，通过活动主动构建认知体系的过程。图式（schema，或称基模）是认知结构的最基本单位，也是皮亚杰认知发展理论的核心概念。他认为图式是指动作的结构和组织，具有对客观信息进行整理、归类、改造和创造的功能，使主体有效地适应环境。这些动作在同样或类似的环境中由于重复而引起迁移或概括，个体能对刺激做出反应在于其具备应对这种刺激的思维或行为图式。

皮亚杰认为认知发展的内在动力是失衡（disequilibrium），个体因失衡而产生寻求恢复平衡的心理状态，从而产生了适应。适应（adaptation）是指调整自己，以便适合于环境要求的过程。适应通过两个基本的认知过程进行，即同化和顺应。同化（assimilation）是指使用已有的图式对新的环境信息进行认知的过程。如果个体不能用原有图式来同化新的刺激，就会出现心理上的失衡。顺应（accommodation）是指对已有的图式进行修改或重建，使新的信息得到更为全面的理解的认知过程。图式的修改与重建是个体认知发展的过程。儿童认知通过同化或顺应，发展出新的认知结构和达到一个新的较高水平。

皮亚杰认为，儿童的认知发展经历四个连续、有序的阶段。每个阶段都是前一阶段的完善，并为后一阶段打下基础。各个阶段的发展与年龄有一定关系，可能提前或推迟，但发展的先后顺序是不变的，且每个人各阶段的发展速度有所不同。

1. **感觉运动期（sensorimotor stage）** 0~2岁，此期是认知发展的萌芽阶段。婴幼儿通过身体的动作与感觉来认识周边的世界，认知发展局限于所感知到的经验范围内。此期婴幼儿主要是形成自主协调的活动，区分自我与周围环境，开始形成物体永恒的概念。皮亚杰又进一步将此期分为6个亚阶段。

（1）反射运用阶段（use of reflexes） 0~1个月，以先天的条件反射为基础，调节自身和适应周围环境。婴儿通过反复练习，协调并发展反射动作。例如，吸吮动作由不协调到逐步熟练，逐渐会根据放入口腔的物体的不同而改变吸吮方式。此期新生儿眼睛可跟随移动的物体，但物体从眼前消失也意味着在思维中不存在了。

（2）初级循环反应阶段（primary circular reaction） 1~4个月，婴儿重复偶然间发生而引起其愉快或满足的有趣动作，将不同的动作或图式进行整合并形成新的动作。

（3）二级循环反应阶段（secondary circular reaction） 4~8个月，本阶段婴儿有目的的动作逐步形成。开始关注和探索本体以外的周围环境和事物，有目的地重复发生在外部客体上的动作，逐渐通过动作和动作结果之间的循环联系，对自身的动作与其结果之间的因果关系有了初步认识。

（4）二级图式协调阶段（coordination of secondary schemata） 8~12个月，此阶段婴儿开始使用目标指向行为，动作开始具有明显的目的性，通过协调两个或更多的动作来解决简单的问题。开始出现物体永恒性的概念，也就是即使看不到某个物体，也会意识到它的存在。此阶段是感觉运动期智力发展的一个质的飞跃阶段。

（5）三级循环反应阶段（tertiary circular reaction） 12~18个月，幼儿会根据情景有意识地调节和改变自己的行为，并观察这些行为改变带来的结果，通过主动尝试和探索新的方法，了解事物和解决问题。这种探索是幼儿顺应新环境并使其同化到自己不断变化的图式中的认知发展过程。

（6）表象思维开始阶段（invention of new means） 18~24个月，幼儿具有心理表征的能力，能将外在的事物内化，有一定的思维能力。在解决问题时，往往先经过思考和简单的计划再开始行动。逐步理解并形成了时间、空间和因果关系等概念，物体永恒性的概念完全形成。此阶段是感觉运动性思维向表征性思维过渡的时期。

2. **前运算期（preoperational stage）** 2~7岁，此阶段儿童的思维有两个特点，即象征性和直觉性。儿童运用符号（包括语言符号、象征符号）的象征功能和替代功能，将事物和动作内化，进行延迟性模仿、象征性活动或游戏。正是儿童对以符号的形式储存的各种表象信息的接受和大量的表象性素材的积累，使得儿童的表象性思维得以发展。儿童思维以自我为中心，从自己的角度去考虑和看待事物，不能理解他人的观点。注意事物的一个方面，不能理解事物的转化或逆向运动，缺乏守恒概念。能将事物依次连接起来，但缺乏正确的逻辑判断和推理能力。无法区别有生命和无生命的事物，常把人的意识动机、意向推及无生命的事物上。

3. **具体运算期（concrete operational stage）** 7~11岁，此阶段儿童开始克服以自我为中心的思维局限性，能较为客观地看待周围事物及从多方面、多角度看待问题。思维具有明显的符号性和逻辑性，开始出现逻辑思维能力，具备更复杂的时间和空间概念，可进行可逆性思维，发展了守恒概念并能按物体的特征进行分类。此阶段儿童的思维活动仍局限于具体的事物及日常经验，缺乏处理抽象事物的能力。

4. **形式运算期（formal operational stage）** 11岁以上，个体的思维已经发展到了成熟阶段。儿童思维不受具体形象的局限，可进行抽象思维和假设推理，开始思考真理、自由、公正、道德等抽象概念。在认知过程中，能监控和内省自己的思维过程。皮亚杰认为，此期最早可以在11~12岁达到，但有些人可能要到青少年期才可达到，甚至某些人一生也无法达到。

皮亚杰认为人的认知发展是从低级向高级、呈阶段性发展的主动建构过程，感觉运动期是思维的萌芽，前运算思维期出现象征及表象思维，具体运算思维期出现初步的逻辑思维，形式运算思维期出现抽象的逻辑思维，经过上述几个阶段的发展过程后，个体的智力水平基本趋于成熟。

（二）认知发展理论在护理中的应用

皮亚杰的认知发展理论有助于护士认识和了解不同年龄阶段儿童的思维和行为特点，从而采取他们能够接受的沟通方式和护理措施，充分调动儿童的主观能动性，促进智力的发展。

1. 感觉运动期　为儿童提供各种感觉和运动性刺激，如通过变换房间的色调来增加视觉的刺激、用轻柔悦耳的语言增加听觉的刺激、用轻柔温暖的抚摸增加触觉的刺激、用多样化且易于操纵的玩具和简单的游戏等进行运动刺激，使其获得丰富的体验，形成初步的思维意识。"鸟巢式护理""抚触护理"等即通过对新生儿的感觉刺激来促进生长发育。此期应注意保护儿童，防止意外伤害或触及危险的物品。

2. 前运算期　从儿童的角度和需求出发进行护理，通过游戏、玩具等方式进行沟通，并制定适当的规则促使儿童配合治疗及护理。

3. 具体运算期　与儿童沟通时避免使用抽象的词语，可用图片、实物、模型及配上简短的文字说明等方式，解释有关治疗护理的必要性、目的和过程，并询问他们的感受，提供适当的机会让儿童进行选择。

4. 形式运算期　避免采用命令或强制性的方式进行沟通，鼓励和指导其参与治疗护理方案的选择、制定和实施。尊重其隐私，对其不成熟的想法提出意见和改进建议，给予肯定和鼓励，避免嘲笑或否定。

二、科尔伯格的道德发展理论

劳伦斯·科尔伯格（Lawrence Kohlberg，1927—1987）是美国著名的教育家、儿童发展心理学家。他继承并发展了皮亚杰的道德发展理论，着重研究儿童道德发展，提出了三级六段的道德发展理论（Theory of Moral Development），对现代学校德育教育产生了深远的影响。

（一）道德发展理论的主要内容

科尔伯格认为道德发展是整个认知发展的组成部分，是指个体在社会化过程中随着年龄的增长而逐渐学到的是非判断标准以及按照该标准去表现的道德行为。他认为道德有两种含义：一种是"知"的道德，即对事物的是非判断标准。道德判断以认知为基础，是决定道德行为的根本因素。另一种是"行"的道德，即对道德理念的具体实践。道德行为是以已有的道德认知对自身、他人、事件及社会规范等进行分析决策的过程。科尔伯格认为，道德发展遵循一定的规律，根据道德判断结构的不同，将道德发展分为以下几个水平。

1. 前习俗道德期（pre-conventional stage）　2~9岁，又称道德他律期。道德判断标准是基于行为的结果与自身的利害关系。在面对道德的两难情境进行道德判断时，带有自我为中心的倾向，不能兼顾行为后果是否符合社会习俗或道德规范，而是根据外界对其的控制、限制和成人的权威来遵守规则、判断是非。对此期的儿童来说，道德是外来的概念。按照道德发展的心理取向的不同，分为以下两个阶段。

（1）惩罚与顺从取向（punishment and obedience orientation）　2~6岁，儿童道德判断的标准是行为的结果是否会受到惩罚或赞扬。道德行为的理由是服从家长、规则或权威以回避惩罚。此阶段是人类道德发展的最低水平。

（2）相对功利取向（instrumental relativist orientation） 6～9岁，道德判断建立在满足自身需要和利益的基础上，以自我为中心，而非社会规范。道德行为的理由是获得奖赏，满足自我的需要。个体基于互惠原则，会考虑他人的需求和愿望。

2. 习俗道德期（conventional stage） 9～12岁，又称道德循规期。此期儿童的道德观念开始形成。在面对道德的两难情境时，道德判断的标准是社会习俗或规范。基于对社会规范和他人期望的内化，儿童道德行为的动机主要是为了符合父母、家庭及社会的期望，能遵守社会道德及法规。按照道德发展的心理取向的不同，分为以下两个阶段。

（1）好孩子取向（good-boy，nice-girl orientation） 9～10岁，又称寻求认可阶段。道德行为的理由是获取赞同。道德行为的评价标准为是否被人喜欢、是否对别人有帮助、是否会受到赞扬。儿童的思维和行为建立在他人的反应上，将"好孩子"作为行为的标准，希望得到他人的认可，满足他人的期望。

（2）法律和规则取向（law and order orientation） 10～12岁，道德行为的理由是服从法律和规则。道德发展从关心他人发展到关心社会秩序，遵守社会习俗和规范，服从团队规则，尊重权威，具有一定的法律观念和责任感。

3. 后习俗道德期（post-conventional stage） 12岁以上，又称道德自律期。此期个体将社会道德规范进行内化，从而形成个人的道德标准和价值观，并以此来指导其行为。在面对道德两难的情境时，不受权威或社会规范等的限制，而是凭借良心及个人的价值观进行是非判断。按照道德发展水平的不同，分为以下两个阶段。

（1）社会法制观念取向（social contract legalistic orientation） 又称社会契约取向阶段。道德行为的理由是遵循社会法规。科尔伯格认为，此期的人生目标是对社会负责，相信社会法规是为大多数人的利益而制定的，所以大家都应该遵守。此阶段青少年已形成独立、抽象思维的能力，将社会行为准则内化，在没有他人监督时，能够自觉遵守规章制度。

（2）普遍的道德原则取向（universal ethical principle orientation） 又称放之四海而皆准的价值观念取向。道德行为的理由是达到公平公正。个体将普遍的道德原则内化，依据自身的人生观及价值观，对某些抽象的、超越法律的普遍原则有了较明确的概念，如公平、正义、尊严等。个体认为必须以自己高尚的道德标准及行为准则为他人做出榜样。

科尔伯格指出，道德的发展是依照这六个阶段依次进展。由于遗传、年龄、社会环境及道德观念的不同，人的道德观念形成的时间并不完全相同，也并不是所有人都能达到最高水平。根据科尔伯格的观察及研究，只有少数的人能达到第六阶段，大多数人的道德发展只能达到二级水平（习俗道德期）的第三、第四阶段。

（二）道德发展理论在护理中的应用

该理论有助于护理人员了解儿童道德的发展规律，从而根据不同年龄儿童道德发展的水平，指导患儿及家长，帮助儿童形成良好的道德观念，遵守社会规范，促进儿童的道德发展。

1. 前习俗道德期 此期护理人员可适当利用权威、精神和物质奖励，对儿童提出的合理要求给予适当的承诺，促使患儿配合治疗和护理以及遵守医院的规则。

2. 习俗道德期 此期护理人员可向儿童说明必要的规章制度，对其好的行为给予鼓励、肯定和赞赏，使儿童能够按照规章制度规范个人行为，以有利于其道德观念的形成和发展，促使儿童服从治疗方案和医院的规章制度。

3. 后习俗道德期 此期个体已经形成了自己的是非标准和价值观念。护理人员应对其给予充分的信任和自主选择的机会。

个体在生命过程中都会经历特定的成长发展阶段，但受各种内外环境因素的影响，每个人各成长发展阶段的速度及表现各不相同。成长发展理论从生理、认知、精神、社会和道德等方面剖析了个体的成长与发展规律，有助于护理人员了解人生不同阶段的发展特点，评估服务对象的发展现状，以促进其健康成长与发展。

⊕ **知识链接**

发展心理学

　　发展心理学是研究心理发展规律的科学。发展心理学的研究任务是描述心理发展现象，揭示心理发展规律。心理发展有广义的和狭义的两方面，广义的心理发展包含心理的种系发展、心理的种族发展和个体心理发展；狭义的心理发展仅指个体心理发展。个体心理发展的研究对象是人生全过程各个年龄阶段的心理发展特点，这些年龄阶段包含婴儿期、幼儿期、儿童期、少年期、青年期、中年期、老年期等时期。

目标检测

答案解析

一、简答题

1. 简述成长、发展、成熟的概念及区别。
2. 阐述弗洛伊德性心理发展理论中人格发展的主要阶段及发展特点。
3. 阐述艾瑞克森心理社会发展理论中各阶段的发展危机及发展目标。
4. 阐述皮亚杰认知发展理论中儿童认知构建的过程及各阶段的发展特点。
5. 阐述科尔伯格道德发展理论中道德发展各期的特点。

二、案例分析题

　　王女士，56 岁，因心绞痛入院治疗。病人基本情况如下：汉族，身高 1.60m，体重 70kg，已婚 32 年，丈夫去世，寡居 1 年，兴趣全失，很少再与他人交往。由于工作和其他原因，饮食时间不固定，饮食结构单一。家庭史：母亲死于脑卒中，父亲死于冠心病。体检：体温 36.5℃，脉搏 85 次/分，呼吸 20 次/分，血压 120/80mmHg。实验室检查：血脂升高。护士通过交谈发现，病人对心脏病的相关知识了解很少。

　　请根据巴尔特斯的毕生发展理论分析：该病人目前的发展是否存在丧失？应如何对其进行护理？

书网融合……

本章小结

微课 1

微课 2

题库

第五章　压力与适应理论

PPT

📖 学习目标

知识要求：
1. 掌握　压力、压力源、压力反应、适应、应对的基本概念。
2. 熟悉　压力的反应；适应与应对。
3. 了解　与压力有关的学说在护理中的应用。

技能要求：
具备能有效地将压力与适应理论运用于护理实践的能力。

素质要求：
树立良好的职业道德和职业情感，具有仁爱之心和救死扶伤的人道主义精神。

　　压力是一种跨越人格、文化、时间的全人类经验。生活在社会中的人都会经历各种各样的压力，也都会采取不同的适应方式。面对复杂的医疗和社会环境，护理专业人员应如何适应工作和生活中的各种压力，更好地促进服务对象的身心健康，是需要认真思考的问题。学习有关压力与适应的知识，可以帮助护理专业人员正确认识压力并能积极有效应对，有助于提高自身及服务对象的适应能力并促进身心健康，更好地适应时代发展和社会需求。

⇒ 案例引导

　　案例：王某，女，15 岁，初中二年级学生。在洪水灾害时被困 20 多个小时后被救，同胞妹妹因淹溺去世。王某被救后送至医院治疗，诊断为：吸入性肺炎。据其母亲介绍：王某在洪灾后变得不爱说话，爱发脾气，失眠，食欲下降；当谈及洪灾时，就会紧张、恐惧；闭上眼睛就会看到当时洪灾的场景。在医护人员、王某本人和家属的共同努力下，王某康复效果明显，再次走进了课堂。

　　讨论：1. 病人王某当时遭遇的压力源是什么？
　　　　　2. 王某压力反应表现有哪些？
　　　　　3. 作为护士，你应如何帮助病人有效应对压力？

第一节　压力学说

　　护理人员学习有关压力的知识，能够观察和预测护理对象对压力的生理和心理反应，通过采取有效护理措施减轻压力源的不良影响，帮助护理对象提高适应能力，减轻压力所带来的身心负担。

一、压力的基本概念

（一）压力

　　"压力"（stress）一词来源于拉丁文"stringere"，意为紧紧捆扎或用力提取，中文对"stress"还可译为"应激"或"紧张"等。

压力是一个复杂的概念，不同的学科从不同的角度对压力进行研究，对于压力的概念也有不同的解释。目前普遍认为，压力是个体对作用于自身的内外环境刺激做出认知评价后引起的一系列非特异性的生理及心理紧张性反应状态的过程。压力具有两方面作用：其一，在人遇到威胁时，压力会动员机体，使机体的生理和心理处于防御状态，有效应对来自环境的各种刺激，从而具有适应功能。其二，若感受压力的过程或作用时间过长，超出了个体的承受限度，则会危害个体的身心健康，甚至产生疾病。

（二）压力源

压力源（stressor），又称应激源或紧张源，是指对个体的适应能力进行挑战，促使个体产生压力反应的因素。常见的压力源如下。

1. 一般性压力源

（1）生物性　各种细菌、病毒、寄生虫等。

（2）物理性　温度、光、声、放射线、暴力等。

（3）化学性　酸、碱、化学物品等。

2. 生理病理性压力源

（1）生理功能变化　如月经期、妊娠期、更年期改变等，或基本需要没有得到满足，如饮食、性欲、活动等。

（2）病理性变化　疾病所致的改变，如缺氧、脱水、电解质紊乱等，或外伤、手术等。

3. 心理－社会性压力源

（1）灾难性社会因素　如地震、火灾、战争或社会动荡等。

（2）一般性社会因素　如生离死别、搬迁、旅行、人际关系纠葛及角色改变（结婚、生育、毕业）等。

（3）心理因素　如应付考试、参加竞赛、理想自我与现实自我冲突等。

4. 文化性压力源　如个体从一个熟悉的文化环境到一个陌生的文化环境后，由于语言、风俗习惯、信仰、价值观等方面的改变而引起的心理冲突。

二、压力与健康及疾病的关系

压力对健康的影响是双向性的，它既可以有损健康，也可以有利健康。关键在于：①压力源的因素，如种类、性质、强度、频率、持续时间；②个体的特征，如先天素质、经历、知识、能力及社会环境等。

研究证实，个体在遇到任何压力源时，均会采取各种方式应对，若成功适应，则会保持或恢复其内环境的稳定；若适应失败，则会产生各种身心反应甚至疾病，疾病又会成为新的压力源，影响个体的身心健康。

现代压力学研究证明，高强度的压力可以导致疾病。主要表现为以下几个方面。

1. 生理障碍　压力过大会导致机体免疫力降低从而诱发疾病。生理反应，如心率加快、血压升高、呼吸加快、血糖升高、肌张力增加、括约肌失去控制等。有学者指出，高度工业化社会中50%～80%的疾病发生与压力有关，如冠心病、原发性高血压、胃及十二指肠溃疡等均与此有关。

2. 心理障碍　高强度的心理压力会导致青少年心理障碍、人格发展异常，甚至造成发展危机，导致不良行为及精神障碍。成人面对高强度压力可出现心理功能失调，如神经症、滥用药物或吸毒，严重者可发生精神崩溃、精神障碍等。对于老年人，过度的压力会增加其孤独感，诱发老年性痴呆等疾病。

3. 社会文化障碍　过度的压力会改变个体正常的社会文化角色、个体期望水平及社会功能，甚至可以改变个体对社会或人类的看法，成为一个与现实社会不相容的人。

三、塞里的压力学说

汉斯·塞里（Hans Selye，1907—1982）是加拿大著名的生理心理学家，提出了"压力与适应学说"，于1950年出版了他的第一部专著——《压力》。因其压力与适应理论对全世界的压力研究产生了重要影响，他被称为"压力理论之父"。

（一）压力一般理论

塞里认为，压力反应是身体对任何需求做出的非特异性反应。如个体处于精神紧张、外伤、感染、冷热等任何情况下，身体随之发生反应，这是一种无选择性地影响了全部或大部分系统的反应，也就是整个身体对任何作用于其上的特殊因素所进行的适应，即非特异性反应。例如机体面对冷热两种不同的压力源时，机体的神经系统、血管和皮肤均会被迫做出适应，以促使个体恢复平衡状态。

塞里认为，个体一生中所经受的压力，依"用久必损"原理，导致了人体生理心理的变化。他强调，压力反应是持续一生的，应激的完全解脱就意味着死亡。

（二）全身适应综合征学说

塞里认为，不论任何因素侵犯体内恒定调节系统，都会引起紧张性、非特异性反应群，他称之为全身适应综合征（general adaptation syndrome，GAS），并提出这些症状都是通过神经内分泌途径产生的（图5-1）。除了身体对压力的全身性反应外，身体某一器官或区域内会出现反应，即局部适应综合征（local adaptation syndrome，LAS），如局部炎症。

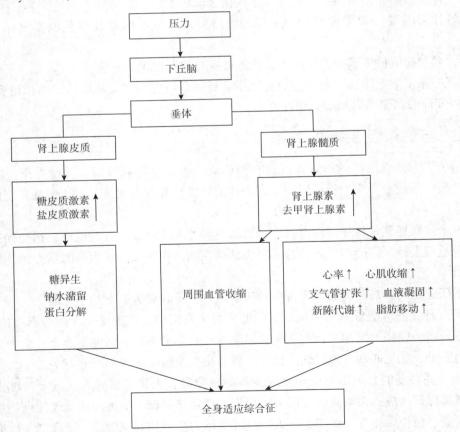

图5-1 压力反应的神经内分泌途径

塞里认为，压力反应经历3个不同阶段的发展。

1. 警告期（alarm stage） 是压力源作用于身体的直接反应。表现为体重减轻、肾上腺皮质增大、淋巴组织增大和激素分泌增加，若压力源过强，可导致机体死亡。

2. 抵抗期（resistance stage） 是机体内部防御力量动员起来的表现。此时，体重恢复正常，肾上腺皮质、淋巴组织恢复正常，激素水平保持稳定。如果压力源持续存在，机体继续适应，抵抗期将持续。若克服了压力，则为成功适应，否则进入第 3 期。

3. 衰竭期（exhaustion stage） 发生在压力源强烈或长期存在时，体内适应性资源耗尽，抵抗力下降。表现为体重减轻、肾上腺增大随后衰竭、淋巴结增大、免疫系统功能紊乱、激素分泌先增加后耗竭，最后全身衰竭而危及生命。

塞里的全身适应综合征学说认为："适应"在疾病过程中起重要作用，适应不良就能引起疾病。这些疾病不仅可以由任何病因导致，也可以由对任何压力源的适应不良造成。一般情况下，适应意味着防卫与屈服处于平衡。如果过度防卫，可引起过敏、关节炎和哮喘病；而若防卫不足，可引起严重感染或溃疡。

塞里重点阐述了压力的生理反应，为压力奠定了强大的理论基础。不足之处在于，它没有包含对人类来说至关重要的心理因素。因此，在塞里研究的基础上，许多学者展开了对压力的社会心理学研究，促进了有关压力的心理模式的发展。

四、拉扎勒斯的压力与应对学说

理查德·拉扎勒斯（Richard S. Lazarus，1922—2002）是美国杰出的心理学家，他从 20 世纪 60 年代开始对压力进行心理认知方面的研究，提出了压力与应对学说（stress and coping theory）。

（一）相关概念

1. 压力 拉扎勒斯认为，压力是个体与环境相互作用的产物，如果个体认为内外环境刺激超过自身的应对能力及应对资源，就会产生压力。因此，压力是内外需求与机体应对资源的不匹配破坏了个体内稳态所致。

2. 认知评价（cognitive appraisal） 拉扎勒斯认为，认知评价是指个体觉察到情景对自身是否有影响的认知过程，包括对压力源的确定和思考以及对自身应对能力的评价。对压力源和资源的认知评价直接影响个体的应对活动和心身反应。

3. 应对（coping） 拉扎勒斯认为，应对是应用认知或行为的方法努力处理环境与人内部之间关系的需求，解决两者之间的冲突，包括评价压力的意义，控制或改变压力的环境，解决或消除问题，缓解由于压力而出现的情绪反应。

（二）核心思想

压力源作用于个体后能否产生压力，主要取决于认知评价和应对过程。拉扎勒斯认为，应对与压力都是调整过程。应对与压力相伴而行并相互作用。个体不但对压力起反应，而且也塑造压力。应对得当与否可能会改变认知评价，并对将来产生影响。拉扎勒斯的压力和应对模式是循环式的，它表明对压力源进行认知评价和应对是一个持续的过程。其中，认知评价包含 3 种方式：初级评价、次级评价和重新评价。

1. 初级评价（primary appraisal） 是指个体确认刺激事件或情景与自己是否有利害关系及这种关系的程度。初级评价的结论包括与个人无关、有压力的和有益的 3 种情况。当刺激事件或情景被评价为有压力时，可能有 3 种情况：伤害性或损伤性，威胁性，挑战性。

2. 次级评价（secondary appraisal） 若初级评价认为刺激物或情景可能形成压力，就开始次级评价。次级评价是对个人应对能力、应对方式及应对资源的评价，以判断个人的应对与压力源之间的匹配程度。次级评价后，个人会产生相应的情绪反应；若评价结果为有益，会出现高兴、满足等正性情绪；

若评价为挑战性的,会出现有希望、信心十足或焦虑反应;若评价为伤害性的,则会出现愤怒、焦虑、恐惧或悲伤等负性情绪。

　　3. 重新评价(reappraisal)　　是指个体对自身的情绪和行为反应的有效性和适宜性的评价,实际上是一种反馈行为。若重新评价的结果为行为无效或不适宜,人们就会调整自身对压力源的次级评价或初级评价,并相应调整自身的情绪和行为反应;若评价结果为有利,则会出现骄傲、幸福等正性情绪。重新评价不一定都会减轻压力,有时反而加重压力。

　　拉扎勒斯的压力与应对模式见图5-2。

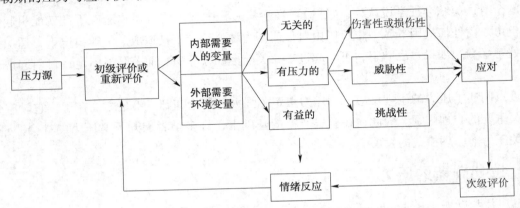

图5-2　拉扎勒斯的压力与应对模式

　　该模式中,应对涉及三个方面,即应对方式、应对资源和应对功能。应对方式包括采取积极行动、回避、任其自然、寻求信息及帮助、应用心理防御机制等。应对资源包括健康的功能状态、个人的生活态度、判断及解决问题的能力、社会支持系统及物质财富等。应对功能包括解决问题或缓解情绪等。应对结果会影响个人的生活态度、社会功能及身心健康。

五、霍姆斯与拉赫的生活事件与疾病关系学说

　　美国精神病学家霍姆斯(T. Holmes)和拉赫(R. Rahe)研究的是生活变化与疾病的关系,他们发现生活中的变化是一种需要身心双方面适应的压力源。个体在适应生活变化时,需要消耗更多的能量以维持稳定状态,若个体在短期内经受较多的剧烈变化,则会因过度消耗而罹患疾病。通过对各种人群进行问卷调查,1976年他们研发了社会再适应评分量表(social readjustment rating scale, SRRS),量表共列出43种生活事件,按照生活变化单位(life change unit, LCU)计量评定,并按影响人们情绪的轻重程度划分等级,不同事件的LCU量值按次递减(表5-1)。如丧偶的LCU为100(最高),轻度违法事件为11(最低)。

　　研究表明,个体的生活变化积分越高,随后发生疾病的可能性越大。受试者累积LCU在50~199分,其抵御应激的能力较强;累积LCU在200~299分,其抵御应激的能力中等;累积LCU在300分以上,其抵御应激的能力很弱,甚至到了危险的地步。另外还发现,LCU在300分以上的人中,有一大半在测量后一年内患病。与生活事件明显相关的疾病有心肌梗死、脑卒中、结核病、工伤事故、白血病、糖尿病等。

　　值得注意的是,SRRS量表指标简单,既不能完全反映生活事件对个体的意义、个体的认知评价、事件本身对个体情绪变化的影响,也不能显示出不同个体年龄、个体差异性等在LCU中的计量差异性。

表 5-1 社会再适应评分量表

生活事件	生活变化单位（LCU）	生活事件	生活变化单位（LCU）
1. 丧偶	100	23. 子女离家	29
2. 离婚	73	24. 姻亲间的不愉快	29
3. 夫妻分居	65	25. 个人的突出成就	28
4. 入狱	63	26. 配偶开始上班或失业	26
5. 家庭成员死亡	63	27. 开始上学或终止学业	26
6. 受伤或患病	53	28. 生活条件的变化	25
7. 结婚	50	29. 个人习惯的改变	24
8. 被解雇	47	30. 与上司发生矛盾	23
9. 复婚	45	31. 工作时数及条件变化	20
10. 退休	45	32. 搬家	20
11. 家人健康状况改变	44	33. 转学	20
12. 妊娠	40	34. 娱乐方式的改变	19
13. 性生活问题	39	35. 宗教活动的改变	19
14. 家庭添员	39	36. 社交活动的改变	18
15. 调换工作岗位	39	37. 借贷 1 万元以下	17
16. 经济情况的改变	39	38. 睡眠习惯的改变	16
17. 好友死亡	37	39. 家人团聚次数的改变	15
18. 工作性质的改变	36	40. 饮食习惯改变	15
19. 夫妻不和睦	35	41. 休假	13
20. 借贷 1 万元以上	31	42. 圣诞节	12
21. 丧失抵押品的赎取权	30	43. 轻度违法事件	11
22. 职别变动	29		

第二节 压力的反应、适应与应对

一、压力的反应

压力反应（stress response）是个体对压力源所产生的一系列身心反应，可分为两大类。

1. 生理反应 机体处于压力作用下，可通过神经－内分泌系统、免疫系统等的变化影响机体内环境平衡，出现一系列器官反应，如心率加快、血压升高、需氧量增加、免疫力降低、胃液分泌增加、括约肌失去控制等。

2. 心理反应 包括认知反应、情绪反应和行为反应。如焦虑、抑郁及使用否认、压抑等心理防御机制等。①认知反应：具体表现为感知混乱、思维迟钝麻木、非现实性理想、自我评价丧失等。②情绪反应：可出现焦虑、抑郁、愤怒、敌意、自怜等。③行为反应：表现为渴望隐退及回避、饮食习惯改变、拖延、滥用药物、暴饮暴食，甚至做出自杀行为等。

由于身体和心理持续相互作用，生理反应和心理反应通常同时出现。研究发现，压力反应有如下规律。①多种压力源可导致一种压力反应。②人们对同一种压力源的反应可以是多样化的。③多数人都能设法避免外伤、疼痛、过冷或过热温度等一般性压力源。④对极端的压力源如灾难性事件，大部分人的压力反应类似。⑤压力反应的强度与持续的时间取决于下列因素：经验、儿童时期所建立的社会交往形态以及当时情景对个体的意义。⑥压力源的出现在某些情况下对个体有益，如缺少压力源可导致个体无聊、厌烦甚至成长停滞。

二、压力的适应

适应（adaptation）是指生物体以各种方式调整自己以适应环境的一种生存能力及过程，是应对的最终目的。在个体遇到任何应激源时，都要选择一系列应对行为来适应。若适应良好，可维持和恢复身心平衡；反之，则会导致机体患病，且需要进一步适应疾病。广义上说，适应是所有生物体的共性特征，它包含个体和宇宙间的各种保护性调整，从单细胞生物的单纯反应到人类的复杂行为，都可看作适应。

（一）适应的层次

适应是区别有生命机体和无生命物质的一个特征，是机体维持内在平衡和抵抗压力源的基础。越是复杂的生物体，其适应越复杂。人类的适应可分为生理、心理、社会文化和技术4个相互联系、相互影响的层次。

1. 生理适应　是指发生在体内的代偿性生理改变，表现为代偿性适应和感觉性适应。

2. 心理适应　是指当人们经受心理应激时，调整自己的心态和情绪去认识和处理问题，以恢复心理平衡。一般运用心理防卫机制或学习新的行为，如放松术来应对压力源。

心理防卫机制是保护并促进人们自尊和自我概念的心理行为和过程，常用的心理防卫机制如下。

（1）逃避性防御机制

①压抑（suppression）：是各种防御机制中最基本的方法。此机制是指个体将一些自我所不能接受或具有威胁性、痛苦的经验及冲动，在不知不觉中从个体的意识中排除、抑制到潜意识中去。虽然被压抑的东西不能被意识到，但它在潜意识中仍然起作用。

②否认（denial）：是一种比较原始而简单的防御机制，其方法是借着扭曲个体在创伤情境下的想法、情感及感觉来逃避心理上的痛苦，或将不愉快的事件"否认"，当作它根本没有发生，来获取心理上暂时的安慰。"否认"与"压抑"极为相似，唯"否认"不是有目的地忘却，而是把不愉快的事情加以"否认"。

③退行（regression）：是指个体在遭遇挫折时，表现出其年龄所不应有之幼稚行为反应。这是一种反成熟的倒退现象。例如，已养成良好生活习惯的儿童，因母亲生了弟妹或家中突遭变故，而表现出尿床、吸吮拇指、好哭、极端依赖等婴幼儿时期的行为。

（2）自骗性防御机制

①反向（reaction formation）：是指当个体的欲望和动机不为自己的意识或社会所接受时，唯恐自己会有相应的表现，乃将其压抑至潜意识，并再以相反的行为表现在外显行为上。换言之，使用反向者，其所表现的外在行为，与其内在的动机是成反比的。

②合理化（rationalization）：当个体的动机未能实现或行为不能符合社会规范时，尽量搜集一些合乎自己内心需要的理由，给自己的作为一个合理的解释，以掩饰自己的过失，减免焦虑的痛苦和维护自尊免受伤害，此种方法称为"合理化"。换言之，"合理化"就是制造"合理"的理由来解释并遮掩自我的伤害。

③仪式与抵消（ritual and undoing）：无论人有意还是无意犯错，都会感到不安，尤其是当事情牵连他人，令他人无辜受伤害和损失时，的确会很内疚和自责，倘若我们用象征性的事情和行动来尝试抵消已经发生的不愉快事件，以减轻心理上的罪恶感，这种方式称为仪式与抵消。如一位工作繁忙无暇陪孩

子的父亲，通过给孩子提供最好的物质来消除心中的愧疚感，并且以这个行动来证明他是照顾孩子的。

④隔离（isolation）：所谓"隔离"，是把部分的事实从意识境界中加以隔离，不让自己意识到，以免引起精神上的不愉快。如人死了，不说"死亡"，而用"仙逝""长眠""归天"。

⑤理想化（idealization）：在理想化过程中，当事人往往对某些人或某些事与物做了过高的评价。用这种高估的态度，很容易将事实的真相扭曲和美化，以致脱离现实。如情人眼里出西施，是理想化了自己的对象。

⑥分裂作用（splitting）：将自我或他人的经验区分或分隔开来，而无法整合两者。当自我或他人的两极化面向因彼此不相容而发生冲突时，便得以用这种防御来避免。其作用是避免两个以上的矛盾内容或情感同时在意识中存在。例如，一个幼小的孩子可能会对你说："你是我最好的朋友"，但两分钟后他可能又会大发雷霆："我恨你！"。

（3）攻击性防御机制

①转移（displacement）：是指原先对某些对象的情感、欲望或态度，因某种原因（如不合社会规范或具有危险性或不为自我意识所允许等），无法向其对象直接表现，而把它转移到一个较安全、较为大家所接受的对象身上，以减轻自己心理上的焦虑。转移有多种，有替代性对象（或目标）的转移、替代性方法的转移、情绪的转移。

②投射（projection）：是个体自我对抗超我时，为减除内心罪恶感所使用的一种防御方式。所谓"投射"，是指把自己的性格、态度、动机或欲望"投射"到别人身上。例如，"我见青山多妩媚，谅青山见我亦如是"。有些不良少年，别人无意中看他一眼，他就动手打人，认为别人瞧不起他，这都是投射因素使然。

（4）代替性防御机制

①幻想（fantasy）：是指当人无法处理现实生活中的困难，或是无法忍受一些情绪的困扰时，让自己暂时离开现实，在幻想的世界中得到内心的平静和达到在现实生活中无法经历的满足。

②补偿（compensation）：是指当个体因本身生理或心理上的缺陷致使目的不能达成时，改以其他方式来弥补这些缺陷，以减轻其焦虑，建立其自尊心。补偿可分为消极性的补偿与积极性的补偿。消极性的补偿：是指个体所使用来弥补缺陷的方法，对个体本身没有带来帮助，有时甚或带来更大的伤害。积极性的补偿是指以合宜的方法来弥补其缺陷。例如，一个得不到正向注意与关怀的孩子，发展负面的行为以获得他人的注意（消极性的补偿）；一个相貌平庸的女学生，致力于学问上的追求，而赢得别人的重视（积极性的补偿）。

（5）建设性防御机制

①认同（identification）：是指以变得像另一个人（一般是比自己地位或成就高的人）来内化对方的属性。就定义来说，认同可借由心理上分享他人的成功，为个人带来不易得到的满足或增强个人的自信。

②升华（sublimation）：把遭社会反对或者自身内心无法接受的目标转化成社会可接受的目标。例如，一生命运多舛的西汉文史学家司马迁，因仗义执言，得罪了当朝皇帝，被判处宫刑，在狱里，他撰写了《史记》。

③幽默（humor）：在困苦的情境中找到滑稽且（或）讽刺的成分，来减少使人不愉快的情感与个人的不安。这个机制可让人与事件之间多一点距离与客观性，使人得以反思正在发生的事。

④利他主义（altruism）：将他人的需求置于自己的需求之上，全力以赴。利他的行为可用于解决自恋的问题，但也可以是伟大的成就与对社会产生积极的贡献的源泉。如雷锋的事迹。

3. 社会文化适应 社会适应是指调整个人的行为，使之与各种不同群体的信念、习俗及规范相协调。文化适应是指通过调节自己的行为，使之符合某一特殊文化环境的要求。入乡随俗就是一种社会文化适应。

4. 技术适应　是指通过技术的掌握和应用，改变周围的环境，控制各种压力源。随着现代技术的发展也衍生出新的压力源，需要进一步研究与适应。

（二）适应的特征

1. 适应是一种主动的、动态的过程，是一种自我调节机制。如外界压力源威胁自身时，个体会采取一系列自我保护措施去应对。

2. 所有的适应机制均为了维持和恢复机体最佳身心状态，即内环境平衡。

3. 适应是一种全身性的反应过程，可同时包括生理、心理、社会文化及技术4个层次的适应。如从事某项工作，不但在技术上需要掌握专业知识，熟练用于工作，还需要体力上能胜任专业强度，心理上要能承受压力和责任感，社会上要能沟通构建良好的人际关系。

4. 适应能力具有个体差异性，其与个人的遗传因素、性格及生活经历有关。

5. 适应不是无限制的，其有一定的限度。这个限度由个体遗传因素、身体条件、才智及情绪稳定性决定。

6. 适应与时间有关，时间充足时，可以适应较好；否则，则难以适应。如亲人突然死亡，则难以接受；若为患慢性病所致，则能接受现实，较易适应。

7. 适应反应通常都是有益的，但其本身也有应激性。如炎症反应所致局部红、肿、热、痛等生理变化会导致个体产生不舒适感而产生压力，需要个体进一步适应。

三、压力的应对

由于应对可以被直接理解成个体解决生活事件和减轻事件对自身影响的各种策略，因此，应对亦可称为应对策略。应对活动涉及个体的心理活动、行为操作和躯体变化。根据应对的指向性，可分为问题关注应对和情绪关注应对；根据应对的作用效果，可分为积极应对和消极应对。从应对策略与个性的关系看，可能存在一些与个性特质有关、相对稳定和习惯的应对风格，如有人习惯以幽默的方式应对压力，有人习惯借酒消愁。

（一）应对的策略

通常采用的应对策略或方式如下。

1. 解决问题　个体通过"解决问题"的应对方式，从根本上消除压力源。

2. 回避　采用"回避"的应对方式，暂时或长久地远离压力源。

3. 再评价　"再评价"的应对，使之改变认知态度，换一个角度去认识生活事件。

4. 求助　采用"求助"的应对方式，提供或帮助寻求社会支持。

5. 放松　"放松"应对训练，有助于调节自主神经功能，控制与压力有关的不良表现。

6. 转移　采用"转移"的应对方式，分散注意力，缓解紧张压力和不良情绪。

（二）对压力的防御

人们除了有自然防卫能力外，还可通过学习来建立一些新的应对技能以提升应对效果（图5-3）。

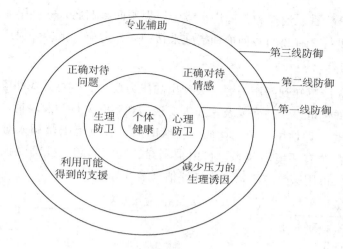

图 5 - 3　对压力的防御

1. 对抗压力源的第一线防御——当前身、心防御

（1）生理防御　包括遗传素质、身体状况、营养状况、免疫功能等。

（2）心理防御　心理上的防卫能力决定于过去的经验、教育、社会支持系统、智力水平、生活方式、经济状况及焦虑等。

2. 对抗压力源的第二线防御——自力救助　当个体处于压力源较强、防御线相对微弱的情况时，会出现一系列身心压力反应，若反应严重，就必须使用自力救助的第二线防御来对抗和控制压力反应，以减少发展成急性或慢性疾病的可能。自力救助包括以下 4 种方法。

（1）正确对待问题　人首先应清楚问题的来源，后采取相应的办法进行处理。一般可用提问的方法进行自我评估，常用问题有"是否得不到足够的休息和精神上松弛？""是否担心有可能患病？""是否在工作、学习、家庭等方面对自身的要求过高？"及"是否人际关系处理不当？"等。

（2）正确对待情感　人们遭受压力后，可表现出焦虑、沮丧、生气或其他情绪。先通过自我评估明确所经受的情绪及伴随的生理反应后，证实这些情绪及反应并回想以前的应对经验，从而处理好自己的情绪。

（3）利用可能得到的支援　研究证实，社会支持能缓和压力的不良影响，社会支持良好的人较少发生身心疾病，有助于延长寿命。

（4）减少压力的生理诱因　良好的身体状况是人们抵抗压力源的侵犯、减少不良压力反应的基础。因此，提高人们的保健意识有助于加强第一线防御。

3. 对抗压力源的第三线防御——专业辅助　一旦机体患有身心疾病，必须及时寻求医护人员的帮助。第三线防御十分重要，若专业辅助不及时或不恰当，可使病情加重或演变成慢性疾病。这些疾病本身亦可成为压力源，加重病人负担。若应对失效，甚至会造成病人死亡。

第三节　压力管理

临床工作中压力无处不在，影响着病人的康复和护士的健康。护士应学习并掌握有关压力应对的知识和技能，缓解或消除压力对病人及自身造成的影响。

一、病人的压力管理 微课

患病对部分病人而言是一种压力。伴随疾病而来的各种身心健康状况改变、家庭社会关系的变化及住院所遭遇的各种诊断、检查、治疗和护理均会成为压力源而影响病人的健康。护士应明确病人的压力源，评估压力反应并提供行之有效的各种护理措施来帮助病人适应，维护并促进病人健康。

（一）病人压力的评估

护士应及时评估病人所感知到的压力源、表现出的压力反应、应对方式和应对资源，并注意个体差异性。评估的方法有标准化量表，与病人及家属等交谈，观察病人行为及表情、病人生理指征等。

1. 病人压力源的评估　评估压力源的性质、持续时间、影响范围及病人对压力源的感知情况等内容。住院病人常见的压力源有环境不熟悉、自由被剥夺、经济问题、社交受损、与家人分离、信息缺乏、疾病的情况等多种，可用医院应激量表实施评估（表5-2）。

表5-2　医院应激量表

排列次序	紧张程度评分	情况
1	13.9	你和陌生人睡在同一个房间里
2	15.4	进食时间违反你以往的习惯
3	15.9	不得不睡在陌生的床上
4	16.0	不得不穿上医院的病号服
5	16.8	你周围有陌生的仪器
6	16.9	夜间被护士惊醒
7	17.0	不得不由别人帮助洗澡
8	17.7	当你要报纸、收音机或电视时不能得到
9	18.1	与一位探望者特别多的病人住在一个病室
10	19.1	必须整天待在床上或房间里不出去
11	19.4	感到你的周围有异常的气味
12	21.2	与一位病情严重或不能与你讲话的病人住同一病室
13	21.5	必须用便盆排便
14	21.6	与一位不友好的病人住同一病房
15	21.7	没有朋友看望你
16	21.7	在一间太冷或太热的病室里
17	22.1	以为自己的容貌在出院后可能发生变化
18	22.3	在假日或家庭的特殊纪念日住在医院里
19	22.4	以为你可因手术或检查过程中产生疼痛
20	22.7	担心配偶与你离婚
21	23.2	不得不吃冷的或乏味的食物
22	23.3	不能与家属和朋友通电话
23	23.4	换一名不熟悉你病情的医生负责医疗
24	23.6	由于意外事故而入院
25	24.2	预料不到何时检查完毕
26	24.5	看到医护人员处于一片匆忙之中
27	25.9	想到因为自己生病而减少收入
28	26.0	药物造成你不适
29	26.4	护士或医生说话太快或说了些你听不懂的话

续表

排列次序	紧张程度评分	情况
30	26.4	感到你完全依赖药物
31	26.5	没有家属探望
32	26.9	知道你不得不进行一次手术
33	27.1	住的医院离家很远
34	27.2	出乎意外地突然住院
35	27.3	你按呼唤铃得不到答复
36	27.4	没有足够的保证付住院费
37	27.6	你提出的问题得不到医护人员的回答
38	28.4	失去配偶
39	29.2	靠滴管摄食
40	31.2	经过止痛药处理，疼痛仍未减轻
41	31.9	不知对你治疗的结果或理由是什么
42	32.4	当你需要止痛药时却得不到
43	34.0	不知自己患的什么病
44	34.1	没人把你的疾病诊断告诉你
45	34.5	以为自己可能耳聋
46	34.6	知道自己患一种严重的疾病
47	35.6	以为你可能失去一个肾脏或其他某种器官
48	39.2	以为你可能患癌症
49	40.6	以为你可能要失明
总分		

2. 病人压力反应、应对水平及资源的评估 个体应对压力时会出现一系列的身心反应，护士应仔细评估病人应对的方式和效果，从而帮助病人适应。常见的压力反应表现为生理反应、心理反应、认知反应和行为反应。生理反应可表现为全身适应综合征（GAS）、局部适应综合征（LAS）；心理反应表现为焦虑、恐惧、抑郁、愤怒、悲哀、孤独、敌意、沮丧等，其中，焦虑最常见；认知反应表现为注意力分散、思维混乱、分析问题能力降低、记忆力下降等；行为反应表现为生活习惯的改变、缺乏动力、易激惹程度上升、情感暴发、说话不连贯等。除了评估病人压力反应外，护士需评估病人应对方式及应对措施的效果，帮助病人采用熟悉的有效方式来应对压力。应对资源包括社会支持系统、各种人力及物力资源、病人自身的知识背景等。护士可通过观察、交谈、体检、阅读实验室检查结果及专业量表检测等方式进行评估。

（二）病人压力的预防

1. 帮助病人适应住院环境 创造安静、整洁、舒适、安全的病室环境，减少不良环境因素给病人带来的压力。

2. 协助病人找出压力源 分析病人的具体情况，协助病人找出压力源，并识别诱发因素，以便采取积极有效的应对方式。

3. 协助病人适应实际的健康状况 指导病人进行自我监测，提供应对技巧。

4. 主动提供疾病的相关信息 主动了解病人的身、心感受，耐心解答病人的提问。尊重病人，并让病人参与制订治疗与护理计划，维护其自尊和自信。

5. 协助病人建立良好的人际关系 建立与同室病友、医护人员等良好的人际关系有助于减轻压力反应，帮助病人适应。

（三）病人压力的应对

1. 心理疏导及自我心理保健训练 鼓励病人表达内心想法与感受，宣泄自身情绪。指导病人运用放松技巧来缓解心理压力。对病人进行自我心理保健训练，如通过倾诉法、发泄法、自我语言暗示法等减少自己的消极情绪。

2. 调动病人的各种社会支持系统 社会支持系统可以降低个体的压力反应，提供信息指导，帮助解决问题；提供心理支持、关怀及鼓励；提供物质支持及帮助，以有形的方式帮助病人；提供反馈，使病人明确所面临的处境。

3. 指导病人进行放松训练 放松训练主要通过将注意力集中在呼吸、声音、想象等方面来降低病人对周围环境的感应能力，以减少交感神经的活动，使肌肉松弛，达到心理放松。常用的方法如下。

（1）**深呼吸训练** 先采取舒适的坐姿，将手放在腹部，慢慢地深吸气，尽可能地伸展腹部，通过口腔慢慢呼气，每次深呼气结束后再呼吸一次。每次训练 3~4 次。

（2）**渐进性肌肉放松训练** 选择安静、不受干扰的地方，每天 1 次，每次 20 分钟左右，最好在餐后 1 小时开始。具体方法：①闭上眼睛，深呼吸，想象自己置身于某一个愉快的风景中；②握拳并保持紧张状态数秒，然后放松肌肉、松拳，紧张与松弛的时间比为 1∶2，依此对全身肌肉群进行紧张－松弛锻炼。完成 1~2 分钟后睁眼。

（3）**静思冥想法放松训练** 静思冥想是通过闭目守静，把意念集中到一个点上，在大脑里形成一个优势兴奋中心，从而抑制其他部位的活动的放松训练方法。

（4）**意象训练法** 是指通过想象轻松愉快的情境（如大海、蓝天、白云、瀑布、沙滩、青山、绿水等），达到放松身心、舒畅情绪从而减轻压力反应（如疼痛）的方法。

（5）**生物反馈** 是一种增强对自主神经系统的精确控制，由此调节身体反应（如心率、疼痛、血压等）的方法。让病人取舒适体位，根据具体情况利用心率、皮温、皮电等生物反馈信号给病人以反馈，机体通过生物反馈逐步形成条件反射，以便更好地控制机体的内部活动，达到更佳的放松效果。

二、护士的压力管理

护理职业属于高压力行业，护士若应对不良，则会出现精神疲惫、对工作漠不关心、工作效率低下等工作疲惫状态。为保证护理工作的质量，护士应明确自身面临的压力源以及如何运用有效的应对措施。

（一）护理职业压力源

1. 工作环境 由于护理服务对象病情复杂、变化迅速，护士经常面临抢救危重病人，可控性、预测性低。护士还经常接触有害物质，如细菌、病毒、化学物质、病人的分泌物等。

2. 工作负荷 护理工作的内容和范畴不断拓宽，致使护理工作量增大；护士数量相对不足，致使工作负荷过重；频繁倒班，尤其夜班使正常生理节律紊乱。

3. 人际关系 护士需面对多层人际关系，包括护士与病人，护士与病人家属、同事，护士与医生及其他部门工作人员之间的关系等。尤其是护士与病人及家属之间的关系，病人的疾病、知识文化背景、期望值、性格等因素均影响两者之间的人际关系。

4. 职业期望 职业特点决定了社会对护士的高要求和高期望，如充满爱心、善解人意、高度负责、技艺精湛娴熟等。若职业带来较高的成就感、同行的赞扬、社会的认同、病人的尊重等，会使护士对自身的期望提高。期望越高，带来的压力越大。

5. 工作家庭矛盾 工作特点导致护士投入家庭的精力和时间减少，有时候负面情绪会影响家庭的和谐气氛。家庭的责任和琐事又会消耗精力。

6. 职业发展　护理职业发展迅速，要求护士不断学习新知识、新理论和新技术。职业发展的困境、职称晋升机会受限、聘任制使工作的稳定性下降等方面都是护士职业发展中面临的压力源。

（二）护理职业压力应对

1. 各级管理者/部门的支持

（1）护理管理者　倡导人本主义管理理念，充分理解、关爱护士，及时了解护士的心理、身体、家庭、工作状况、困难和需求，在不违背原则的条件下，尽可能机动灵活地帮助护士。

（2）医院管理者　制定相关政策，激发护士的工作热情和积极性；解决编制问题，增加护理人员数量，减轻护理工作负荷。

（3）卫生部门管理者　鼓励护士参政议政；适当放宽护士的职称晋升条件；改善护士的工资及福利待遇；根据医院及科室性质，合理配置护士人力资源；采取各种措施提升护士社会地位，如社会舆论宣传、树立典型、奖励有突出贡献的护士等方式。

2. 提高自身的应对能力　树立正确的职业观，充分认识护理工作的职业价值，正确认识护士职业的工作环境、工作性质，建立良好的人际关系，积极采用求助、放松、转移等应对策略和适宜的自我调节方法来预防或减少压力，培养轻松健康的业余爱好，建立自己的社会支持系统等。

⊕ 知识链接

心理弹性

心理弹性（resilience），又称复原力，是指个体面对逆境、创伤、悲剧、威胁或其他重大压力的良好适应过程。这一概念最早由美国心理学家安东尼（Anthony）提出，借用物理学中的弹性概念，来解释人们受到外部压力后，有些人能恢复到原先的状态，而有些人短期内无法恢复到正常状态的现象。心理弹性在压力与心理健康的关系中起部分中介的作用：压力可直接影响心理健康水平，同时也通过心理弹性对心理健康产生间接影响。面临相同的压力时，若个体心理弹性越小，则其越难理性应对挫折和压力，心理健康状况越差；反之，若个体心理弹性越大，则其心理健康状况越好。

培养心理弹性，也就是培养对抗挫折的能力。当拥有足够的心理弹性，人们就会利用内在的力量帮助自己从挫折或挑战中恢复过来，比如失业、疾病、灾难或亲人去世等，还有助于保护病人免受各类心理问题的影响，例如抑郁和焦虑，帮助缓冲既往创伤对心理健康的影响。因此，心理弹性与心理健康的关系密切。增强心理弹性不只是每个人的终身课题，也是社会心理服务的目标之一。这也需要医护人员除了具备扎实的理论基础和精湛的职业技能外，还须具有高尚品德、仁爱之心和救死扶伤的人道主义精神，才能"除人类之病痛，助健康之完美"。

目标检测

答案解析

一、简答题

1. 简述压力应对策略的内容。

2. 简述护士压力管理的内容。

二、案例分析题

李某，女，31岁。两年前因单位效益差而下岗，在家操持家务，后因夫妻感情不和而离婚，有一个 6 岁的女儿随其生活，靠做临时工来维持生计。近日查出患有乳腺肿瘤，医生要求其立即住院手术，李某担心肿瘤可能为恶性，且治疗费用高，加之女儿住亲友家，不放心且非常思念，故入院后情绪极为低落，少言寡语，常暗自饮泣。

请分析：当前该病人遭遇了哪些压力源？作为责任护士，应如何帮助病人减轻压力？

书网融合……

本章小结　　　　　微课　　　　　题库

第六章　跨文化护理理论

PPT

📓 学习目标

知识要求：

1. 掌握　文化的概念、特征及功能；文化休克的过程及各期的特点；莱宁格跨文化护理理论的主要概念；文化护理的原则。

2. 熟悉　文化休克的概念、原因；文化休克的预防；莱宁格跨文化护理理论的内容及其在护理程序中的应用。

3. 了解　护理在满足服务对象文化需求中的作用。

技能要求：

能将莱宁格的跨文化护理理论应用于护理实践。

素质要求：

在护理过程中，具备敏锐的洞察力与人文关怀的意识及能力。

随着社会经济的发展，人们对健康的需求提升，护士只有掌握文化的相关知识及文化与护理的关系，才能明确不同文化背景的服务对象的需要，准确地理解服务对象的各种行为，提供适合服务对象文化背景的个性化护理，满足服务对象的需要，促进服务对象的健康。

⇒ 案例引导

案例：刘某，女，35岁，公司职员，美国华裔。可用普通话做简单交流，但是不会读写。今年公派到中国进行为期1年的进修学习。在最初的新鲜与兴奋期过后，刘某表现出郁郁寡欢，不愿意与周围同事接触交流，也不愿意参加中国公司组织的各种活动。

讨论：1. 刘某可能发生了什么问题？应该如何预防这类问题的发生？

2. 文化对于人们的健康与疾病有什么影响？

第一节　文化概述

一、文化的概念及功能特征

（一）文化的相关概念

1. 文化　文化"culture"一词源于拉丁语中的"cuhus"，意为种植、耕作、培育，后引申出崇拜、祭祀、陶冶、教化等含义。目前比较公认的文化的定义是：在某一特定群体或社会的生活中形成的，并为其成员所共有的生存方式的总和，包括价值观、语言、知识、信仰、艺术、法律、风俗习惯、生活态度及行为准则，以及对应的物质表现形式。

2. 文化现象　包涵3个方面：物质文化、精神文化和方式文化。物质文化代表一个民族在一定时期所达到的生产力水平，是一个社会普遍存在的物质形态，如工具、机器、书籍、衣服等。精神文化指理论、观念、心理及与之相联系的科学、宗教、语言、文学、艺术、法律、道德等。方式文化包括生产方式、生活方式、行为方式、思维方式、社会遗传方式等，是文化现象的核心和最基本的内容。

（二）文化的功能

波兰裔英国人类学家布罗尼斯拉夫·马林诺斯基（Bronislaw Malinowski，1884—1942）认为，文化以一个统一的、不可分割的社会整体存在，在社会功能中发挥主要作用。具体表现在以下几个方面。

1. 文化是社会或民族分野的标志　文化精神是一个民族的精神信仰、道德取向、价值观念等深层次的因素，是影响一个民族社会发展的内在动力。在不同国家、民族或群体之间，文化表现出来的本质区别要比肤色、地域、疆界等深刻得多。

2. 文化使社会有了系统的行为规范　人们的行为不可能是绝对自由的。有了文化，人们便有了行为标准，人们便能共同遵守社会公认的行为准则和道德标准，追求共有的价值观。文化使一个社会的行为规范、观念更为系统化。

3. 文化是社会团结的重要基础　文化使社会形成一个整体，即文化的整合功能，社会上的各种文化机构都从不同侧面维持着社会的团结安定。例如，政治机构实现着社会控制，协调着群体利益；教育机构培养着社会成员，使之更符合社会需要；军队保证着社会的安全等。

4. 文化塑造人的社会性　没有人出生时就带着特定的文化特色，但具有学习文化、接受文化的能力。个体通过学习和接受文化来掌握生活技能，培养完善的自我观念和社会角色，并传递社会文化。

（三）文化的特征

文化是一个内涵丰富、外延广泛的复杂概念，具有以下特征。

1. 自然性与超自然性的统一　一方面，人类依赖自然、利用自然、顺从自然，以自然作为文化的创造的对象和舞台，同时也以其自身作为文化创造力的物质载体；另一方面，人类又能有意识、有目的地改造自然、超越自然、发掘自然。

2. 个体性与超个体性的统一　个人虽然有接受文化及创造文化的能力，但是形成文化的力量却不仅来自个人。文化是对一个群体或一类人的描述，它所体现的是人的群体本质、群体现象，或类的本质与类的现象。文化不是对个人的描述，仅体现个人特征的现象不属于文化现象。任何一种文化创造总是表现为一种群体的社会实践活动；个体的创造性的发挥总是建立在时代发展和群体智慧的基础之上；个体的生活方式和文化产品的选择自由总是有限的。

3. 普遍性与民族性的统一　文化是人类的创造物，从本质上而言，它是人类适应环境的手段，归根结底是为人类的生存服务的，因而在某种程度上，文化具有普遍性的特征。然而，文化又是由不同族群、不同民族在不同的时期和不同的地域所创造的，故又具有鲜明的民族性。正是两者的有机结合，致使人类文化既呈现出互通性和流动性，又表现出多样性和本土性。

4. 阶级性与时代性的统一　自从人类进入阶级社会以后，人类文化就不可避免地被打上了阶级的烙印，在一个民族或社会里，统治阶级总是贯彻本阶级的意识形态，因而文化具有阶级性。同时，没有一成不变的文化，文化又总是随着时代的变化而不断演变，不同时期的文化均具有不同的特点，因而文化又具有时代性。

5. 累积性与变异性的统一　文化的积累性与变异性是辩证统一的。没有文化的累积和传承，也就不会有文化的增加和文化的发展；而没有文化的变异，则意味着没有文化的扬弃和自我更新，同样也不会有文化的发展，文化发展本身包含变异的过程，否则就是重复的累加，谈不上任何发展。

⊕ 知识链接

中国的饮食文化特点

1. 风味多样　中国饮食一直就有"南米北面"的说法，口味上有"南甜北咸东酸西辣"之分，主要是巴蜀、齐鲁、淮扬、粤闽四大风味。

2. 四季有别　中国饮食按季节变化来调味、配菜，冬天味醇浓厚，夏天清淡凉爽；冬天多炖、焖、煨，夏天多凉拌、冷冻。

3. 讲究美感　中国饮食注意食物的色、香、味、形、美的和谐统一，给人以精神和物质高度统一的特殊享受。

4. 注重情趣　中国菜肴的名称可以说雅俗共赏，既有根据主、辅、调料及烹调方法进行的写实命名，也有根据历史典故、神话传说、名人食趣、菜肴形象来命名的。

5. 食医结合　中国饮食强调医食同源和药膳同功，利用食物的药用价值，做成各种美味佳肴，达到对某些疾病进行防治的目的。

二、文化休克

（一）文化休克的概念

文化休克（culture shock），又称"文化震撼""文化震惊"，于 1958 年由美国人类学家卡尔维罗·奥博格（Kalvero Oberg，1901—1973）提出，指个体从熟悉而固定的文化环境到另一个陌生的文化环境时，因失去自己熟悉的所有社会交流的符号与手段所产生的思想混乱与心理上的精神紧张综合征。

（二）文化休克的原因

引起文化休克的主要因素是突然从一个熟悉的环境到了另一个陌生的环境，从而在以下几个方面产生问题。

1. 沟通交流障碍　沟通交流是一个遵循一系列共同规则进行信息互通的过程，包括语言沟通和非语言沟通。

（1）**语言沟通**　语言是人类用来交换信息的最常见、最重要的工具。文化背景、文化观念的差异，如语种不同或应用方言土语等均可导致语言不通。有时即使使用同一种语言，语言表达的各种形式受文化背景的影响也会产生不同的含义。

（2）**非语言性沟通**　包括身体语言、空间效应、反应时间、类语言、环境等因素。不同文化背景下的非语言沟通模式不完全相同，所代表的信息含义也不同。因此，如果没有掌握非语言沟通的方式及含义，可能会发生文化休克。

2. 日常生活差异　每个人都有自己规律的日常生活和习惯性活动。当文化环境改变时，个体往往需要改变自身的生活习惯，去适应新环境的文化模式，这种适应过程需要花费时间和精力，个体可能会产生受挫感，引起文化休克。

3. 孤独　在异域文化中，一个人丧失了自己在本文化环境中原有的社会角色，同时对新环境感到生疏，又与亲人或知心朋友分离或语言不通，孤独感便会油然而生，产生焦虑、恐惧、无助等情绪，出现文化休克。

4. 风俗习惯　不同文化背景的人都有不同的风俗习惯，一旦改变了文化环境，必须去适应新环境中的风俗习惯、风土人情。新环境中的饮食、服饰、待客、居住、消费等习俗可能与自身原有的文化环境不同，但又必须去了解和接受。

5. 态度和信仰　态度是人们在一定的社会文化环境中，与他人长期相互作用而逐渐形成的对事物的评价和倾向。信仰是对某种主张或主义的极度信任，并以此作为自己行动的指南，主要表现在宗教信仰上。受自身环境的文化模式影响，不同文化群体之间的态度信仰、人生的价值和人的行为均不同。

6. 社交技能不足　没有与陌生人交往的经验和技巧，无法应对突如其来的压力，不知道排解生活和工作中的负面情绪的途径和方法。

以上造成文化休克的六个原因，使个体对变化必须做出调整和适应。当同时出现的原因越多、越强烈，个体产生文化休克的强度越高。

🌐 **知识链接** --

西方语言交流中的谈话禁忌

1. **年龄**　如果见面问"How old are you?"，会被认为是失礼行为，尤其是对女性或上了年纪的人，应尽力避免。

2. **收入**　西方人认为收入是个人私事，所以要避免"How much do you earn each month?"这样唐突的问题。

3. **价格**　西方人谈论价格通常不直接问"How much did you pay for the dress?"，而是"I really like it! Was it expensive?"。这样的间接问法使对方有选择的余地，她既可以告诉价钱，也可以笼统地说"Oh, it's not cheap."等等。

4. **家庭**　可以说"Is your family a large one? Are there many in your family?"这样，对方可以谈论其父母、兄弟姐妹；已婚者也可以谈论配偶和孩子。如问"Are you married?"尚未结婚或离异者就会感觉非常窘迫。

（三）文化休克的表现

个体的表现取决于其所处的文化休克的阶段，通常有以下几种表现。

1. 焦虑　是指个体处于一种模糊的不适感中，是自主神经系统对非特异性的、未知的威胁的一种反应。

（1）生理表现　坐立不安、失眠、疲乏、声音发颤、手颤抖、出汗、面部紧张、瞳孔散大、尿频、恶心和呕吐、心率增快、呼吸频率增加、血压升高，如反复洗手、喝水、进食、抽烟等特别动作增加。

（2）情感表现　自诉不安、缺乏自信、警惕性增强、持续增加的无助感、悔恨、过度兴奋、容易激动、爱发脾气、哭泣、自责和谴责他人，常注意过去而不关心现在和未来，害怕出现意料不到的后果。

（3）认知表现　心神不定，注意力不能集中，对周围环境缺乏注意，健忘或思维中断。

2. 恐惧　是指个体处于一种被证实的、有明确来源的惧怕感中。文化休克时，恐惧的主要表现是躲避、注意力和控制缺陷。个体自诉心神不安、恐慌，有哭泣、警惕、逃避的行为，冲动性行为和提问次数增加，疲乏、失眠、出汗、噩梦，尿频、尿急、腹泻，面部发红或苍白，呼吸短而促、血压升高等。

3. 沮丧　是指由于对陌生环境不适应而产生的失望、悲伤等情感。

（1）生理表现　胃肠功能衰退，出现食欲减退、体重下降、便秘等问题。

（2）情感表现　忧愁、懊丧、哭泣、退缩、偏见或敌对。

4. 绝望　是指个体主观认为个人没有选择或选择有限，以致不能发挥自身的主观能动性。文化休克时，绝望的主要表现为生理功能低下、说话减少、情绪低落、情感淡漠、被动参加或拒绝参与活动、对以往的价值观失去评判能力、生活功能极度低下。

（四）文化休克的过程

文化休克的时间及程度取决于个体应对能力及采取的调整适应方法。文化休克的过程分为以下四个阶段。

1. 蜜月阶段 又称兴奋期，是指人初到一个新的环境，被新环境中的人文景观和意识形态所吸引，对一切事物都会感到新奇，此时往往渴望了解新环境中的风俗习惯、语言行为等，并希望能够顺利开展活动、进行工作。此期的主要表现是兴奋、情绪亢进，一般持续几个星期至数月。

2. 沮丧阶段 又称意识期。此期个人的好奇、兴奋感消失，取而代之的是失望、失落、烦恼和焦虑，个人开始意识到自己要在新的环境中长时间地停留，必须改变自己以往的生活习惯、思维模式去适应新环境中的生活方式及风俗习惯。由于原有的文化价值观念与其所处新环境的文化价值观念标准产生冲突，个人的信仰、角色、行为、自我形象和自我概念等则会受到挫伤，甚至会有退缩、发怒和沮丧等表现。严重时，有的人会由于心理压力大而返回自己的家乡。此阶段是文化休克综合征中最严重、最难度过的一期，一般持续数周、数月甚至更长的时间。

3. 恢复调整阶段 又称转变期，是指在经历了一段时间的沮丧之后，个人开始学习新环境的文化模式，寻找应对新环境的方法，如熟悉本地人的语言及风俗习惯，参加日常活动、庆祝活动，并与一些本地人建立友谊等，让原本心理上的混乱、沮丧、孤独、失落感逐渐减少，适应新的文化环境。此期开始解决文化冲突的问题，所需时间比较长。

4. 适应阶段 又称接收期。此期个体接受了新环境中的文化模式，建立起符合新文化环境要求的价值观念、审美意识等，认为新环境和以往的旧环境一样令人有安全感，一旦需要再次离开新环境回到旧环境中，又会重新经历一次新的文化休克。

（五）文化休克的预防

1. 预先了解新环境的基本情况 通过各种途径，充分了解、熟悉新环境中的各种文化模式，如当地的风俗习惯、人文知识等，以预防文化冲突时突然产生强烈的文化休克。

2. 针对新文化环境进行模拟训练 进入新环境之前，有的放矢地进行生活方式以及生存技能的模拟训练。

3. 主动接触新环境中的文化模式 进入新环境之后，理解新的文化模式。在两种不同的文化发生冲突时，如果人们理解新环境中文化现象的主体，就会较快接受这一文化模式，打开社交圈子，踊跃参加一些有益的社会活动，以开阔视野，学习如何处理人际关系。

4. 寻找有力的支持系统 发生文化冲突时，个体应积极寻求可靠的、有力的支持系统。正式的支持系统包括有关的政府组织或团体，非正式的支持系统包括亲属、朋友、宗教团体等。

当然，文化休克并不是一种疾病，而是一个学习的过程，一种复杂的个人体验，在此期间，其可能使个体产生不舒服甚至痛苦的感觉，并通过不同的方式影响个体。因此，对于那些将要或已经处在异域文化中的人来说，社会环境是个体无法改变的，但文化调适却是自己可以做到的。这首先需要个体认识到，任何一次重大的文化转换都可能产生巨大的压力与焦虑，但这种压力与焦虑却是一种正常的社会适应结果。从某种意义上说，即使再严重的文化休克现象也是一种新的文化体验。

第二节　莱宁格跨文化护理理论 ⓔ微课

一、跨文化护理理论概述

　　玛德莱娜·莱宁格是美国著名的跨文化护理理论学家，20世纪50年代中期即开始跨文化护理研究，1966年在科罗拉多大学开设了第一个跨文化护理课程。莱宁格在1970年出版了跨文化护理的第1本专著——《护理与人类学：两个交织的世界》（*Nursing and Anthropology*：*Two Worlds to Blend*）；1978年，出版跨文化护理的第2本专著——《跨文化护理：概念、理论、研究和实践》（*Transcultural Nursing*：*Concpets*，*Theories*，*Research and Practice*）；1991年，出版理论著作《文化关怀的异同性：一个护理理论》（*Culture Care Diversity and Universality*：*A Theory of Nursing*），系统地阐述了跨文化护理理论的主要观点；1995年，《跨文化护理》第2版发行；2002年，《跨文化护理》第3版发行，增加了各国跨文化护理学者的理论研究和基于跨文化护理理论基础的实践研究，从而进一步丰富和完善了跨文化护理理论。

　　跨文化护理理论又称为文化关怀理论，其实质就是对不同文化的传统关怀、健康与疾病、信仰与价值观进行比较和分析，为个体、家庭、群体和社会机构的健康提供与其文化相一致的护理关怀，即通过文化环境和文化来影响服务对象的心理，使其能处于一种良好的心理状态，以利于疾病康复。该理论认为，护理的核心是"文化关怀"，关怀是护理的中心思想，是护理活动的原动力。

二、跨文化护理理论的基本内容

（一）跨文化护理理论的主要概念

　　莱宁格围绕"文化"和"文化关怀"，界定了文化、关怀、文化关怀和多元文化护理等新的概念，这些概念构成跨文化护理理论的核心。

　　1. 文化（culture）　　指从不同个体、群体或机构学习、分享、传播和延续下来的生活方式、价值观、行为标准、个体特征和实践活动的总称，并以一种特定方式来指导人的思维方式、生活决策和行为活动。

　　2. 关怀（caring）　　指为丧失某种能力或有某种需求的人提供协助、支持或增进个体和群体的生存状态、健康状况的现象、行为和活动。关怀分为一般关怀和专业关怀。①一般关怀：是指在模仿、学习并传播的过程中获得的传统的、固有的文化关怀知识和技能。②专业关怀：是通过教育机构或医疗卫生机构传授的、经过规范学习获得的专业关怀知识和技能，即护理。

　　3. 文化关怀（culture caring）　　指为了维持个体或群体现有的或潜在的完好健康，应对疾病、伤残或死亡的需要，通过一些符合价值观、信念和特定的生活方式的表达形式，为个体或群体提供的综合性、符合相应文化背景的帮助、支持和促进性的行为。

　　4. 多元文化护理（multicultural nursing）　　又称跨文化护理或泛文化护理，是指在不同文化条件下的关于护理行为、健康与疾病价值观念、信仰和行为模式的比较研究与分析，旨在建立一种科学的人文体系，从而提供既有文化特异性又适用于普遍文化条件的护理服务。

　　5. 与文化相适应的关怀（culturally congruent care）　　指依据个人的文化价值观、信仰、世界观、传统医疗关怀及专业医疗关怀状况所提供的关怀行动模式，以使护理对象能保持健康和舒适或应对疾病、残疾和死亡。关怀模式包括如下。①文化关怀保持：即保持有利于健康状况的文化成分。②文化关怀调适：对于与现有健康不协调的文化部分，取其有利方面而调适不协调的方面，使其适应健康需要。

③文化关怀重建：对于与现有健康相冲突的文化部分，帮助、支持或促使服务对象改变原有的生活习惯，重建有利于健康的、有效的、新的生活习惯。护士根据服务对象的文化情况来选择不同的护理关怀决策与行为方式，从而为服务对象提供与其文化相适应的护理关怀服务。

（二）跨文化护理理论对护理学 4 个基本概念的阐述

1. 人 是护理的对象，有关怀的能力，能够关注他人的需要、健康和生存。人类关怀普遍存在于各种文化中。人生活在不同的文化里，其文化价值观、信仰可以影响个人的关怀态度和方式。

2. 健康 指个体或群体按特定文化方式进行日常活动并处于动态稳定的一种状态。健康包括保健系统、健康方式、关怀实践、健康促进和维持等。在不同文化中，人们对健康的定义不同，反映了该文化特定的价值观、信念和实践方式。

3. 环境 是一切事件、情景和经历的总和，世界观、文化社会结构和环境背景都属于环境。文化与环境密切相关。

4. 护理 是一门研究人类关怀现象和活动的专业或学科，其目的是以符合其文化取向和利益的方式，帮助、支持或促进个体或群体保持或恢复健康和舒适，积极面对伤残和死亡。

（三）跨文化护理理论的日出模式

莱宁格以"日出模式"（Sunrise Model）描述了跨文化护理理论以及理论各部分之间的联系，其目的是帮助研究不同文化如何影响个体、家庭和群体的健康状况，以及如何运用跨文化理论展开护理关怀（图 6-1）。该模式分为 4 个层次。

1. 世界观、文化与社会结构层 该层的构成因素有：文化价值观和生活方式；亲属关系和社会因素；宗教和哲学因素；政治和法律因素；经济因素；技术因素和教育因素。这些因素之间相互联系、相互影响、相互制约。这一层可指导护士评估服务对象的关怀信念、世界观及所处的文化社会结构，选择不同文化社会结构下的关怀形态以及服务对象对关怀的表达方式和对关怀实践的接受程度，提供与文化相适应的护理关怀的基础。

2. 文化关怀与健康层 该层显示不同文化背景和环境下的文化关怀形态以及文化关怀表达方式，解释个人、家庭、群体、社区或机构有关健康、疾病及死亡的社会文化结构、文化关怀表达方式等。只有提供与文化相适应的护理关怀，建立、促进或维持与文化相适应的健康，才是真正意义上的、完整的健康。

3. 健康系统层 该层包括一般关怀系统、专业关怀系统和护理关怀系统三个健康系统。一般关怀传承于文化内部，通过传承和传播等方式获得；专业关怀由专业人员通过正规培养和训练获得；护理关怀的理论与实践大多来源于专业关怀系统。三个系统相互关联、相互影响。一般关怀系统与专业关怀系统在理念与实践方面的差异影响着个体的健康状况，并可能导致严重的护患冲突、潜在的疾病发生甚至死亡。对一般关怀系统和专业关怀系统的了解，有利于护士鉴别二者的异同点，促进文化关怀的实施。

4. 护理关怀决策和行为层 通过文化关怀的保持、文化关怀的调适和文化关怀的重建这三种关怀模式，提供与文化相适应的护理关怀，最大限度地满足服务对象的需要，促进服务对象恢复健康、积极面对疾病或死亡。

"人类无法与其所处的文化背景和社会结构相分离"是莱宁格跨文化理论的核心思想，这意味着在护理过程中，护士应综合考虑服务对象文化的各个层面，分析其文化观念和行为对健康的影响，通过与服务对象的协作及共同决策，为其提供全面的、有效的文化关怀。

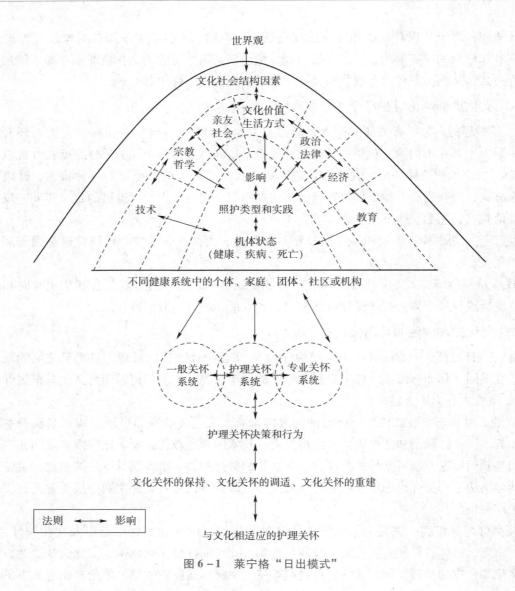

图 6-1　莱宁格"日出模式"

三、跨文化护理理论在护理实践中的应用

在跨文化护理实践时，可根据莱宁格"日出模式"的相关联系来执行护理程序。从评估开始，收集与文化有关的资料，并据此选择性地进行文化关怀，在执行过程中不断进行文化保持、文化调适和文化重建，从而为服务对象提供有效的和促进性的文化护理关怀。

1. 护理评估　评估"日出模式"的第一、二层，包括护理对象所处的文化氛围、社会结构和世界观，服务对象的具体情境以及服务对象对健康状况和对关怀的期望。通过评估，获得客观的、符合具体服务对象的资料，从而为提供与服务对象文化背景相适应的护理关怀模式，建立良好的、协作的、有利于服务对象健康的护患关系打下良好基础。

2. 护理诊断　相当于"日出模式"的第三层。通过评估鉴别和明确服务对象所处文化与其他文化在关怀方面的共性及差异性，做出护理诊断。有些诊断在病理特征上虽然具有同一性，但是由于民族传统、社会地位、从事的职业和文化等社会环境的不同，服务对象对疾病表现出的心理反应、对疾病的认识、对疾病症状的陈述等也可能不同。因此，需要动态地了解病人的健康问题，并密切注意护理对象对健康和关怀的表达。

3. 护理计划和实施　相当于"日出模式"的第四层，在护理关怀的决策和行为层进行计划和实施。

进行护理诊断后，除对共性问题进行护理关怀外，应考虑服务对象在文化上能否接受。使用三种不同的文化关怀模式进行护理，即文化关怀的保持、文化关怀的调试和文化关怀的重建，给予服务对象符合其文化的护理关怀，以满足服务对象的需求。

4. 护理评价　"日出模式"中并没有提到明确的护理评价，但提出了在护理实践中应对护理关怀进行系统性评价，以明确何种关怀行为符合服务对象的生活方式和文化习惯，提供有利于服务对象的保持或恢复健康的行为模式。

第三节　护理在满足服务对象文化需求中的作用

护理专业是一个跨文化的或是涉及多元文化的专业。掌握文化与护理的关系以及相关的护理理论，可以帮助护士全面认识服务对象的宗教信仰、健康观念、生活习惯等文化因素，从而最大限度地提供与文化一致的护理，满足服务对象的健康需求。

一、文化背景对护理的影响

1. 文化背景影响疾病的发生　不同地区的自然环境、社会背景、宗教信仰、经济状况、生活方式等文化因素直接或间接影响某些疾病的发生、发展及转归。如在"酒文化"盛行的地方，酒精成瘾和慢性酒精中毒性精神障碍的发病率要高于其他地区。

2. 文化背景影响疾病的临床表现　服务对象的文化背景不同，其对疾病的临床表现方式亦可不同。例如，被树立"克己忍耐"价值观的个体，在出现心理问题时，往往通过躯体症状"头疼、头晕、失眠、精神不振"来寻求医生帮助，而否认自己存在心理或情绪的异常。

3. 文化背景影响服务对象对疾病的反应　不同文化背景的服务对象对同一种疾病、病程发展的不同阶段的反应不同。例如确诊癌症后，女性比男性的反应更加积极。中国文化要求女性贤惠、宽容，所以当女性遭受癌症的打击时，能够承受由此产生的痛苦和压力，表现为情绪稳定和态度积极；而社会要求男性挑起家庭和社会的重担，面临癌症时，男性认为自己没有能力为家庭和社会工作，产生内疚和无用感，感到悲观和失望。

4. 文化背景影响就医方式　个体遭遇健康问题时，如何就医、寻找何种医疗系统、如何依靠家人或他人获取支持与帮助等一系列就医行为，常常受社会和文化的影响。如一些宗教认为，疾病是神鬼附身或被人诅咒所致，生病后不寻求专业医护人员的帮助，而是通过宗教领袖或巫医"念经""驱鬼"，乞求得到上天保佑、免除灾祸。

二、文化护理的原则

1. 综合原则　护士应根据服务对象的文化背景，提供相适应的饮食护理、心理护理、支持护理等综合性的护理措施，使服务对象尽快适应医院的文化环境。

2. 教育原则　服务对象有获取患病信息的需求，护士可采用易于服务对象理解的语言、板书、多媒体、宣传册等形式进行疾病的预防、治疗、护理和康复知识宣教，使病人正确认识疾病，积极配合疾病的治疗。

3. 调动原则　文化护理的目的之一就是根据服务对象的文化需求，调动服务对象的参与意识，使服务对象积极配合疾病的治疗、护理，增强疾病预后的信心。

4. 疏导原则　在文化护理过程中，如果服务对象出现文化冲突，应对其进行指导与疏导，使其领悟、接受新文化护理。

5. 整体原则 实施护理时，护士还应评估其家庭、社会因素。争取得到各方面的合作、支持和帮助，帮助服务对象适应医院的文化环境。

三、与文化相关的常见护理问题

1. 焦虑/恐惧 与环境文化改变及相关知识缺乏有关。

2. 沟通障碍 与医院环境中医务人员使用医学术语过多有关。

3. 社交障碍 与社交环境改变有关。

4. 迁移应激综合征 与医院文化环境和背景文化存在差异有关。

四、满足服务对象文化需求的策略

1. 帮助服务对象尽快适应医院的文化环境 护士应全面、系统地评估服务对象的文化背景及与健康有关的文化信息，采取适合其文化特点的护理方式，包括语言、态度、技术等，使服务对象尽快熟悉和了解医院、病区、工作人员、医院的规章制度及诊疗措施等医院文化环境，减少服务对象的文化休克。

2. 建立适合文化现象的护患关系 护患之间既是专业性、帮助性的关系，又是适合文化现象的人际关系。护士应了解沟通交流中的文化差异，结合服务对象的文化背景，采用符合其文化需求的语言和非语言沟通交流技巧，如对信仰伊斯兰教的民族禁用食物开玩笑，也不能用禁食的东西进行比喻等，与服务对象建立起治疗性的护患关系，取得服务对象的信赖和合作。

⊕ 知识链接

减轻长期住院病人文化休克的措施

美国一所老年病院规定，为减轻病人住院初期由于来到一个不熟悉的环境而产生的焦虑、恐惧及无助感，可以采取以下措施：①让病人根据自己的意愿带上熟悉的物品或者家人的照片；②提醒听力不好的病人戴上助听器；③睡眠不好的病人可以带上自己的枕头；④入院的第一天可以允许家属陪伴。

为减少由于长期住院而产生的隔离与害怕，促进病人早日康复，需要采取以下措施：①在病房显眼的地方挂上日历；②白天病房里要亮，晚上需要熄灯，让病人感觉到昼夜循环，减少谵妄的发生；③对不同的病人提供不同的游戏活动，让病人有正常人的感知觉刺激；④尽量避免制约病人活动的护理措施，如少插导尿管等引流管。

3. 提供适合服务对象文化环境的护理 护士面对不同民族与国度、不同语言与风格以及不同宗教信仰的服务对象，既要提供适合他们健康相关需要的共性护理服务，又要尊重服务对象的风俗习惯、价值观的差异，保证特殊性护理服务。护士还要善于利用服务对象身边的支持系统，帮助服务对象克服焦虑、孤独、恐惧，预防文化休克。

文化是一定历史、地域、经济、社会和政治的综合反映。护士要理解服务对象独特的风俗习惯、生活方式、文化信仰、价值观念等因素以及这些因素对健康、疾病的应对方式等的影响，只有结合服务对象的文化背景做出全面的护理评估，才能从差异化、多元化的文化角度提供与其文化相适应的个性化护理服务，满足服务对象的需要、促进服务对象的健康。

答案解析

目标检测

一、简答题

1. 文化休克的原因有哪些？如何预防文化休克？

2. 文化护理的原则有哪些？

3. 护士如何为不同文化背景的服务对象实施护理？

二、案例分析题

李某，女，62岁，高中文化，退休教师，丧偶，育有2子。今凌晨因心前区阵发性绞痛急诊入院，经抢救后生命体征平稳、意识清楚，精神尚可。李女士目前精神高度紧张，对病情十分关心，希望从医护人员处尽可能多地了解关于自身疾病、治疗方案与预后的信息。

请分析：面对该情况，护士应该从哪些方面预防和减轻服务对象因住院引起的文化休克，使其尽快适应医院的文化环境？

书网融合……

本章小结

微课

题库

第七章　系统理论与整体护理

PPT

随着科学的发展和社会的进步，在许多学者的不懈努力下，系统理论从萌芽逐步发展为清晰、实用的理论方法，为众多学科奠定了坚实的理论基础。护理学界的学者们提出了以一般系统论为理论基础的护理程序，时至今日，护理程序已经成为临床护理实践中最经典、最实用的工作方法。随着"生物－心理－社会医学模式"的提出和护理程序的不断发展完善，学者们又进一步提出了整体护理的理念，在这一理念的指导下，护理人员不断提升自身素质，改进护理工作模式，为病人提供更加高效、优质的护理服务。

⇒ 案例引导

案例：刘某，男，28 岁。因反复发作性喘憋 10 年，加重 2 天入院，入院诊断为"支气管哮喘"。呼吸内科护士小张是该病人的管床护士，该病人从入院到出院都由护士小张负责制定护理计划、实施护理措施、做出护理评价。小张休息时，由辅助护士小李协助实施。

讨论：1. 护士小张执行的是何种护理工作模式？
　　　2. 请说出该模式的具体方法和工作内容。

第一节　系统理论

一、系统理论的产生

1925 年，美籍奥地利生物学家贝塔朗菲（L. V. Bertalanffy）提出了将有机体看作一个整体或系统的观点，并于 1932 年在《理论生物学》中使用"开放系统"的概念来描述生命体。1937 年，他首次提出"一般系统论"的概念，奠定了这门科学的理论基础；1954 年，他组织一批科学家共同创办了"一般系统理论学会"；1968 年，他发表了《一般系统论：基础、发展与应用》，被公认为一般系统理论的经典性著作,该书全面总结了 40 年来关于一般系统理论的研究成果,成为当时系统科学研究极具指导意义的理论纲领。20 世纪 60 年代后,一般系统论得到广泛发展,其理论与方法渗透至有关自然科学与社会科学的许多领域,包括物理学、工程技术、生命科学、管理学等。该理论也为护理学的发展奠定了重要的理论基础,近年来被广泛应用于整体护理、护理教育和护理研究等领域。

⊕ 知识链接

一般系统论之父——贝塔朗菲

贝塔朗菲,美籍奥地利理论生物学家。1901 年 9 月 19 日生于奥地利首都维也纳附近的阿茨格斯多夫,1972 年 6 月 12 日卒于纽约州布法罗。1926 年获维也纳大学哲学博士学位,在该校任教。1937 年起,先后在美国芝加哥大学、加拿大渥太华大学、阿尔贝塔大学、纽约州立大学等处任教。贝塔朗菲提出将开放系统论应用于生物学研究的概念、方法与数学模型等,奠基了系统生物学,并引领了系统生态学、系统生理学的学科体系发展,中国生物学家曾邦哲也在其影响下于 20 世纪 90 年代提出系统医学、系统遗传学与系统生物工程的概念与原理。贝塔朗菲作为一般系统论的创始人,被称为"一般系统论之父"。

二、系统理论的基本内涵

(一)系统的概念

系统(system)是由若干相互联系、相互作用的要素所组成的,具有一定结构和功能的有机整体。它包含了两层意义:一是指系统是由一些要素组成的,这些要素相互联系、相互作用;二是指系统中的每一个要素(子系统)都有自己独特的结构和功能,但这些要素集合起来构成的整体系统(母系统)又具有各孤立要素不具备的整体功能。

(二)系统的分类

1. 按人类对要素是否施加影响分类 系统可分为自然系统和人造系统。自然系统是指由自然物质组成的、客观存在的系统,如生态系统、人体系统等。人造系统是指为达到某种目的而人为地建立起来的系统,如护理质量管理系统、医院信息管理系统等。现实生活中,大多数系统是自然系统与人造系统的结合,称复合系统,如卫生系统、教育系统等。

2. 按系统与环境的关系分类 系统可分为闭合系统和开放系统。闭合系统是指不与周围环境进行物质、能量和信息交流的系统。而实际上,闭合系统是相对的、暂时的,绝对封闭的系统是不存在的。开放系统是指与外界环境不断进行物质、能量和信息交流的系统,如人体系统、护理系统等。

3. 按组成系统的内容属性分类 系统可分为实体系统和概念系统。实体系统是指以物质实体构成的系统,如仪器、建筑物等。概念系统是指由非物质实体构成的系统,如理论系统、软件系统等。大多数情况下,两种系统是相互结合、密不可分的,实体系统是概念系统的基础,而概念系统为实体系统提供指导服务。

4. 按系统的运动状态分类 系统可分为静态系统和动态系统。静态系统是指系统的状态不随时间变化,具有相对的稳定性,如基因分型图谱。动态系统是指系统的状态随着时间的变化而变化,如生态系统、生物系统等。实际上,绝对的静态系统是不存在的,它只是动态系统的一种暂时状态。

5. 按系统的复杂程度分类 系统可分为次系统和超系统。次系统(subsystem)是指较简单、低层次的系统。超系统(super system)是指较复杂、高层次的系统。次系统可以自成系统,同时它又是超系统的一部分。一个系统是次系统还是超系统是相对而言的。例如，就人体而言，每个组织、器官是人体的次系统，而人体是每个组织、器官的超系统。就家庭而言，每位家庭成员是家庭的次系统，而家庭是家庭成员的超系统；同时，家庭又是社区的次系统，而社区是家庭的超系统；同理，社区是社会的次系统，而社会是社区的超系统。

（三）系统的特征

1. 整体性（wholeness） 系统由要素组成，每一个要素都具有自己独特的结构与功能，但系统功能不是各要素功能的简单相加。当要素以一定方式有机地组织起来，构成一个整体时，就具有了每一单个要素所不具备的新功能。这时，系统的功能大于各要素功能之和。

2. 相关性（interrelation） 系统各要素之间是相互联系、相互制约的，其中任何一要素发生了结构与功能的变化，都会对其他要素造成影响，进而影响整个系统的结构与功能。各要素与整体系统间也是相互联系和影响的，各要素的变化都将影响整体功能的发挥。例如，当人体心脏功能发生异常，会导致循环系统功能障碍，进一步导致其他器官或组织供血异常，影响整个人体的健康状况。

3. 层次性（level） 任何系统都有层次性。对于某一个系统来说，它既是由某些要素（子系统）组成，同时，它自身又是组成更大系统的一个要素（子系统）。例如，人是由循环系统、消化系统等要素（子系统）组成，而同时，人本身又是构成社会大系统的一个要素（子系统）。系统的各层次之间为支配与服从关系，高层次系统处于主导地位，支配低层次系统；低层次系统属于基础结构，从属于高层次系统。整个大系统的性质由高层次系统决定。

4. 动态性（dynamic） 系统并不是静止不动的，而是随着时间的变化而不断变化。从系统内部看，各要素之间的相互作用以及物质、信息和能量的转换，促进系统不断调整以达到最佳状态，以维持自身的生存与发展；从系统外部看，系统要与其所处的环境进行物质、信息和能量的交换，不断地促进自身的发展，以达到适应环境的作用。

5. 目的性（purposiveness） 每一个系统的存在都有其特定的目的。系统的结构不是盲目建立的，而是按照系统的目的和功能需要设立的。如医院系统的目的是为人民提供医疗保健、防病治病的场所。

（四）系统的结构与功能

结构是指系统内部各组成要素在空间或时间方面的有机联系与相互作用的方式与顺序，反映系统的内在构成。功能是指系统与外部环境相互联系和作用过程的秩序和能力，反映系统的外部行为。例如，人作为一个系统，其结构是肌肉、骨骼、呼吸系统、消化系统等，其功能则是意识、活动等。系统的功能可以归纳为系统与环境之间的输入、输出和反馈。输入是指物质、能量和信息由环境进入系统的过程，如摄取食物、外界空气进入呼吸道等；系统对输入的物质、能量和信息的处理和变换过程称为转换，如人体消化系统对食物进行消化和吸收、肺内和组织内的气体交换；输出是指系统转换的结果进入环境的过程，如人体排泄粪便、尿液、汗液，呼出二氧化碳等；反馈是指系统的输出再次进入系统并影响系统功能的过程，其主要作用是调控系统和环境之间的相互作用（图7-1）。系统正是通过输入、输出和反馈三个环节与周围环境保持协调和平衡，从而维持稳定状态。

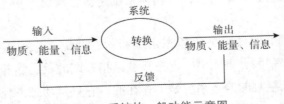

图7-1 系统的一般功能示意图

系统的结构与功能是辩证的统一。一般情况下，结构不同，功能就不同，如人体癌变细胞在结构上发生变异，其功能就与正常细胞不同，起消极、破坏的作用。但结构相同时，也可能表现不同的功能。这种情况与外部条件有关，例如个体在不同的环境中，其保持健康的能力也有所不同。

结构与功能的界限是相对的、可变的。结构作为内在根据，决定系统的功能；但功能又会反作用于结构，能动地改变结构。例如，功能性疾病会导致有机体器官的损害以至衰竭。

（五）系统的思维与方法

1. 系统思维（systematic thinking） 是把认识对象作为一个整体系统，运用系统理论知识，从系统与环境的相互联系、相互作用中综合地考察认识对象的一种思维方法。

系统思维克服了传统思维的孤立性、平面性、机械性等缺陷，代之以全面、系统、立体、发展、灵活地观察、处理问题。系统思维是人类思维方式的深刻变革，表现在医学科学领域中，则是医学观、护理观的重大突破。对病人的治疗护理，已从过去的就病论病转向把人看作一个整体系统，并将人放在更大的环境系统中，研究诱发疾病的生物、心理、社会等因素，从而找到帮助病人康复的有效方法。

2. 系统方法（systematic methods） 是运用系统理论的观点，从要素与要素、要素与系统、系统与环境之间相互联系、相互作用的关系中综合地、精确地考察分析研究对象，设计出处理问题的最佳方案并付诸实践的方法。系统方法的实质是运用系统思维进行决策的过程，一般包括以下几个步骤。

（1）提出问题　正确地提出问题是做出正确决策的先决条件。

（2）确定目标　根据需要和可能，确定系统运行所期望达到的结果。建立目标须切合实际，如完全消除手术病人的术前焦虑就是不符合实际的。

（3）获取信息　对实现目标决策所需要的各种资料进行收集和分析。

（4）设计方案　根据掌握的信息、资料，围绕确定的目标，设计若干种可能解决问题的途径。

（5）决策　即在可供选择的方案中，选出一个最佳方案或者从中综合出一个方案。决策是整个过程中最关键的一环，决定着问题是否能够解决。

（6）实施计划　将选定的方案付诸实施。

（7）反馈　将实施过程的信息反馈至系统，以便确定终止执行方案或修正、调整方案。

以上 7 步的先后顺序并非固定不变，有些步骤可以反复出现，需要灵活掌握、合理应用。

三、系统理论在护理工作中的应用

1. 系统理论促进整体护理体系的形成 用系统的观点看，人是一个整体，是一个自然、开放的系统，是由生理、心理、社会、精神、文化组成的统一体。人的生理、心理、社会等方面相互依存、相互作用，人生命活动的基本目标是维持人体内外环境的协调与平衡。这种协调与平衡既包括体内各要素结构与功能的正常及相互关系的协调，又包括自身对外环境变化的适应性调整。在护理工作中，我们应将人看成一个整体的开放系统，既考虑通过调整人体系统内部使其适应周围环境，又要考虑通过改变周围环境使其适应系统发展需要，促使机体功能更好地运转。因此，护士仅提供疾病护理是不够的，还应提供包含生理、心理、社会等要素的整体性照顾，即整体护理。由此可见，系统理论促进了整体护理体系的形成。

2. 系统理论组成护理程序的基本框架 护理程序是整体护理模式的基本工作方法，护理程序的工作过程体现了系统的工作方法，护士是护理程序的决策者和实施者。护理程序的发展基于许多理论基础，系统理论是其中重要的理论之一。根据系统的分类，护理程序可以视为一个开放系统，系统理论构成护理程序的基本框架。在系统功能活动中，输入护理对象原来的健康状况，通过评估、诊断、计划、实施的转换过程，输出经护理后护理对象的健康状况，通过评价护理效果，决定护理活动终止或继续进行。因此，护理程序的活动就体现了系统所具有的连续的、综合的、动态的、具有决策和反馈功能的基本特征。

3. 系统理论是护理理论或模式发展的框架　一般系统论被许多护理理论学家用来作为护理理论或模式发展的框架，如罗伊适应模式、纽曼系统模式等。这些理论或模式又为护理实践提供了科学的理论指导，也为护理科研提供了假设的依据。

4. 系统理论为护理管理者提供理论依据　一般系统论被广泛运用于护理管理，为护理管理者提供理论支持。护理系统可视为医院整体系统的一个子系统，护士和病人是构成该子系统的最基本要素，而护士又在基本要素中起支配、调控作用。病人对护理需求的不断变化，必然对护理的组织形式、思维方式、工作方法提出更高要求。因此，在护理管理过程中，要关注系统自身的内部结构，如护理人才培养、发挥人才优势、妥善处理护患关系等。同时，护理管理者应注意护理系统与医院其他系统的协调，如医疗、医技、行政等部门，加强与各系统的支持、配合与协作，从而使护理系统高效、合理地运行。

第二节　整体护理 📱微课

整体护理的提出极大地丰富和完善了护理学的理论体系，标志着当代护理思想与观念的重大变革，是人类对自身健康与疾病的认识不断深化的必然结果。整体护理是许多现代护理理论的重要指导思想，如纽曼系统模式、罗伊适应模式等。

一、整体护理的概念与特征

（一）整体护理的概念

整体护理，译自英文"holistic nursing"，"holistic"源于希腊文，意为"全体论的、以人的功能为整体论的"。整体护理也被称为"全人护理"（total patient care）或"以人为中心的护理"（patient-centered nursing）。整体护理要求护理人员将服务对象视为一个功能整体，在进行护理服务的过程中，应向服务对象提供全面的帮助与照顾，主要包括生理、心理、社会、精神、文化等方面。整体护理是一种思想，其宗旨是以服务对象为中心，根据服务对象的需求和自身特点，为其提供细致、周到、深入和有针对性的护理照顾，切实解决服务对象现存的或潜在的健康问题，以达到恢复健康、增进健康的目的。整体护理的实施，标志着护理人员的护理观已从简单的疾病护理提升到以服务对象的健康为中心的全面、整体的护理阶段。

综上所述，整体护理是一种以服务对象为中心，将其视为由生物、心理、社会多因素构成的开放性有机整体，根据其需求和特点，为其提供生理、心理、社会等全面的帮助和照护，以解决服务对象现存的或潜在的健康问题，达到恢复和增进健康目标的护理观和护理实践活动。

（二）整体护理的特征

1. 以现代护理观为指导　现代护理观是与大科学观、大卫生观、大健康观相适应的大护理观。它认为护理是以人的健康为中心，护理对象不仅限于病人，还包括健康人；护理的服务范围不仅限于医院，而且还包括家庭和社区；提供的护理服务不仅限于生理层面，还包括心理层面和社会层面。

2. 以护理程序为核心　护理程序是整体护理的基本思维方式与工作框架。应正确运用护理程序，把临床护理与护理哲理、护士职责、护理计划和护理质量控制等有机地结合在一起，做到紧密合作，从而使病人获得主动、全面的整体护理，以保证护理的最佳效果。

3. 体现护理工作的独立性　整体护理以独立地为服务对象解决健康问题为目标，从本质上摆脱了医嘱加常规的被动局面，代之以包含全面评估、科学决策、系统实施及客观评价的主动调控过程，要求每一位护士都要对病人全面负责，实施主动的计划性护理，独立为病人解决问题，充分体现了护理专业的独立性和护士自身价值。

4. 体现护患合作过程　整体护理十分重视病人及家属的自我护理的潜能，强调通过健康教育，提高病人及家属的自护能力，并提供机会让他们参与自身的治疗、护理和康复活动。在此过程中，可建立的良好护患关系，反过来又能促进护理达到最佳效能。

二、整体护理的思想内涵

（一）强调人的整体性

1. 整体护理以人为中心，把人看成由一个由生理、心理、社会、文化、精神等多方面构成的开放的有机整体，并按护理程序解决人的各个方面的健康问题，提供适合护理对象需要的最佳护理。

2. 护理服务贯穿人生命活动的各个阶段。护理应该服务于人生命的整个过程，针对不同的个体所处的不同的生命阶段给予护理。

3. 护理的对象从病人扩大到健康人，应关注健康－疾病的全过程并提供护理服务，把护理对象从入院到出院乃至出院后视为一个连续的整体，从而满足人群的健康需求，提高人群的整体健康水平。

（二）强调护理工作的整体性

对护理对象的护理是系统的、连续的，要保证护理对象从入院到出院的护理不间断；把护理工作看成一个整体，从护理制度、管理、教育、科研和服务质量等方面考虑护理工作的问题，通过科学的管理方法解决这些问题，不断提高护理质量。

（三）强调护理专业的整体性

随着护理学的发展，护理专业逐步建立了相对稳定的理论知识体系。整体护理体现了将临床护理、护理管理、护理教育、护理科研等方面整合于一体的护理思想，最大限度地体现了护理专业的价值。在护理过程中，由于护理工作的性质、职能范围等特点，护士需要与护理对象以及医疗机构的其他医务人员建立和谐的人际关系，从而使护理专业真正进入系统化、科学化的轨道，为全人类的健康服务。

三、整体护理的发展背景与历程

1. 医学模式的演进及对护理的需求　随着医学模式从传统的生物医学模式转变为生物－心理－社会医学模式，即从单纯的重视病人的生活和疾病的护理发展为全面重视病人生物、心理、社会方面对人的健康的影响，护理学作为一门集自然科学和社会科学于一体的综合学科，它的服务对象由患病的人扩大到健康人，工作场所也由医院扩大到家庭和社会。现代医学模式认为，健康不仅是躯体没有疾病，还要有完整的生理、心理状态和良好的社会适应能力。因此，现代护理学更应把人看成一个整体，根据病人身心、社会、文化等需求，提供适合个人的最佳护理。现代医学模式的提出和现代护理实践活动的广泛开展，深化了人们对护理的四个基本概念——人、环境、健康、护理的认识，并由此逐渐形成和完善了整体护理观。

2. 系统理论的渗透　整体护理思想的形成在很大程度上受到了一般系统论的启发。系统理论要求我们把护理对象始终看成一个整体来研究，从整体的角度来考虑系统内部各要素的相互关系及相互作用，以及系统与外部环境的相互关系与作用，也就是说，人的生理、心理、社会等方面是相互依存、相互作用的，护理时应把人看作生理的、心理的、社会的、文化的、发展的整体。在对护理对象进行护理时，既要关注其生理及病理方面的改变，也要重视周围环境和社会环境对其产生的影响，提供包含生理、心理、社会等要素的整体性照顾，即整体护理。系统理论的基本观点构成了整体护理思想的理论核心，全面体现护理对象——人的整体性、开放性和动态性。

3. 现代护理学的发展 自 1860 年南丁格尔开创科学的护理后，护理学不但在技术上得到了不断发展，而且在认识理论上也日臻完善。1920 年，南非学者 Jan Smuts 出版了《整体与发展》一书，详细阐述了整体的概念，强调在社会各领域中应用整体理论的重要性，受到护理界的重视。1948 年，WHO 提出了健康的定义："健康不仅是没有身体上的疾病和缺陷，还要有完整的心理和社会适应状态。"这为护理学科的发展开辟了广阔的天地。1955 年，美国护理学家 Hall 首次提出"护理程序"的概念，从而为整体护理观念转变为整体护理实践奠定了基础。1960 年，美国护理学家 Martha Rogers 再次提出应重视"人是一个整体"的观点。1977 年，美国医学家 Engel 正式提出了生物 - 心理 - 社会医学模式，对统治医疗护理领域一个多世纪的传统生物医学模式提出了挑战。1980 年，美国护士学会陈述了护理学的最新定义："护理是诊断和处理人类现存的和潜在的健康问题的反应。"这一定义是对近现代护理的一个科学总结。自此，以护理程序为核心的整体护理在世界各国得到了推广。

四、整体护理的工作模式

整体护理自 20 世纪 80 年代初引入我国，经过近四十年的探索、应用与发展，促进了生物 - 心理 - 社会医学模式的整体转化，也逐步实现了护理工作模式由以疾病为中心的功能制护理向以病人和人的健康为中心的责任制整体护理的转变。整体护理的开展，使护理质量关注的重点更侧重病人的满意度和整体护理的实施效果，促进了护理质量的提高，对护理事业的发展起到了积极的推动作用。常见的整体护理工作模式主要有以下几种。

（一）小组制护理

小组制护理（team nursing）即以分组的形式对病人进行的护理服务。小组护理自 20 世纪 50 年代开始在西方国家实行，具体方法为小组成员由护师、护士、助理护士、实习护士等不同等级的人员组成，组长由经验丰富、业务能力强的护理人员担任，负责制定护理计划和措施，带领小组成员完成工作任务，共同实现护理目标。一般每个小组由 3~4 名护士组成，每组分管 10~20 位病人。其优点是能优化组合护理人力资源，发挥团队合作精神，工作气氛良好，护士工作满意度高；减少新手的焦虑；能够较持续地对病人进行护理，护患之间能够更好地交流。其缺点是护士没有明确的护理对象，个人责任感相对较弱；小组成员之间需要相当长时间的磨合与沟通；组长的工作能力、经验、水平影响整个小组的护理质量。

（二）责任制护理

责任制护理（primary nursing）是由责任护士和辅助护士运用护理程序的理论与方法对病人进行全面、系统的整体护理。责任制护理于 1955 年由美国护理学者莉迪娅·郝尔（Lydia Hall，1906—1969）率先提出，后在美国明尼苏达大学医院首先实践，20 世纪 80 年代初引入我国。具体方法是以病人为中心，每位病人由一名责任护士负责，对病人实行 8 小时在岗、24 小时负责制的护理。由责任护士全面评估病人情况，确定护理诊断，制订护理计划，实施护理措施，并追踪评价护理效果。责任护士不在岗时，由辅助护士和其他护士按责任护士制订的计划实施护理。其优点是护士责任明确，自主性增强，能全面了解病人情况，为病人提供连续、整体、个性化的护理。其缺点是此种护理方式对责任护士的能力水平要求较高，护士工作的心理压力和风险明显增加；护理病历书写任务重，对护理人力资源需求量较大；责任护士对病人 24 小时全面负责难以实现，不能真正做到连续性的整体护理。

（三）系统化整体护理

系统化整体护理（systematic holistic nursing care）是一种以现代护理观为指导，以护理程序为核心，将临床护理服务与护理管理科学结合起来，系统地实施整体护理的临床护理工作模式。系统化整体护理是20世纪90年代早期发展起来的一种新的护理模式，于1994年由护理博士袁剑云教授引入我国。具体方法为以病人为中心，将临床护理各环节系统化，在护士的职责与评价、标准化的护理计划、病人健康教育计划、出院计划、各种护理表格的填写等方面都以护理程序为框架，环环相扣，以确保护理服务的水平及质量；同时在全院范围内建立各种支持系统，将护理人员从烦琐的、非专业性质的工作中解脱出来，增进护患之间的接触时间，提高病人满意度。其优点是护士责任感加强，主动性、积极性得到充分发挥，病人能得到连续、系统的整体护理。其缺点是耗费较多人力，各种规范化表格及标准计划的制订有一定的难度。

（四）责任制整体护理

近年来，我国医疗卫生体制改革不断深化，对临床护理服务的要求也逐渐提升。2010年1月，卫生部在全国卫生系统启动了"优质护理服务示范工程"，要求将临床护理工作模式转变为责任制整体护理。2011年12月30日卫生部颁布的《中国护理事业发展规划纲要（2011—2015年)》中，明确提出以"到2015年，全国所有三级医院和二级医院全面推行责任制整体护理的服务模式"为发展目标。责任制整体护理（responsibility system of holistic nursing care）是以病人为中心，将责任制护理和整体护理两种护理模式相结合，而形成的一种新型的护理工作模式。该种模式由责任护士对自己直接分管的病人进行病情观察、专业照护、心理护理、健康教育以及康复指导等，确保为病人提供全面、全程、专业、人性化的优质护理服务；同时建立健全医院各种支持系统，包括合理配置护士、制定标准护理计划和标准健康教育计划，保证护士直接护理的时间，以提高护理质量。

（五）其他护理工作模式

1. 个案护理（case nursing） 是最早的护理模式，指由一名护理人员只负责一位病人的全部护理的一种工作模式，多用于病情较重、需要特别护理的病人，如ICU（重症监护病房）、CCU（冠心病监护病房）、麻醉后复苏室等。其优点是护士责任明确，能全面掌握病人的情况，及时满足病人的各种护理需要；护士能力可以得到充分的发挥，体现个人才华，满足其成就感，并能建立良好的护患关系。但此种工作方法耗费大量人力，且护士只能在班负责，不能实施连续性护理。

2. 功能制护理（functional nursing） 是应用现代工业的流水作业法为指导，以护理工作任务为中心，设置不同岗位功能，按照岗位设置匹配护理人员。如"治疗护士"负责日常注射、采血等常规治疗执行；"办公室护士"负责医嘱的整理、体温单的绘制、药品管理等工作。其优点是岗位职责明确，便于组织管理，工作效率高，节省人力。缺点是属于片段分割模式，护理工作连续性差；以完成医嘱和日常治疗为中心，忽视病人的心理护理；以机械性完成任务为目的，缺乏主动性和创新性；护理人员不断地进行重复性的工作，容易产生倦怠感。

3. 综合护理（modular nursing） 是一种通过有效地利用人力资源、恰当地选择并综合应用上述几种护理工作模式，为服务对象提供护理服务的工作模式。此种模式具有节约成本、提升效率、提高质量等优点。在临床护理实践中，最常见的综合护理服务模式是将小组制护理与功能制护理相结合，或是将责任制护理与小组护理相结合等。其优点是有利于护士为病人实施整体护理，工作效率高，注重成本效益；为护士提供良好的个人发展空间，护士责任心、成就感增强。缺点是此种护理方式对护士的能力要求较高，护理人力投入较多。

答案解析

目标检测

一、简答题

1. 为什么说系统理论是护理程序的基本框架？

2. 系统方法主要包含哪几个步骤？

3. 简述整体护理的思想内涵。

4. 整体护理的工作模式有哪些？各模式的概念和特点是什么？

二、案例分析题

小张、小王、小刘、小李均是医院急诊综合科的护士，小张是处理医嘱的主班护士，小王是治疗护士，小刘是药疗护士，小李是生活护士。她们每隔一段时间，就会由护士长安排进行岗位调换。

请分析：该案例属于哪种护理工作模式？此种护理工作模式的优缺点有哪些？

书网融合……

本章小结　　　　　　　微课　　　　　　　题库

第八章　护理程序

PPT

学习目标

知识要求：

1. 掌握　护理程序的概念、基本步骤和主要内容；护理评估、护理诊断、护理计划、护理实施和护理评价的概念、内容、实施方法和注意事项；常用的护理诊断的类型、构成、陈述方法和排序原则。

2. 熟悉　资料收集的分类、目的和方法；护理诊断的分类及与医疗诊断、医护合作性问题的区别；制定预期目标和护理措施的要求。

3. 了解　护理程序的理论基础、发展简史和功能特征。

技能要求：

1. 应用所学知识区分主观资料和客观资料，区分正确与错误的护理诊断和预期目标。

2. 应用护理程序的相关知识制定一份护理计划，做到格式规范、内容可靠、数据准确、资料完整、书面整洁。

素质要求：

初步具有运用护理程序开展工作的程序性思维。

护理程序是在现代医学模式和护理学发展到一定阶段后，在相关理论的基础上产生并不断发展而形成的。护理程序为护士提供系统、科学、专业的工作方法，为满足不同护理对象的需要，实施有计划、可调整的整体护理，包括护理对象生理－心理－社会方面的全面评估与分析、确定护理问题、制定并实施针对性的护理干预计划、评价干预效果。护理程序是基础，将教学、科研和临床护理实践有效地结合，为护理学向专业、系统、科学方向的发展奠定了基础。

⇒ 案例引导

案例： 陈某，女，70 岁。主诉右侧肢体无力 3 天，病人于入院前 3 天晨起时感觉右下肢活动不便，无肢体抽搐，无大小便失禁，无意识障碍，无头痛、恶心、呕吐。3 天来，右侧下肢无力感加重，伴随右侧上肢活动不便、右侧躯体麻木，遂来医院就诊，诊断为"脑栓塞，高血压病"。病人 7 个月前丧偶，育有 3 子 1 女，独居。10 年前因子宫肌瘤行"子宫及双附件全切术"。6 年前发现血压升高，口服尼福达进行降压治疗，血压控制在正常范围内。无糖尿病、心脏病病史，无食物、药物过敏史。陈某为本科学历，退休教授，有医保，无医疗经济负担。

讨论： 请按照护理程序为该病人制定护理计划。

第一节 概 述

一、护理程序的概念及特征

护理程序（nursing process）是指导护士以满足护理对象的身心需要、促进和恢复护理对象的健康为目标，进行的一系列有目的、有计划的护理活动，是一个综合的、动态的解决健康问题并具有决策和反馈功能的过程，可为护理对象提供整体护理，使护理对象达到最佳健康状态。所谓"综合的"，是指要从多层面认识护理对象的健康问题，运用多学科知识处理健康问题；"动态的"是指随着护理对象健康问题的变化而不断调整护理措施；决策是指依据护理对象健康问题的护理诊断来决定护理措施；反馈是指评价决策效果，同时也为下一步决策提供依据。护理程序包括护理评估、护理诊断、护理计划、护理实施和护理评价5个步骤，这5个步骤相互依赖、相互联系、相互影响（图8-1，图8-2）。

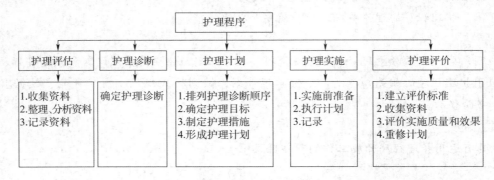

图8-1 护理程序基本步骤

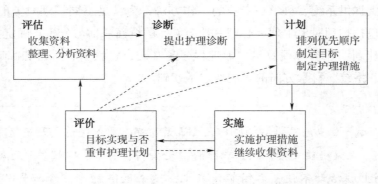

图8-2 护理程序5个步骤之间的关系

二、护理程序的发展史

"护理程序"一词于1955年由美国护理学家莉迪娅·郝尔首先提出，认为"护理是按程序进行的工作"，强调以护理对象为中心的护理。1961年奥兰多等护理学专家撰写的《护士与病人的关系》一书中，第一次描述了"护理程序"的概念，认为"护理程序是由一系列步骤组成的，包括评估、计划、评价3个步骤"。1967年尤拉和沃斯撰写《护理程序》权威教科书，将护理程序进一步分为4个步骤，在"计划"后增加"实施"步骤，将"诊断"作为"评估"中的一个部分。1973年，北美护理诊断协会（North American Nursing Diagnosis Association，NANDA）召开第一次会议，许多护理专家提出护理诊断应作为护理程序中的一个独立步骤，护理程序包括5个部分，即评估、诊断、计划、实施和评价。1977年美国护士协会（American Nurses Association，ANA）正式发表声明，认可护理程序5个步骤合法化。

随着护理学专业化的发展和护理程序的广泛应用，护理学理论体系迅速扩展并趋于复杂化，国际上多个护理语言分类系统发展并成熟。例如，20世纪70年代美国奥马哈家访护士协会（Visiting Nurse Association of Omaha）研发奥马哈系统（Omaha system）；20世纪90年代，先后发展出护理措施分类（nursing intervention classification，NIC）、护理结局分类（nursing outcome classification，NOC）和护理诊断分类（nursing diagnosis classification，NDC），形成统一的护理实践分类系统（"NNN"分类系统）等。这些均为北美护理诊断协会认可的护理标准化语言。其目的是建立国际通用护理标准化语言和以标准化语言为基础的电子信息管理系统和护理档案，促进国家之间的护理交流，提升护理程序的现代化和科学化水平。

三、护理程序的理论基础

护理程序是护士为护理对象提供服务时所应用的工作程序。护理程序以系统论、基本需要层次论、信息交流论和解决问题论等多种理论模式为基础。多个理论相互联系和支持，共同为护理程序提供理论依据。另外，这些理论模式在护理程序实施的不同阶段、不同方面发挥独特的指导作用。

1. 系统论　是护理程序的结构框架，并可解释其功能和运行过程。系统论认为护理程序是一个开放的系统，构成该系统的要素有护理对象、护士、其他医务人员、医疗仪器设备、药品及资料等，这些要素既有自己独特的功能，又互相影响，通过与环境相互作用而构成系统的特定功能，给予护理对象有计划、系统、全面的整体护理，促使恢复或增进健康。

护理程序系统的运行过程开始于输入护理对象的健康资料，通过系统正确的评估和科学的决策，制定个性化最优护理方案，实施针对性护理干预，对干预后护理对象的健康状况进行评价并将结果反馈至系统，然后确定此运行过程继续或停止（图8-3）。

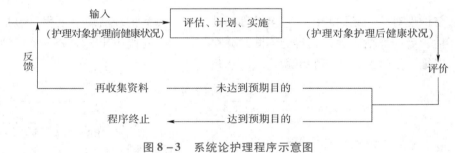

图8-3　系统论护理程序示意图

2. 基本需要层次论　可为护士收集或整理护理对象的资料、评估护理对象健康状况和预见护理对象的需要提供理论依据。

3. 信息交流论　可为护士提供与护理对象交流的能力和技巧，从而确保护理程序的运行，为护理对象提供整体护理。

4. 解决问题论　提出解决问题的规律和相应的策略，为护士确定护理对象的健康问题，寻求解决问题的方法及评价护理效果提供理论依据。

5. 评判性思维　贯穿护理程序全过程，它是一种逻辑思维方法，是一种有目的的内心活动，人们在进行这一内心活动时，将会产生想法，并对所产生的想法加以判断和评价。在护理程序应用过程中，坚持应用评判性思维技能，体现护理程序的严谨性。

🌐 知识链接

奥马哈系统（Omaha system，OS）

奥马哈系统是 1975—1992 年间由奥马哈家访护士协会成员进行研究和改进并逐渐完善的标准化护理语言体系，是美国护士协会认可的 12 种标准化语言之一。奥马哈系统的形成和发展源于美国的社区护理实践，随着系统的不断完善和成熟，它的应用范围逐渐扩大，已延伸至其他领域，如临床护理、延续护理、护理教育、护理研究等，并被澳大利亚、英国、德国、瑞典、西班牙、日本、韩国、中国等多个国家和地区的护士采用。从 1990 年开始，多家公司设计软件"奥马哈系统自动化临床信息系统"（automated Omaha system clinical information system），并开始在政府部门、社区卫生服务部门、护士诊所及学校等多个机构应用。

第二节　护理评估

一、护理评估的概念

护理评估（nursing assessment）是护理程序的第一步，是指有计划、有目的、有系统地收集护理对象资料，并对资料进行整理、分析和记录，找出护理对象要解决的健康问题或护理需要，为护理活动提供基本依据。护理评估也是护理程序中最为关键的步骤，此过程需要运用评判性思维，系统、连续、动态地收集、核实、分析和记录健康资料。如果评估不正确，将导致护理诊断和护理计划的错误及预期目标失败。

护理评估从与护理对象一见面开始，直至护理活动结束，贯穿护理活动全过程，包括初始评估、问题评估、紧急评估和后期评估 4 种，其目的不同，并在不同的时间段应用（表 8－1）。护理评估的质量受护士的观念、思维、知识及技巧等的影响。

表 8－1　护理评估类型

类型	执行时间	目的
初始评估	护理对象进入卫生机构 24 小时内	明确健康问题、建立资料库，为后续护理干预效果的比较提供基线资料
问题评估	贯穿护理全过程	确定所发现的特定问题的现状和发展趋势
紧急评估	护理对象有任何严重的生理或心理危机时	确定是否有危及生命的健康问题
后期评估	初始评估后几个月	将护理对象的现状与基线资料进行对比

二、护理评估的步骤及内容

（一）收集资料 🅔 微课

收集资料是护士系统、连续收集护理对象健康信息的过程。资料包括护理对象生理、心理、社会等方面的资料，护士对收集到的资料应进行详细客观的记录。

1. 收集资料的目的

（1）为正确做出护理诊断或分析、判断护理问题提供依据。

（2）为制定护理计划提供依据。

（3）为评价护理效果提供依据。

（4）为护理科研积累资料。

2. 资料的来源

（1）护理服务对象 是资料的最佳来源。意识清醒、沟通无障碍、健康状况允许的护理对象是资料的主要来源。通常，护理对象可提供最精确的主观资料，但某些因素可能会影响资料的准确性，如沟通的环境或隐私问题等可导致护理对象隐瞒事情的真实状况。

（2）与护理对象有关的人员 如亲属、同事、朋友、保姆和目击者等。他们是资料的重要来源，能提供护理对象近期健康状况的变化情况。特别是对于婴幼儿、患严重疾病、有意识障碍、无判断力或昏迷的护理对象，家庭成员或有重要关系的人员是主要的信息来源。在严重疾病或紧急情况下，家庭成员或目击者可能是信息的唯一来源。

（3）其他健康保健人员 指与护理对象有关的医师、营养师、理疗师、心理医师及其他护士等健康保健人员。护理评估是一个持续的过程，其他健康保健人员可提供有关护理对象与健康保健环境接触的方式、护理对象对诊断性实验结果的反应等信息。护士应尽可能与其他健康保健人员及时进行沟通。

（4）护理对象的健康记录 ①医疗记录：如病历、检查报告、病程记录和会诊记录等，可提供护理对象现在和既往的健康状况及治疗信息。②其他记录：如营养师、理疗师、社区保健人员等所记录的信息，还应包括护理对象的背景资料。在与护理对象交谈前，应阅读健康记录，从而避免重复提问已有答案的问题。

（5）文献资料 回顾与护理对象疾病相关的护理、医疗及药理等方面的文献，可使资料库更为完善。文献资料可增加护士对护理对象疾病的症状、治疗和护理的相关知识的了解和掌握，促进护士以循证为基础实施护理。

3. 资料的分类

（1）根据收集资料方法的不同 将所收集的资料分为主观资料和客观资料。①主观资料：即护理对象的主诉，包括护理对象所感觉的、所经历的以及看到的、听到的、想到的内容的描述，多为护理对象的主观感知。如"我觉得近两周眼睛视物不清"，也包括与护理对象有关人员的代诉，如头晕、麻木、乏力、瘙痒、恶心、疼痛等。②客观资料：是护士通过观察、体检、借助仪器或实验室检查等方法所获得的护理对象的健康资料，如发绀、呼吸困难、颈项强直、体温 39.0℃ 等。护士的观察力及临床经验可决定客观资料是否全面、客观、准确。

（2）根据资料的时间的不同 将所收集的资料分为既往资料和现时资料。①既往资料：是指与护理对象既往健康状况有关的健康资料，包括既往史、手术史、过敏史等。②现时资料：是指与护理对象现时疾病有关的健康资料，如生命体征、伤口情况和心理状态等。

护士必须收集主观资料和客观资料、既往资料和现实资料，保证健康资料的全面性和完整性，并对其进行综合分析。

4. 资料的内容

（1）一般资料 包括护理对象的姓名、年龄、单位、职务、民族、文化程度、宗教信仰、住址、婚育状况、家庭成员、护理对象在家庭中的地位和作用等。

（2）现时健康状况般资料 包括现病史、临床症状、日常生活规律及自理能力、护理体检、实验室检查结果等。

（3）既往健康状况般资料 包括既往史、家族史、手术史、婚育史、过敏史等，对女性护理对象还应询问月经史。

（4）心理方面资料般资料 包括性格特征、精神状态、自我感知、应激水平与应对能力、角色关系、价值观和信念形态、对疾病的认知和态度、康复信心、对护理的要求、希望达到的健康状态等。

（5）社会方面资料般资料　包括主要社会关系及密切程度、社会组织关系及支持程度、工作学习情况、经济情况、医疗条件等，以及近期是否有应激事件发生，如失业、丧偶、离婚、家人生病等。

5. 资料的收集方法

（1）观察　是护士通过使用视、听、嗅、味、触等感官，直接获取护理对象的健康资料的方法。系统的观察是科学工作的基本方法，开始于护士与护理对象的初次见面。观察内容包括护理对象的外貌、步态、精神状态、心理反应及所处的环境状况，以便于发现潜在的、隐匿的健康问题。

（2）交谈　是护士为了特定护理目标，通过与护理对象或其家属、朋友、有重要关系的人员的交谈来了解护理对象健康状况、获取护理对象健康资料的一种方法。

交谈可分为正式交谈和非正式交谈。①正式交谈：是指预先通知护理对象，护士进行有目的、有计划的交谈。如入院后询问病史，就是按照预先确定的项目和内容收集资料。②非正式交谈：是指护士在日常的查房、治疗、护理过程中与护理对象之间的交谈，气氛亲切、自然、轻松，护士能通过这种交谈收集到护理对象较为真实的资料。交谈的方式和方法应依据根据护理对象年龄、职业、文化程度等的不同进行选择。

交谈应注意：①选择舒适的、安静的环境，利于保护病人的隐私；②交谈中抓住主题，以目的为导向引导交谈并注意倾听；③语句表达清晰，语意明确，语速适当；④交谈结束后应进行小结。

（3）护理体格检查　护士运用望、触、叩、听、嗅等技巧为护理对象进行体格检查，收集护理对象生命体征和各系统功能状况，如"心率80次/分，未闻及心前区病理性杂音"。而与病理生理学诊断有关的体格检查则应由临床医师负责。

（4）查阅记录　包括护理对象的病历、各种医疗和护理记录、实验室检查报告及有关书籍和文献等。

（二）整理、分析资料

整理、分析资料是将收集到的护理对象的健康资料进行分类、核实、筛选，有条理、有层次地进行资料分析，为确定护理对象的护理诊断提供依据。

1. 资料的整理　整理资料的方法较多，目前常用的有马斯洛（Maslow）需要层次理论分类法、戈登（Gordon）功能性健康形态分类法、NANDA护理诊断分类法Ⅱ等。

（1）马斯洛（Maslow）需要层次论分类法　马斯洛需要层次论将人的基本需要分为7个层次：生理的需要、安全的需要、爱与归属的需要、尊重的需要、求知的需要、审美的需要和自我实现的需要。①生理的需要：护理对象的生命体征、睡眠、休息、饮食、排泄、活动等。如心率56次/分、失眠、鼻饲饮食等。②安全的需要：护理对象对陌生的环境、手术的恐惧等。如对住院环境不熟悉、术前精神紧张等。③爱与归属的需要：护理对象想念亲人、害怕孤独等。如期待亲友探病、期待医护人员关心等。④尊重的需要：护理对象因疾病产生自卑等。如脑卒中偏瘫病人认为自己"没用""还要拖累家人照护自己"等。⑤求知的需要：护理对象对于疾病的认知、对于疾病造成生活改变的认知等。如护理对象对脑卒中疾病相关知识、康复知识等的认知情况。⑥审美的需要：护理对象对于由疾病造成体像改变的认知。如女性乳腺癌根治术病人认为"失去女性特征""穿衣服好丑"等。⑦自我实现的需要：护理对象担心住院会影响工作、学习等。

（2）戈登（Gordon）功能性健康形态分类法　①健康感知：健康管理形态，如护理对象对健康知识的知晓、健康行为等。②营养：代谢形态，如饮食和营养状态等；排泄形态，如排便、排尿、排汗等。③活动：运动形态，如日常活动能力、活动量和活动方式等。④睡眠：休息形态，如每日睡眠、休息情况。⑤认识：感受形态，如个人的舒适感、对疾病的认知和感知能力等。⑥自我感觉：自我概念形态，如个人对自己的能力、体像、情感反应的认知等。⑦角色：关系形态，如家庭关系、朋友关系、同事关系、同学关系、邻里关系等。⑧性：生殖形态，如对性、月经、婚育等的认知和态度。⑨应对：应激耐受形态，对一些变故如生病、离异、丧偶等的反应和适应状态。⑩价值：信念形态，如宗教信仰、价值观、个人理想和目标等。

（3）NANDA 护理诊断分类法 Ⅱ ①健康促进：对健康和功能状态的认知以及利用信息获得健康的生活方式或最佳健康状况的能力。②营养：维持营养摄入，应用营养素和液体满足生理需要和维持健康的能力。③排泄：排除体内废物的能力。④活动或休息：进行必需的或需要的生活活动（工作和休闲）以及获得充分睡眠或休息的能力。⑤感知或认知：对来自内、外环境的信息进行感觉、整合和反应的能力。⑥自我感知：对自我的认知和整合、调整自我的能力。⑦角色关系：建立和维持人际关系的方式和能力。⑧性：满足性别角色需求或特点的能力。⑨应对或应激耐受性：处理环境变化和生活事件的方式和能力。⑩生活准则：面对社会和生活中发生事件的个人观点、行为方式和遵循的原则。⑪安全或防御：避免危险、寻求安全和促进生长的能力。⑫舒适：控制内外环境以促使身心及社会安适的能力。⑬成长或发展：机体和器官的生长和功能系统的发展完善。

2. 资料的分析 分析资料的目的在于找出护理对象现存的或潜在的健康问题，为做出护理诊断提供依据。可采取与正常值对比，与病人健康时的状态对比，主观资料和客观资料的对比，找出被遗漏和自相矛盾的资料进行核实后分析，监测并预测潜在的健康问题等方法。

（三）记录资料

记录资料是护理评估的最后部分。目前，资料的记录无统一格式，一般可根据资料的分类方法，自行设计模板或在已经设计好的入院护理评估单上填写。无论以何种格式记录资料，均应遵循及时、准确、全面、简要、规范的原则，符合护理文件书写要求。

1. 及时 按照时间顺序记录护理对象评估的资料，要求登记年、月、日、时。

2. 准确 资料的记录必须真实可靠、实事求是，不要带有主观的判断和结论。如体温38℃、血压140/90mmHg。

3. 全面 应记录所有护理对象的健康状况及健康问题，包括生理、心理、社会各方面。

4. 简要 记录应简明扼要、清晰明了、重点突出，避免笼统、含糊不清或过多修辞，尽可能使用标准化语言进行记录，便于医务人员共享。

5. 规范 应使用医疗机构所规定颜色的钢笔书写，使用医学术语、通用的中英文缩写、符号及计量单位。避免错别字、生僻字，不得采用涂改、刮擦、剪贴等方法掩盖原记录，避免医疗纠纷。如为电子记录，则应按照统一要求打印后签字。

第三节 护理诊断

一、护理诊断的概念

护理诊断（nursing diagnosis）是关于个人、家庭或社区对现存的或潜在的健康问题以及生命过程反应的一种临床判断。该概念是 NANDA 在 1990 年第 9 次会议上提出并通过，形成 NANDA 护理诊断分类。经多次修订，海瑟（Heather H）等著有《NANDA-Ⅰ护理诊断：定义与分类 2021—2023》（*NANDA Nursing diagnosis：Definition and Classification* 2021-2023）（附录 1），该版共包括 13 个领域，267 个诊断名称。

护理诊断是护理程序的第 2 个步骤，可对护理对象的健康状况进行准确的描述，是护士为达到预期目标而制定护理计划、实施护理措施的基础。

二、护理诊断的分类

护理诊断包括现存的护理诊断、潜在危险性的护理诊断、健康促进性护理诊断和综合征 4 种类型。

1. 现存的护理诊断（actual nursing diagnosis）　是对护理对象目前存在的个人、家庭或社区方面健康问题的描述。该类护理诊断可采用临床症状及体征进行判断，通过定义特征和相关因素进行确认。如"低效性呼吸型态：与胸部伤口疼痛有关"。

2. 潜在的护理诊断（potential nursing diagnosis）　是指护理对象目前尚未发生，但有健康问题的危险因素存在，如若不加以预防处理就极有可能出现健康问题。如"有皮肤完整性受损的危险：与长期卧床不能自主活动有关"。

3. 健康促进性护理诊断（health-promotion nursing diagnosis）　是指护理对象个人、家庭或社区方面存在促进安适和发挥健康潜能的动机和愿望，从而促进某一特定健康行为的临床判断。该类护理诊断可通过定义特征和相关因素进行确认。如"有信心增强的趋势"。

4. 综合征（syndrome）　是对一组同时发生的特定护理诊断的临床判断。这些问题可通过相似的干预措施予以解决，例如"慢性疼痛综合征"。

三、护理诊断的组成

护理诊断包括诊断名称、诊断定义、定义特征和相关因素或危险因素 4 个基本元素。不同类型的护理诊断，其构成成分有所不同。

（一）诊断名称

诊断名称（diagnosis label）是护士对护理对象健康状况的概述性描述，但无法描述健康问题变化的程度。诊断名称可由以下 7 个部分组成，但不是每个诊断名称都必须包括这 7 个部分。

1. 诊断概念　是护理诊断的主要部分，可确定护理诊断在分类中所属的领域和级别，是每个护理诊断必须包括的部分。如"营养失调：低于机体需要量"的诊断概念是"营养"。

2. 诊断对象　是指被确立诊断的对象，包括个人、家庭或社区，是每个护理诊断必须包括的部分，缺如时默认为个体。如"活动无耐力"的诊断对象是"个人"，而"家庭执行治疗方案无效"的诊断对象是"家庭"。

3. 判断　是指对护理诊断做出限定和具体说明的修饰词。常可用改变、增加、过多、减少、缺乏、不足、损伤、受伤、功能障碍、无效、低效等特定用语描述和修饰健康问题。如"知识缺乏：缺乏疾病相关知识"的判断是"缺乏"。

4. 部位　是指健康问题涉及的身体部位、组织器官或功能，常可用皮肤、口腔黏膜、排尿、排便等描述和修饰健康问题。如"肢体移动障碍与肢体受伤、疼痛有关"中的部位是"肢体"。

5. 年龄　是指护理对象所处的成长发展时期，如青少年、中青年、老年人等。

6. 时间　是指健康问题持续的时间或间隔时间，包括急性、慢性、间断性和持续性。如"急性肢体功能障碍"中的时间是"急性"。

7. 诊断状态　是指护理对象健康问题是现存的、潜在的、健康促进性的还是综合征。

（二）诊断定义

诊断定义（diagnosis definition）是对护理诊断名称明确的、清晰的、正确的表达和描述，并以此与其他护理诊断相鉴别。诊断定义的确定必须符合其定义特征，如"口腔黏膜改变"的诊断定义是"口腔黏膜组织的破坏状态"。

（三）定义特征

定义特征（defining characteristics）又称为诊断依据，是做出该护理诊断的评判标准。定义特征需要依据必须存在的相应症状、体征及有关病史资料为护理对象做出护理诊断。现存的、潜在的、健康促进性的还是安适性的护理诊断的确立必须符合其定义特征。如"组织完整性受损"是指"个体的组织器官受损、结构破坏导致机体损伤不能维持正常功能"。

（四）相关因素或危险因素

1. 相关因素（related factors） 是指影响个体现存的健康状况，导致现存的健康问题的直接因素。相关因素只存在于现存性护理诊断。常见的相关因素有病理生理方面的因素、心理社会方面的因素、治疗方面相关因素、年龄因素、环境因素等。如"体温过高"的相关因素为"感染、外伤、脱水、处于高热环境中"等。

2. 危险因素（risk factors） 是指某些能增加护理对象个体、家庭或社区健康问题的易感性，促发不健康状态的环境、生理、心理、遗传或化学等因素。危险因素可用于确认潜在的护理诊断。如"有受伤的危险"的危险因素包括：①病理生理因素，如缺氧、眩晕等脑功能异常，步态不稳、截肢等活动功能异常，视、听、触觉等各种感觉器官异常等；②情境因素，如房屋结构布局与设施不当等。

四、护理诊断的陈述结构

护理诊断的陈述通常包括 3 个要素。①健康问题（problem，P）：即诊断名称，可明确护理对象现存的或潜在的健康问题。②症状或体征（symptoms or signs，S）：即健康问题所表现出的临床症状或体征的主观或客观资料，可详细描述护理对象的健康问题。③原因（etiology，E）：即导致护理对象健康问题发生的相关因素或危险因素。简称 PES 公式。

1. 三部分陈述 即 PES 公式，必须包含 P、E、S 三个部分，多用于现存性护理诊断。如"营养失调：低于机体需要量（P）：消瘦（S）与摄入量过少有关（E）"。

2. 二部分陈述 即 PE 公式，包括诊断名称和相关因素或危险因素，不包括症状或体征。多用于潜在的护理诊断。如"有体液不足的危险（P）：与颅内压增高导致频繁呕吐、控制摄入量及应用脱水药有关（E）"。

3. 一部分陈述 只有 P，用于健康促进性护理诊断和综合征。如"有舒适度增强的趋势""老年综合征"。

五、护理诊断与合作性问题、医疗诊断的区别

1. 护理诊断和合作性问题的区别 1983 年，琳达（Lynda J. C）提出合作性问题（collaborative problem）的概念。她把护理需要解决的问题分成两类：①护理诊断，是护士能通过独立采取护理措施来解决的；②合作性问题，是指护士不能通过独立手段解决的由疾病、治疗、检查等所引起的并发症，需要护士与其他健康保健人员共同合作解决的健康问题，其重点在于监测和预防健康问题的发生、发展和变化，与其他健康保健人员共同处理，减少并发症的出现。合作性问题的陈述方式为"潜在并发症：××××××"，如"潜在并发症：胎盘早剥"。明确护理诊断和合作性问题的区别，可为护士实施护理提供依据（表 8 - 2）。

表 8-2　护理诊断和合作性问题的区别

关系要点	护理诊断	合作性问题
问题处理者	护士	护士和其他健康保健人员
描述内容	疾病导致护理对象生理、心理、社会方面的行为反应	包括护理对象反应，主要是指疾病、治疗、检查等所引起的并发症
预期目标	需要为护理对象确定预期目标，作为评价护理效果的指标	不需要强调预期目标，因为不是护士职责范围内单独解决的问题
护理原则	预防、减轻、消除疼痛，促进健康	预防、监测并发症的发展变化，合作性干预
陈述方式	PES 公式（PES/PE/P）	潜在并发症：××××

2. 护理诊断和医疗诊断的区别　护理诊断是叙述护理对象由于疾病导致的生理、心理、社会方面的行为反应，用于指导护士为护理对象实施护理服务。医疗诊断是用某种疾病名称说明护理对象的某种疾病或病理变化引起的临床症状和（或）体征，用于指导医生治疗。明确护理诊断和医疗诊断的区别，有助于区分医疗和护理的专业范畴和法律责任（表 8-3）。

表 8-3　护理诊断和医疗诊断的区别

关系要点	护理诊断	医疗诊断
决策者	护士	医生
护理对象	个体、家庭、社区	个体
诊断核心	研究个体、家庭、社区的健康问题或护理对象生命过程的反应	研究护理对象病理生理变化引起的临床症状和（或）体征
问题状态	现存的、潜在的、健康促进性	多为现存的
数量和变化	可有多个护理诊断，随着护理对象反应的变化而变化	一种疾病一个诊断，一般在疾病过程中保持不变
解决方法	护理干预	手术、药物、化疗、放疗等医疗干预
陈述方式	PES 公式（PES/PE/P）	用疾病名称或以原因不明的症状、体征＋待查表述

六、书写护理诊断的注意事项

1. 诊断名称应统一、简洁、明确。尽量使用 NANDA 认可的护理诊断名称，不要随意创造，以免混乱。

2. 一个护理诊断针对一个健康问题。

3. 护理诊断应有充分的主观资料和客观资料作为诊断依据，并反映在护理记录中。如"营养失调：低于机体需要量"，就需要记录身高、体重、液体和热量摄入量等情况。

4. 护理诊断应尽量使用护理术语，避免与预期目标、护理措施、医疗诊断相混淆。

5. 护理诊断应指明护理活动的方向，相关因素或危险因素应具体、明确，以利于制定护理计划。

6. 护理诊断应是护理职责范围内能够解决或部分解决的。

7. 书写护理诊断时要避免使用易引起法律纠纷的词或语句。如"潜在并发症：感染：与医生手术无菌操作不严格有关"。

8. 护理诊断应贯彻整体护理原则，做出生理、心理、社会方面现存的或潜在危险的护理诊断，并随着护理对象反应的变化而调整。

第四节　护理计划

一、护理计划的概念及意义

护理计划（nursing planning）是护理过程中关于如何解决护理问题的具体决策过程，是与护理对象合作，以护理诊断为依据，为护理对象的健康问题制定预期目标和护理措施，以预防、缓解和解决护理诊断中所确定的健康问题的过程。

护理计划是护理程序的第 3 个步骤，是护士在护理评估和护理诊断的基础上，对护理对象的健康问题、预期目标及护士实施护理措施的一种书面说明。通过护理计划，护士可有组织、有系统地满足护理对象的具体需要。

二、护理计划的种类

护理计划起始于与护理对象接触，终止于护理对象离开医疗机构。根据时间进行分类，护理计划可分为入院护理计划、住院护理计划和出院护理计划 3 种类型。

1. 入院护理计划　是指护士经过入院护理评估后制订的综合护理计划。评估资料不仅来源于医疗记录、护理记录、实验室检查报告等书面数据，而且来源于护士对护理对象身体语言和直觉信息的观察。临床路径的开展导致平均住院时间有逐渐缩短的趋势，因此，护理计划应在入院护理评估后尽早开始，并根据护理对象健康问题改变的情况及时进行修改。

2. 住院护理计划　是指护士根据护理对象住院后获取的新评估资料和护理对象对护理服务的反应，制订较入院护理计划更为个体化的护理计划。住院护理计划也可在护士接班后制订，主要是确定本班次为护理对象所提供的护理服务项目。根据住院评估资料，护士可针对护理对象健康问题的改变及时进行修改和制订新的护理计划，以期达到以下目的：①确定护理对象的健康问题是否发生改变；②排列本班次护理活动的优先顺序；③决定本班次需要优先解决的核心问题；④协调护理活动，通过一次护理活动解决护理对象的多个健康问题。

3. 出院护理计划　是指随着平均住院时间的缩短，护理对象在出院时会有非核心健康问题的存在，出院后仍然需要为促进护理对象的健康而制定的护理计划。因此，出院护理计划是整体护理计划的重要组成部分。有效出院护理计划的制订应从第一次与护理对象接触开始，护士以全面、及时评估护理对象健康需要的信息为基础，根据护理对象住院和出院时的评估资料，结合护理对象出院后的健康需要进行推测从而制定出院护理计划。

三、护理计划的过程

护理计划分为以下 4 个过程：排列护理诊断的优先顺序，确定预期目标，制定护理措施和书写护理计划。

（一）排列护理诊断的优先顺序

排列护理诊断的优先顺序即确定护理重点。一个护理对象可同时有多个护理诊断，在护理计划阶段应按照护理诊断的重要性和紧迫性排出主次。一般情况下，应将对护理对象健康威胁最大的健康问题放在首位，其他的依次排列，护士依据轻、重、缓、急的原则有计划地确定护理重点，确保护理工作高效、有序进行。

1. 护理诊断的排列顺序　护理诊断通常可按首优问题、中优问题和次优问题的顺序进行排列。

（1）首优问题（high-priority problem）　是指那些会威胁护理对象生命，需立即解决的健康问题。如"清理呼吸道无效""有窒息的危险""心排血量减少"等健康问题。危急重症病人在紧急状态下，可同时存在多个首优问题。

（2）中优问题（medium-priority problem）　是指那些虽不会直接威胁护理对象的生命，但能导致其精神上或躯体上的不健康或带来极大的痛苦，严重影响护理对象健康的问题。如"活动无耐力""有感染的危险""皮肤完整性受损"等。

（3）次优问题（low-priority problem）　是指那些人们在应对发展和生活中变化所产生的问题，是与特定的疾病或其预后不直接相关的问题。如"营养失调""角色冲突""娱乐能力缺陷"等。次优问题通常是指那些不是很急迫或需要较少帮助即可解决的健康问题。

2. 护理诊断优先顺序的排列原则

（1）护理诊断的排列：并不是只有在前一个诊断完全解决后，才开始解决下一个问题，而是同时解决几个问题，但首要解决危及护理对象生命的健康问题。

（2）排列时应考虑病人的需求。先解决低层次需要问题，后解决高层次需要问题，必要时可适当调整。

（3）在与护理原则不冲突时，可考虑优先解决病人主观上迫切需要解决的问题。因此，如有可能，护理对象应参与到护理诊断排列过程中。

（4）护理诊断的前后顺序不是固定不变的，而是随病人的病情、治疗及病人的反应而变化。

（5）一般现存的问题应优先解决，对于潜在的问题，如"有……危险"和"潜在的并发症"的护理诊断，应根据问题性质决定其序列。

（二）确定预期目标

预期目标（expected outcome）是护理活动预期的结果，是指通过护理干预对护理对象及家属提出的能达到的、可测量的、能观察到的护理对象健康状态或行为、情绪等改变的行为目标。预期目标是针对护理诊断提出的，能指导护理行为，并在工作结束时作为效果评价的标准。每个护理诊断都应有相应的预期目标。

1. 预期目标的种类

（1）短期目标　是指较短时间内（数小时到 1 周内）护理对象可达到的目标。适合于病情变化快、住院时间短的护理对象。如"用药 30 分钟后病人自述疼痛明显缓解""酒精擦浴 30 分钟后病人 T 37.5℃"或"3 日后病人能下地独立行走 10m"等。

（2）长期目标　是指较长时间（1 周以上甚至数月之久）内护理对象可达到的目标。长期目标可分为两类。①第一类是护士针对一个长期存在的问题采取连续性护理活动才能达到的目标。如"卧床期间保持病人皮肤完整无破损"，需要护士在护理对象卧床期间给予持续皮肤护理才能达到此目标。②第二类是护士通过一系列多个短期目标的实现逐步达到的长期目标。如"2 个月内，病人能做到基本生活自理"，需要护士为护理对象制定多个短期目标，如"3 日后能下地独立行走 10m""5 日内能独立完成如厕活动"等。多个短期目标的实现可使护理对象看到进步，增强实现长期目标的信心。

2. 预期目标的陈述方式

（1）主语　是指护理对象或护理对象身体的任何一部分，如不说明即为护理对象。在目标陈述中可省略。

（2）谓语　是指护理对象将要完成的行为动作，必须用行为动词来说明。

（3）行为标准　是指护理对象完成该行为动作所要达到的标准。

（4）时间　是指护理对象完成该行为动作所需要的时间限定。

（5）条件状语　是指护理对象完成该行为时所必须具备的特定条件。

例如：　<u>3 日后</u>　<u>病人</u>　<u>能下床独立</u>　<u>行走</u>　<u>10m</u>
　　　　　时间　　主语　条件状语　谓语　行为标准

3. 预期目标的制定要求

（1）以护理对象为中心　预期目标是以护理对象为中心的目标，反映的是通过护理手段让护理对象达到的预期结果，而不是护士的行为或护理行动本身。如"让病人了解子宫肌瘤剔除术的目的、意义和不同手术方式的区别"，该目标陈述的是护士的行为和护理活动的内容，因而不属于预期目标。正确的目标陈述应为"病人能叙述子宫肌瘤剔除术的目的、意义和不同手术方式的区别"，该预期目标中的主语是护理对象，目标也是护理对象要达到的。

（2）应有针对性和单一性　一个护理诊断可制定多个预期目标，但每一个预期目标只明确针对一个护理诊断，并只能提出一种行为反应，便于准确评价护理措施的效果。

（3）应有可观察性　可观察性是指一旦发生改变，护士可通过直接询问护理对象或应用评估技能来发现。可观察的改变可以是生理、认知水平和行为的改变。

（4）应有可测量性　预期目标陈述的行为标准应具体，通过明确描述质地、数量、频率等可测量标准，便于护士客观地测评护理对象状况改变及改变的程度。避免模糊性限定词如正常、足够或可接受等。

（5）应有时限性　预期目标应该有实现目标的时间限定，为确定护理对象的进步是否合理并进行评价提供依据。

（6）应有互动性　互动地制定预期目标，确保护士和护理对象在护理的方向和实现目标的时限上达成共识，需要护理对象积极配合和参与。护理对象参与得越多，目标实现的可能性就越大。特别是与自尊、家庭和沟通等有关的护理问题，必须有护理对象的积极参与和配合才能解决。

（7）应有协调性　预期目标应在护理技能所能解决的范围之内，确保与其他专业人员治疗相一致。

（8）应有可行性　确定预期目标前必须对护理对象、环境、资源等进行全面评估，确保预期目标切实可行。

（三）制定护理措施

护理措施（nursing intervention）即护理干预，是护士为帮助护理对象实现预期目标所提供的护理活动和具体实施方法，确定解决健康问题的护理活动的方式与步骤。制定护理措施的过程是一个决策的过程，护士运用评判性思维，将护理对象的评估资料与自身专业知识和实践经验加以综合，来选择最有利于实现预期目标的护理措施。

1. 护理措施的类型　依据不同的分类方法，可将护理措施分为不同的类型。目前常用的是按护理措施的性质分类和按解决问题的领域分类。

（1）按护理措施的性质分类　①独立性的护理措施：是护士提出的护理措施，也可称为护嘱（nursing order），是护士在职责范围内，根据所收集的资料，运用科学的护理知识和技能所决定的措施。如为护理对象进行健康教育、观察病情变化、提供心理支持等。②依赖性的护理措施：是护士遵从医嘱或特定治疗方案实施的护理活动。如静脉输液、给药等。③协作性的护理措施：是指护士与其他健康保健人员合作完成的护理活动。如护士与康复师一起制定护理对象的康复计划。

（2）按解决问题的领域分类　1992年，美国护理学者布勒切克（Bulechek）和麦克罗斯基（McCloskey）共同出版《护理措施分类》［*Nursing Intervention Classification*（NIC）］。该分类法依据解决问题的类别，将护理措施划分为基本生理、复杂生理、行为、安全、家庭、保健体系和社区7个领域，30个类别，554个护理措施（附录2）。该分类系统中，每个护理措施均由名称、定义、一组护理行为和一个简短的说明列表组成。NIC为护理活动提供标准化语言，而且所有的护理措施均与NANDA的护理诊断名称相联系，每个护理诊断都有若干相对应的护理措施。护士可依据护理诊断、对护理对象的了解，选择最恰当的护理措施。随着计算机应用的发展，研发NIC相应软件便于计算机处理分析护理资料，有助于开展护理研究和推进护理的国际化发展。

2. 护理措施的内容　护理措施主要包括病情观察、医嘱执行、基础护理、护理体格检查、手术前后的护理、心理护理、功能锻炼、健康教育、对症护理等内容。

3. 护理措施的制定要求

（1）护理措施应具有针对性　护理措施是针对护理目标的，一个护理目标必须采取几项护理措施来实现，可按主次、承启关系排列。

（2）护理措施应具有可行性　护理措施要切实可行，结合护理对象的生理、心理、社会方面的问题，护士的配备及专业技术、理论知识水平和应用能力，适当的医疗设备等情况来制定。

（3）护理措施应具有安全性　护理措施应考虑护理对象的病情和耐受能力，保证护理对象的安全。

（4）护理措施应明确、具体、全面　护理措施必须具有可操作性。完整的护理措施应包括日期、内容、用量、执行方法、执行时间和执行人签名。

（5）护理措施应具有配合性　有些护理措施的制定需要与医师、营养师等其他健康保健人员及护理对象互相商量、互相配合。

（6）护理措施应具有科学性　护理措施应有科学依据，基于医学基础知识、行为科学知识、社会科学知识等制定。

（7）鼓励护理对象参与制定护理措施　有助于护理对象理解护理措施的意义和功能，更好地接受、配合执行护理措施，从而获得更好的护理效果。

（四）书写护理计划

护理计划（nursing plan）是将护理诊断、护理目标、护理措施等各种信息按一定格式组合成文而形成的护理文书。护理计划一般为表格样式，各医院的规格不完全相同，基本包括日期、护理诊断、预期目标、护理措施、效果评价等几部分（表8-4）。

表8-4　护理计划表

姓名 <u>丁××</u>　　科别 <u>呼吸内科</u>　　床号 <u>××床</u>　　住院号 <u>×××××</u>

日期	护理诊断	预期目标	护理措施	效果评价	签名
××/××	清理呼吸道无效：与肺炎有关	1. 1周内病人能有效咳痰，痰液易咳出 2. 2周内双肺呼吸音清、干、湿啰音明显减少或消失	1. 提供舒适整洁的环境，避免刺激 2. 增加营养，给予高蛋白、高维生素饮食，每日饮水2000ml以上 3. 促进有效排痰，指导病人深呼吸和有效咳嗽，遵医嘱雾化吸入，必要时吸痰 4. 密切监测咳痰性状、颜色、量及双肺呼吸音	1. 呼吸道是否通畅，病人自述咳痰容易，量减少 2. 双肺干湿啰音是否减轻或消失	××

护理计划应体现个体差异，一份护理计划应只对一个护理对象的护理活动起指导作用。护理计划还应根据护理对象健康问题的变化、护理效果等动态调整。随着计算机在护理文件管理中的普及应用，护理计划也逐渐趋于电子化，其步骤：①将评估资料录入计算机，计算机显示相应的护理诊断；②选择恰当的护理诊断，计算机显示预期目标；③选定预期目标，计算机显示相对应的护理计划；④依据病人的需要，选择相应的护理措施。根据以上步骤形成个体化电子护理计划，指导护士实施护理措施。

第五节　护理实施

一、护理实施的概念

护理实施（nursing implementation）是指将护理计划付诸行动，实现预期目标的过程。从理论上讲，护理实施是在护理计划制定之后实施护理措施，但在实际工作中，特别是抢救危急重症护理对象时，护理实施一般先于护理计划的制定。护士依据临床知识和工作经验形成应对紧急情况的初步护理计划，立即采取护理措施，然后再书写完整护理计划。

二、护理实施的过程与方法

（一）护理实施的内容

1. 按护理计划的内容将护理措施进行分类和实施，包括日常生活照护、预防性措施、治疗性措施、抢救措施和弥补不良反应的措施等。

2. 执行医嘱，医护合作，保持护理和医疗的一致性。

3. 为护理对象及家属提供健康教育指导、咨询和教育，促进护患沟通，指导他们参与护理计划实施的活动。

4. 及时评价护理计划实施的质量、效果，观察病情变化，修订护理计划，处理突发急症。

5. 继续收集护理对象的资料，及时发现新的护理问题，补充、修订和完善护理计划。

6. 保持与其他健康保健人员的良好合作关系，尽可能提高护理工作效率。

（二）护理实施的方法

1. **直接提供护理** 护士按计划的内容为所负责的护理对象提供护理服务。

2. **计划和协调整体护理的内容** 将计划中的各项护理活动进行分工、落实任务，与其他健康保健人员合作为护理对象实施整体护理。

3. **健康指导、咨询和教育** 护士对护理对象及其家属进行健康指导、咨询和教育，在教育时应了解护理对象及家属的年龄、文化程度、职业、护理对象目前的健康状态和能力、对目前状况的态度及信心等，掌握教育的内容和范围，采取恰当的措施和语言，鼓励他们掌握有关知识、参与某些护理活动，以发挥其积极性，达到自我维护健康的目的。

（三）护理实施的过程

1. **护理实施的准备**

（1）遵循"5W"原则，确保计划的有效实施，实施前，按照"5W"原则（what，who，how，when，where）思考要"做什么，谁去做，怎么做，何时做，何地做"。确保护理计划能够有效实施。①做什么（what）：回顾已经制定好的护理计划，保证护理计划的内容是科学的、合适的、安全的，符合护理对象目前的健康状况。确定需要对护理对象采取什么护理措施。②谁去做（who）：确定护理计划的实施者是谁，需要多少人力资源。护理计划的实施者包括护士、其他健康保健人员、护理对象及其家属。③怎样做（how）：确定需要采取哪些技术和技巧去实施护理计划，回顾技术操作和仪器操作的过程。④何时做（when）：根据护理对象的健康状态确定护理计划实施的时间。⑤何地做（where）：确定护理计划实施的场所，对于涉及隐私的操作，应注重环境的选择。

（2）再次评估护理对象，审阅修订护理计划 护理对象的健康状况是不断变化的，实施前应再次评估护理对象的健康状况及护理计划是否符合护理对象的实际情况，如若发现变化，应及时修订护理计划。评估护理对象健康情况的变化和审阅修订护理计划贯穿护理计划的实施全过程。

（3）分析计划实施所需要的护理知识和技能 包括护理专业知识、操作技能、认知技能、沟通技能等，如存在欠缺应及时补充，可通过查阅有关资料、请教专业人员或请求协助来进行。

（4）预测潜在并发症，采取预防措施 护士应用专业知识和临床经验充分评估、预测护理计划实施过程中可能存在的风险和潜在的并发症，采取必要的预防措施。

（5）组织护理计划实施的资源 包括护理计划实施所需要的设备和物品，所需要的人员数量、能力要求、配置方式、所需要的环境条件和时间等。

2. 护理计划的实施　实施护理计划的过程是护士运用观察能力、沟通技巧、合作能力和应变能力，娴熟地运用护理技术操作的过程。在这个过程中，护士要与其他健康保健人员相互协调配合，充分调动护理对象和家属的积极性，鼓励他们参与护理互动；同时密切观察护理对象的反应，确定有无新的健康问题发生，及时收集资料，迅速、正确地处理新的健康问题与病情变化。

三、护理实施后的记录

护理计划实施后对各项护理措施应准确、及时、全面记录，这是护理病程记录或护理记录的重要内容之一，有助于医护人员及时了解护理对象情况。护理实施后的记录是护理实施过程的最后一步。

（一）记录的目的

1. 便于其他健康保健人员了解护理对象的健康问题及进展情况。

2. 可作为评价护理工作效果与质量检查的依据。

3. 可为护理科研提供资料、数据。

4. 可作为处理医疗纠纷的依据。

（二）记录的内容

护理记录的主要内容包括：实施护理措施后护理对象和家属的反应及护士观察到的效果，护理对象出现新的健康问题和病情变化情况，所实施的临时性治疗和护理措施，护理对象的身心需要及满足情况，护理对象的心理状态，各种症状或体征，器官功能评价等。

（三）记录的格式

护理记录的格式有多种，通常采用 PIO 格式和 SOAPE 格式。

1. PIO 格式　PIO 格式即由健康问题（problem，P）、护理措施（intervention，I）、护理结果（outcome，O）取英文首字母组合而成。记录时的注意事项如下。

（1）"P"的序号要与护理诊断、健康问题的序号一致并写明相关因素，可分别采用 PES、PE、SE 3 种记录方式。

（2）"I"是指与"P"相对应的已实施的护理措施。即做了什么，记录什么，并非护理计划中针对该问题所提出的全部护理措施的罗列。

（3）"O"是指护理措施实施后的结果。可出现两种情况。①当班问题已解决。②当班问题部分解决或未解决：若护理措施适当，由下一班护士继续观察并记录；若措施不适宜，则由下一班护士重新修订并制订新的护理措施。

例如：P. 体温过高（39.5℃），与伤口感染有关。

I. 降温：酒精擦浴物理降温；药物降温。定期监测体温，观察降温情况。

O. 30 分钟后体温下降至 38.5℃。

2. SOAPE 格式　SOAPE 格式即由主观资料（subjective date，S）、客观资料（objective date，O）、评估（assessment，A），计划（plan，P），评价（evaluation，E）取英文首字母组合而成。

（1）"S"代表护理对象的主观感觉、主诉，如"头痛""乏力"等。

（2）"O"代表护理人员观察、检查的结果，如生命体征、检查报告等。

（3）"A"代表护理人员对上述资料的分析、解释及对问题的判断。

（4）"P"代表护士为解决护理对象的健康问题所采取的护理措施。

（5）"E"代表护理措施实施后的评价。

例如：S. 病人主诉头痛、头晕。

O. 测量血压 170/110mmHg。

A. 估计为情绪波动较大造成血压升高有关。

P. 遵医嘱服用降压药物；定期监测血压变化情况；对病人和家属进行高血压相关知识的健康教育，指导病人采用放松、转移等技巧避免情绪波动较大。

E. 1 小时后复测血压降低到 140/90mmHg；2 小时后复测血压 130/80mmHg。

（四）记录的要求

护理记录要求简明扼要、及时准确、客观完整，不得提前记录，防止漏记以避免重复实施相同的护理措施。

第六节　护理评价

一、护理评价的概念及意义

护理评价（nursing evaluation）是有计划地、系统地将护理对象的健康现状与预期护理目标进行比较并做出判断的过程。护理评价的重点是护理对象的健康状况，以了解预期目标是否达成。在护理程序的实施过程中，责任护士承担护理评价的任务和职责。

二、护理评价的方式与内容

（一）护理评价的方式

在收集资料阶段，护理评价就已经开始。护理评价可按评价时间和评价部门进行分类。

1. 按护理评价时间分类

（1）随时评价　护士实施护理程序的每一个步骤或每一项护理措施后，根据护理对象的反应及病情的轻、重、缓、急等情况做评价。例如：重危病人每日评价一次，对病情轻者或病情稳定者 3～5 天评价一次。

（2）阶段评价　护士在护理计划实施到某一个阶段或在护理过程中的关键时刻进行评价。如手术前后、特殊检查前后、同级护士互评、护士长定期查房等阶段，护士应对前一阶段的护理做出较全面的评价。

（3）最终评价　病人出院、转科或死亡后，护士对病人在住院期间所接受的治疗、护理以及对护理的反应和护理的效果做出总体评价，总结护理工作中的经验和教训。

2. 按护理评价部门分类

（1）护理部评价　根据护士职责，结合护理质量管理的要求，护理部对责任护士的工作进行不定期的检查评价。

（2）护理查房　是评价护理程序实施效果的最基本、最主要也应是最经常的护理活动之一。护理查房的形式有很多种：①按查房内容，可分为对比性查房、评价性查房、个案护理查房及教学查房等；②按查房的护理能级，可分为总责任护士查房、护士长查房及护理部查房等。通过护理查房活动，能及时地评价护理程序的实施效果，促进护理工作的改进，从而提高护理质量。

（3）护理对象评价　护理对象是护理措施的直接对象，可采取观察、交谈、问卷等方式获取护理对象的评价，促进护士提供优质护理服务。

（4）护士自我评价　是护士进行自我检查的一种方式。从病人入院开始至病人出院为止，及时评价病人的反应和病情变化，为病人提供优质护理服务。

（二）护理评价的内容

1. 组织管理评价　是评价病区整体护理的组织管理质量是否有效地保证了护理程序的贯彻执行。如护理文件的规范性、护理人员分工的组织形式等。

2. 护理过程评价　是评价护士进行护理活动的行为过程是否符合护理程序要求。如护理病历质量评价、护理措施的实施情况等。

3. 护理效果评价　是评价护理对象的行为和身心健康改善状况是否达到预期目标，是护理评价中最重要的部分。如医嘱和护嘱执行是否及时、护理对象对疾病相关知识的掌握情况等。

三、护理评价的过程

（一）建立评价标准

评价需要依据统一的评价标准。根据护理程序的基本理论与原则，选择能验证护理诊断与预期目标实现的可观察、可测量的指标作为评价标准。也可通过护理结局分类系统对预期目标或护理效果进行评价（附录3）。

（二）收集资料

根据评价标准和评价内容，收集主观、客观资料。收集的资料如下。

1. 身体的外观及功能　通过直接观察、病历记录等，了解护理对象身体外观和功能的变化情况，推断这些变化与护理措施的关系。

2. 特殊症状与体征方面　缓解或消除影响护理对象健康状况的症状和（或）体征是预期目标之一。可通过直接观察、与护理对象交谈及检查病历来评价。

3. 健康知识　是护理对象通过参加健康教育应获得的特殊知识。如疾病的知识、药物知识、饮食知识、活动和锻炼知识等。可通过与护理对象交谈或笔试等方法来评价。也可应用心理评估量表进行量化评价。

4. 操作技能　护士将观察到的护理对象操作情况与预期目标中描述的行为相比较。

5. 心理和情感　护理对象所经历的情感和心理是主观的，通常难以测量。一般情况下，护理对象的行为可间接反映护理对象的心理和情感。可通过非正式的交谈和直接观察护理对象的表情、体位、声调、语言等来评价。也可应用心理评估量表进行量化评估。

（三）评价预期目标是否实现

收集有关护理对象健康状况的资料后，护士应对照评分标准来评价护理对象的行为和身心健康改善状况是否达到预期目标。目标实现程度可分为3种，即目标完全实现、目标部分实现、目标未实现。

（四）分析未实现预期目标的原因

对目标部分实现或目标未实现的原因进行分析探讨。对目标未实现的原因，通常可以从以下几个方面进行分析：①所收集资料是否真实、可靠、准确；②做出的护理诊断是否恰当；③制定的预期目标是否具有针对性、可实现性；④采取的护理措施是否具有针对性、是否有效、执行过程是否出现偏差；⑤护理对象的病情是否发生变化；⑥护理对象及其关系密切人员是否合作。

（五）调整护理计划

根据护理评价的结果，重新审视并调整护理计划。通常包括以下几种方式。

1. 停止　对已实现预期目标或解决的问题，停止原有的护理措施。

2. 继续 预期目标正确，健康问题有一定程度的改善，但未彻底解决，护理措施适宜，可继续执行原计划。

3. 取消 原有潜在的健康问题未发生，危险性消失，可取消相应护理诊断、预期目标和护理计划。

4. 修订 对预期目标未实现或部分实现、护理对象健康问题仍存在的，应重新收集资料，分析预期目标未实现的原因，修正护理诊断、预期目标和护理计划。对出现新的健康问题，应在收集资料的基础上按照护理程序制定新的护理计划，直至达到护理对象的最佳健康状态。

四、护理评价与护理程序中其他步骤的关系

护理评价虽然是护理程序的最后一步，但贯穿整个护理程序。没有护理评价，就没有护理发展，护理程序也就无法体现其连续性、动态性的特点。护理评价的有效应用可以促进护理计划的顺利实施，并评价预期目标取得进展的数量和效果，促进护理服务质量的提高。在护理评价中有两个关键问题：①护理评价的基础是护理评估，只有以全面、真实、客观的护理评估作为基础，才能开展有效的护理评价；②确定统一的护理评价标准非常重要，关系着整个护理计划的制定和修订。

目标检测

答案解析

一、简答题

1. 简述护理程序的基本步骤及包含的护理工作。
2. 护理诊断与医疗诊断、医护合作性问题的区别有哪些？

二、案例分析题

病人，女，62岁，胫骨骨折术后第1天。护士晨护时发现病人表情痛苦，样子很疲惫，还不停地打哈欠。跟病人交谈得知，由于刚做完手术，切口疼痛导致晚上难以入眠，现在切口仍然很疼。

请根据以上病人资料，列出两个主要护理诊断，并制定护理措施。

书网融合……

本章小结

微课

题库

第九章 护理科学思维方法与决策

PPT

随着医学模式的转变以及人们对健康需求的提高，护理人员角色功能发生了很大改变。护理人员既要具备扎实的护理专业知识和技能，又要在面对复杂的医疗环境时有较强的应变能力，能做出恰当的临床决策。护理评判性思维、临床护理决策与循证护理是护理人员必备的专业核心能力。护理人员掌握护理评判性思维、临床护理决策以及循证护理的相关知识和技巧，能够帮助其对各种护理问题进行有效的判断、反思、推理及决策，妥善解决护理实践中的问题，提高护理服务质量，从而促进护理专业向科学化的方向发展。

⇒ 案例引导

案例：护理人员肖某，参加工作一年余。他认为自身已经掌握了护理学相关的基础理论知识和技能，只要严格按照护理常规进行操作，就能为病人提供有效的护理。

讨论：1. 该护理人员是否具有评判性思维的意识？

2. 如何才能提高该护理人员的评判性思维能力？

第一节 护理评判性思维 🔘微课

在临床实践中，护理人员常需面对不确定且快速变化的复杂环境，须运用评判性思维整合护理专业知识和技能，迅速做出反应，及时启动或配合医疗团队的共同服务。因此，护理人员必须具备一定的评判性思维能力，以便在临床实践中能对各类护理问题进行正确地判断、反思、推理与决策，有针对性地满足病人的需要，提高医疗照护的品质。

一、护理评判性思维的概念

评判性思维（critical thinking），也可称为批判性思维。评判性思维的概念源于哲学，于20世纪30年代由德国法兰克福学派的学者作为一种评判理论和思维方式提出。评判性思维的定义很多，目前尚不统一。

1941 年，美国学者格拉泽（Edward Glaser）提出："评判性思维是态度、知识和技能的综合体，一个具有批判性思维的人必须有质疑的态度、逻辑推理知识以及分析、综合和评价的认知技能。"

1964 年，沃森（Goodwin Watson）和格拉泽（Edward Glaser）共同提出，评判性思维是态度、知识、技巧的综合；它包括质疑的态度，有效地进行推断、抽象、概括所应具备的知识以及应用这些知识的能力。

1987 年，美国评判性思维权威人士恩尼斯（Robert Ennis）指出："评判性思维就是指在确定相信什么或者做什么时所进行的合理而成熟的思考。"

1987 年，美国评判性思维研究中心主任保罗（Richard Paul）称："评判性思维是积极地、熟练地、灵巧地应用、分析、综合或评估由观察、实验、推理所获得的信息，并用其指导信念和行动。"

1990 年，美国哲学协会（American Philosophy Association，APA）运用德尔菲（Delphi）法，得到了一个各专业一致同意的基本定义：评判性思维是一种有目的、自我调整的判断过程，包括阐述、分析、评价、推理及对证据、概念、方法、标准的解释说明，或对判断所依据的全部情境的考虑。同年，46 位美国和加拿大专家共同发表的《评判性思维：一份专家一致同意的关于教育评估的目标和指示的声明》中指出评判性思维的核心为：解释、分析、评价、推论、说明和自我调节。

20 世纪 80 年代以后，评判性思维作为一种新的思维方式被逐渐引入护理领域，受到护理教育界的高度重视，许多护理学家认为评判性思维能力是护理专业人员必须具备的能力，并成为护理科学的理论基础和哲学基础。1989 年，美国护理联盟在护理本科的认证指南中将评判性思维能力作为衡量护理教育水平的一项重要指标。我国护理界也从 20 世纪末开始逐渐加强对护理人员评判性思维能力的培养。

总体来讲，评判性思维是指个体在复杂情景中，能灵活地应用已有的知识和经验，对问题的解决方法进行选择，在反思的基础上进行分析、推理，做出合理判断和正确取舍的高级思维方式。评判性思维是一种逻辑思维方法。从护理学角度来看，护理评判性思维（critical thinking in nursing）是对临床复杂护理问题所进行的有目的、有意义的自我调控的判断、反思、推理及决策过程。评判性思维能力是护理专业判断的基础，是专业临床决策和临床实践能力必备的条件。由于护理方面的决断常会对病人的生活及其家庭产生很大的影响，护理人员必须运用评判性思维去观察、推断、计划、评价，发挥其自身的知识结构优势，在关键时刻做出具有伦理思维的正确评估、判断，确保病患照护的品质。

二、评判性思维的层次

评判性思维的层次是影响临床问题有效解决的重要因素。1994 年，美国学者片冈八寻村（Kataoka-Yahiro）和塞勒（Saylor）提出，护理评判性思维的发展从低到高有 3 个层次：基础层次、复杂层次和尽职层次。个体处于评判性思维的不同层次时，其解决护理实际问题的能力亦不相同。因此，护理人员应了解自身在评判性思维中所处的层次，从而促进评判性思维向更高层次发展。

1. 基础层次（basic level）　　评判性思维的基础层次建立在一系列规则之上，是一种具体思维。在此层次中，思维者相信专家对每个问题的答案是正确答案，并坚信所有问题只有一个答案。在对服务对象进行护理操作时，处于此阶段思维的护理人员会严格遵循操作的步骤，不能调整步骤以满足服务对象独特的需要，缺乏特异性和灵活性。此期个体缺乏足够的评判性思维经验，是个体推理能力发展的起始阶段，可通过接受专家的不同观点和价值观指导，来学习和提高评判性思维能力，使其向更高层次发展。当护理人员缺乏经验、能力不强或态度固执时，会限制评判性思维能力向更高层次发展。

2. 复杂层次（complex level）　　处于该层次的思维者开始走出权威，认识到问题可以有不同的解决方法，而且相信各有利弊。选择方案会依据具体的情况而定，能独立解决问题，思维能力得到一定的提高；主动性增强，认识更加深入，在做出最终决策前会仔细判断不同方法的利弊，然后选择合适的解决方法。在面临复杂情况时，愿意脱离标准规范和常规束缚进行思考，在一定程度上会用不同的方法来创造性地解决同一问题，提供个性化的护理。

3. 尽职层次（commitment level）　此层次护理人员开始在护理专业理念的指导下，以维护服务对象利益为基础进行专业决策，并为此承担相应的责任。处于此阶段的思维者能对各种复杂临床问题的解决方案进行思考，根据方案的可行性选择行为，判断行为的结果，并以专业要求的原则来执行方案。有时甚至会按照专业经验和知识选择延迟行动或不采取行动，但必须在专业所允许的范围内，充分考虑后果再做出决策。

三、评判性思维的组成

护理评判性思维是科学思维在护理学科中的应用，在护理理论的建立和发展过程中，随着护理人员对护理学科的认识不断深入，逐步应用评判性思维，发现护理规律，解释护理现象、解决护理问题。评判性思维的组成主要包括智力因素、认知技能因素和情感态度因素。

（一）智力因素

智力因素（intelligent factor）是指护理评判性思维过程所涉及的专业知识。护理学的专业知识包括医学基础知识、人文社会学科知识及护理学知识。护理人员必须掌握护理学专业知识，才能理解各种临床资料的内涵，准确判断服务对象的健康需要，做出合理的临床推理及决策。

（二）认知技能因素

认知技能因素（cognitive factor）是护理评判性思维的核心。认知技能因素能够帮助个体在评判性思维过程中综合运用知识和经验，做出合理的判断。美国哲学学会提出评判性思维由 6 个方面的核心认知技能组成，包括解释、分析、评估、推论、说明和自我调控。

1. 解释　是对推理的结论进行陈述。在解释过程中，护理人员可以使用相关的科学论据来表述所做的推论，以证明其正确性。

2. 分析　是鉴别、陈述、分析、比较，然后提出各种不同问题、概念及其他表达形式之间的推论性关系。

3. 评估　是对相关信息的相关性、可信程度进行评定，对推论性关系之间的逻辑强度加以评判。

4. 推论　是根据已有的相关信息推测可能出现的情况，以得出合理的结论。

5. 说明　指解释和阐述数据、事件、规则、程序、判断、结论或标准的意义及重要性。

6. 自我调控　是根据变化的情境有意识地监控自我的认知行为，进行及时的自我调整。

（三）情感态度因素

情感态度因素（affective factor）是指在评判思维过程中个体应具备的人格特征，包括进行评判性思维的心理准备状态、意愿和倾向。在运用评判性思维时，护理人员应具有以下情感态度特征：自信负责、诚实公正、好奇执着、谦虚谨慎、独立思考及有创造性。

1. 自信负责　自信是指个人相信自己能够完成某项任务或达到某一目标，包括正确认识自己运用知识和经验的能力，相信个人能够正确分析、判断及解决服务对象的问题。负责是指护理人员有责任为服务对象的护理服务进行决策，并承担由此产生的各种护理责任。

2. 诚实公正　是指运用护理评判性思维质疑、验证他人的知识和观点时，也要用相同的检验标准来质疑、验证自己的知识和观点，客观、正确评估自身观点与他人观点的不一致性，而不是根据个人或群体的喜好或偏见做出判断。对问题进行讨论时，护理人员应公正地听取不同方面的意见，思考辨别不同的观点，在拒绝或接受新观点前要努力全面理解新观点。当与服务对象的观点相冲突时，护理人员应重新审视自己的观点，确定如何才能达到对双方都有益的结果。

3. 好奇执着　好奇可以激发护理人员对服务对象情况的进一步追踪询问和调查，以获得护理决策所需要的信息。护理人员在进行评判性思维时应具有好奇心，主动进行调查研究，对服务对象的情况做深入的了解。护理实践中由于问题的复杂性，为了探求问题的本质、找到关键的解决办法，护理人员常需对其进行执着的思索和研究。这种执着的态度使评判性思维者能够坚持努力，在遇到挫折时，也会努力寻求其他更多的资料，尽可能全面地探究问题，尝试不同的护理方法，直到成功解决问题。

4. 谦虚谨慎　思维者认识到在护理过程中会不断产生新的发现、新的证据，愿意承认自身知识和技能的局限性，希望学习更多信息，根据新知识、新信息谨慎思考自己的结论。

5. 独立思考及有创造性　在面对不同意见时，护理人员应该在全面考虑服务对象情况、查阅相关文献资料、与同行讨论的基础上，独立思考并做出判断。独立思考对护理实践发展非常重要。思维者在做出合理决策的过程中，也应该具有创造性。特定服务对象的问题需要独特的解决方法，护理人员应充分考虑服务对象的具体情况，有效调动服务对象社会生活环境中的各种因素，创造性地解决服务对象健康相关问题。

四、评判性思维的标准

评判性思维的标准包括智力标准和专业标准。明确评判性思维的标准能使护理人员的思维更为可靠、有效，从而做出恰当的临床护理决策。

（一）智力标准

智力标准（intellectual standards）是指评判性思维应该具有的智力特点。评判性思维普遍适用的智力标准包括 14 项内容，即评判性思维应具有清晰、准确、详尽、正确、相关、可靠、一致、合理、深入、概括、完整、有意义、适当和公正的特点。护理人员在对服务对象问题进行分析判断时，应注意运用以上标准进行临床护理决策。

（二）专业标准

专业标准（professional standards）包括伦理标准、评价标准及专业责任标准。

1. 伦理标准　指护理人员在护理过程中以关怀、人道及负责的态度面对服务对象，以职业道德伦理标准作为行为指南。科学技术的发展要求对服务对象的护理不能仅局限于单纯应用科学知识，更要考虑相关的伦理问题。护理人员在护理实践中的伦理决策与日常生活的决策不同，必须遵守相关的职业伦理规范。现代护理面临着越来越多的伦理难题，要求护理人员在评判性思维过程中要有意识地明确自己的信念及价值观，同时了解服务对象、家属、同事对临床具体问题的不同观点，在专业价值观及伦理要求的指导下，运用自主、公正、诚实、仁慈、保密、负责的伦理原则做出符合服务对象意愿并有利于服务对象健康的护理决策。

2. 评价标准　指由相关临床机构和专业组织发展设定的护理标准。护理人员在日常工作中经常用到的评价标准可分为 3 类。第一类是对有关临床现象的正确识别标准，如在评估服务对象疼痛的特征时，要综合考虑疼痛的发作时间、持续时间、部位、疼痛类型、严重程度、伴随症状、促进因素、缓解因素及其他症状等评价指标。第二类是对药物治疗过程中相关现象的正确识别标准，如护理人员在评价药物治疗效果时，要运用病人症状和体征的改变、药物有无副作用及是否达到预期的效果等评价指标。第三类是在服务对象接受健康教育后，对其进行有效性识别标准，如服务对象是否能够复述所学知识，能否将其所学知识转化为行动、正确实施所学技能等。

3. 专业责任标准　用于明确护理人员在提供护理服务中承担的责任和义务。此类标准主要来源于 4

个方面：国家的相关政策指导方针、护理实践中明确规定要达到的标准、护理专业学会制定的实践指南及专业组织的实践标准。

五、评判性思维的特点

1. 主动性 评判性思维不是被动地等待，更不是消极地接受刺激，而是要求针对外界的信息和刺激、他人的观点或"权威"的说法进行主动思考，并积极地运用知识和技能做出分析判断。

2. 独立性 评判性思维不是人云亦云、随声附和，也不是自我思维的重新阐述，而是对自己和他人思维所做的有个性的、独立的思考。当我们相信某种事物、接受某种思想时，不是全部予以照收，而是首先采用评判性思维进行具体分析，做出自己独立的评判，然后决定采纳或拒绝。

3. 创新性 评判性思维不同于理性加工活动，它以创新为宗旨，是对思维的再思维。当有了某种观点和思想之后，思维者始终注意反思自己或他人的思维过程，利用评判性思维加以审查，看其是否符合事实、解释合理、证据充分、分析全面、综合得当、评价客观以及所采用的标准是否合理。这种对思维的反思，对于做出决策、明晰思维、正确推论有着十分重要的意义。

4. 反思推理性 当对自己和他人的思维进行反思的时候，必须对被反思的思维进行全方位的、多视角的审视，甚至包括对其他评判主体的评判。断章取义、以个人爱好进行取舍是评判性思维的大忌，全面审视才能使评判性思维经受评判。

5. 审慎开放性 运用评判性思维解决问题，须审慎、广泛地收集资料，分析问题发生的原因和证据，经过理性思考，得出合理的结论。

总之，评判性思维是一种自主性思维，具有不受约束的潜力，评判性思维者不被动接受别人的意见，在分析确定哪种意见权威可信后才接受，他们有自己的想法，不容易被操纵，不会盲目地被周围人引导。

六、评判性思维在护理学中的应用

（一）在护理临床实践中的应用

在临床护理实践中，护理人员在不同的环境、场合中综合运用评判性思维的情境有3种。

1. 运用多种学科领域的知识 护理作为一项实践性的工作，其服务对象是人，在现代护理模式的指导下，护理人员用整体的观点来处理人对健康问题的反应。必须从其他学科领域吸取有用的知识，以便从整体上评估护理对象的健康资料，实施有效的护理干预。这种运用其他学科知识帮助解决本学科问题的途径，需要运用评判性思维。因此，护理人员必须学习自然科学、社会科学及人文科学知识，以构建坚实的护理知识和技能基础。

2. 准确处理应激情境下的各种变化 在临床实践中，护理人员在一个复杂多变的环境中工作，如治疗、用药、临床技术不断发展，护理对象的病情瞬息变化。护理人员必须运用评判性思维，在这些应激情境中准确处理和适应各种变化，并在理论和实践中做出创新。

3. 进行有效的临床护理决策 在临床工作中，护理程序是解决护理问题的科学方法，为护理人员的科学思维提供了结构框架。评判性思维使临床护理人员在护理程序的各个步骤中做出更加合理的有效决策。

（二）在护理管理中的应用

护理管理者在临床管理中需要进行各种决策，正确的决策是有效管理的重要保障。护理管理者运用评判性思维，能在决策过程中有效地对传统的管理思想、方法进行质疑，对各种复杂现象、事件等进行有效分析、判断，做出恰当决策。

（三）在护理科研中的应用

护理科研是对护理现象进行探索和研究的过程，要求对各种观点、方法、现象和常规等进行积极思考和主动质疑，并在此基础上进行调查或实验，以新的、充分的证据得出新观点、新方法和新模式。成功的护理科研需要科研者能够有效应用护理评判性思维，进而质疑、假设、推理、求证。

（四）在护理教学中的应用

培养学生评判性思维是 21 世纪世界各国重要的教育研究课题。评判性思维应用在护理教学过程中，应注意在发挥教师自身主导作用的同时，充分发挥学生在教育过程中的主体地位，给学生充分的自主权和选择权，使学生明确自己的学习需要，并参与到评价学习的过程中。在课堂教学过程中建立平等、民主的师生关系，鼓励学生积极参与、思考、质疑、讨论，敢于大胆提出自己的独立见解，从而创造有利于培养学生评判性思维的教学环境。

七、发展护理评判性思维的策略

护理人员评判性思维能力是指在复杂的情境中，护理人员灵活应用已有的经验和知识，在反思的基础上对护理问题及解决方法进行分析、推理，做出合理的判断并进行正确取舍的能力。进行评判性思维并不容易，护理人员应努力促进自身评判性思维态度和技能的发展。发展护理评判性思维可采用以下策略。

（一）自我评估评判性思维状况

护理人员要经常反思自己是否具备评判性思维的态度和技能。这种态度评估也可由同伴或群体来进行，在评估时，要确定自己哪些态度和技能已经具备，哪些态度和技能具备很少或完全不具备。

（二）创造评判性思维的环境

创造支持评判性思维的环境对护理专业至关重要。要特别注意建立自由、民主与开放的氛围，积极创建一个鼓励不同意见和公正检验不同观点和意见的激励性环境。护理管理者还要鼓励护理人员在做出结论前检验证据，避免盲目服从群体意见和观点。

（三）应用促进评判性思维的策略

尽管评判性思维是一个复杂的思维过程，但评判性思维的发展依赖于护理实践。在促进护理人员评判性思维的策略中，最常用的是 9 个评判性思维问题。

1. 期望达到的主要目标是什么　即护理人员对服务对象实施了护理计划后，期望可以得到哪些有益的结果。

2. 为达到主要预期目标应解决哪些问题　在护理实践过程中，为达到主要预期目标，护理人员在评判性分析的基础上，应明确现存的或潜在的健康问题，确定解决问题的优先顺序，按照护理计划去实施以预防、控制和解决健康问题。

3. 问题发生在什么样的环境下　问题发生的地点、时间和发生发展情况以及病人的文化背景等不同，护理人员所应用的评判性思维方法也不同。

4. 需要具备哪些知识　护理人员具备相应的知识基础是进行评判性思维的必备条件。一般临床护理决策包括 3 个方面的知识：①与特定问题相关的知识，如与健康问题相关的临床表现、体征、危险因素等；②护理程序相关的知识和技能，如健康评估、人际沟通、伦理学等；③相关学科的知识，如系统解剖学、药理学、心理学等。

5. 允许误差的空间有多大　护理实践中允许的误差空间通常较小，主要根据病人的健康状况和干预的风险而定。

6. 决策的时间有多少 护理人员应根据护理问题的紧迫性及与病人接触的时间，确定要完成的决策以及需要尽早完成的决策。

7. 可利用的资源有哪些 护理人员应正确识别有用的资源，比如临床专家、护理教师、病人及其家属、教科书、护理实践指南等。

8. 必须考虑哪些人的意见 要有效解决病人的健康问题，必须考虑主要参与者的意见，其中，病人的意见最为重要，其他的还有病人家属、重要关系人及护理人员等的意见。

9. 影响思维的因素有哪些 护理人员的评判性思维会受到较多因素的影响，认识到这些影响因素可帮助护理人员客观地进行思维。

⊕ 知识链接

护理评判性思维能力的测量

正确评价护理评判性思维能力可以帮助护理人员了解自身评判性思维能力水平，促进护理评判性能力的发展。常用的护理评判性思维能力测量工具包括：加利福尼亚评判性思维技能测验（California critical thinking skill test，CCTST）、加利福尼亚评判性思维特质问卷（California critical thinking disposition inventory，CCTDI）、怀森及格拉斯的评判性思维评价量表（Watson-Glaser critical thinking appraisal，WGCTA）、恩尼斯及威尔的评判性思维短文测试（Ennis-Weir critical thinking essay test，EWCTET）、康奈尔评判性思维测试（Cornell critical thinking test，CCTT）、医学科学推理测验（health sciences reasoning test，HSRT）、基于表现的评判性思维测评（performance assessment for critical thinking，PACT）以及中文版评判性思维能力量表（critical thinking disposition inventory-Chinese version，CTDI-CV）等。

第二节 临床护理决策

临床护理决策对临床护理实践十分重要，是影响护理效果的主要因素之一。护理人员在处理临床问题时做出正确决策，是病人康复的重要保证。评判性思维是临床护理决策和解决护理问题的基础，而临床护理决策是评判性思维的最终目的之一。

一、临床护理决策的概念

对于临床护理决策并没有统一的定义，学界较为认同的定义是 2002 年由护理学者罗奇（Roche）提出的定义，即：临床护理决策（clinical nursing decision）是指在临床护理实践过程中由护理人员做出关于服务对象护理的专业决策的复杂过程。这种专业决策可以针对服务对象个体，也可以针对服务对象群体。它是通过护理人员和服务对象的互动而做出的，是关于病人病情的观察、资料来源及其意义的评估以及应采取哪些护理行为的决策。临床护理决策既是行为过程，又是思维过程。

二、临床护理决策的步骤

决策是为实现一定目标而选择最优行动方案的过程。这一过程由一系列前后关联又相对独立的步骤组成。因此，护理人员要做出科学的决策，必须运用正确的方法，根据一定的程序进行，才能实现工作目标。

（一）明确问题

明确问题是合理决策、正确解决问题的前提。临床护理决策的根本目的是解决临床实践问题，在确定问题的过程中，护理人员要对服务对象的问题进行评判性分析，将服务对象的一系列问题放在具体临床情境中，护理人员应根据对服务对象资料的评估，及时、正确、全面地发现服务对象现存的或潜在的健康问题，仔细分析问题的原因，并确定主要问题，这样才能针对问题做出正确的干预决策。

（二）确定目标

确定目标是科学决策的重要环节之一，没有目标的决策是盲目的决策。决策目标既体现决策行动的预期结果，又是选择行动方案的依据。目标应根据问题确定，针对性、可行性强。决策者根据具体临床情境对决策目标的重要性进行排序，建立优先等级，首先完成最重要的目标以获得主要的结果。

（三）选择方案

选择方案是决策的核心环节，包括拟订方案、比较方案和确定方案3个步骤。

1. 拟订方案　护理人员根据决策目标，运用评判性思维寻求所有可能的方案作为备选方案。在护理临床实践过程中，这些备选方案可来自护理干预或服务对象护理策略等。具体方法有头脑风暴法、德尔菲法等。

2. 比较方案　护理人员对各种备选方案进行比较，权衡备选方案的可靠性、科学性、可行性和合理性。

3. 确定方案　对各种备选方案进行比较后确定最佳方案。常用方法有决策树法、列表法等。

（四）实施方案

决策活动的最终目的是要付诸实施，而所做决策是否科学，也有待在实施过程中检验。此时，护理人员需要根据解决问题的最佳方案，制定相应的计划来执行该决策。在此过程中，护理人员应注意制订相应的计划以预防、减少或克服在实施方案过程中可能出现的问题。

（五）评价和反馈

在方案实施过程中或实施后，决策者要有意识地对决策效果进行适时的评估，对策略积极和消极的结果进行检验，总结决策中的得失和经验教训，评价决策的效果。及时地反思、评价、总结和反馈有利于临床护理决策能力的提高。

（六）群体决策

护理人员不但要根据上述程序对个体病人做出决策，有时也要对群体病人做出决策。群体病人的决策程序包括：①确定每个病人的问题；②比较病人，根据基本需要、病人病情变化和稳定的程度以及问题的复杂性，确定群体中哪个问题是最紧急的；③预测解决首优问题所需要的时间；④确定怎样联合行动，在同一时间解决一个以上的问题；⑤考虑怎样使群体病人成为决策者并参与护理。

以上决策的基本步骤，有时可交替结合进行，并根据评价反馈不断修正，以使决策方案不断完善。

三、临床护理决策的影响因素

临床护理决策的影响因素主要来自3个方面：决策者因素、环境因素和情境因素。

1. 决策者因素　由于决策者自身的价值观、知识、经验、个性特征和技能储备不同，决策的过程和结果也会不同。如一个高年资的、有丰富工作经验和专科知识的护理人员在处理病人病情突变时，通常就比一个刚毕业的年轻护理人员更能及时、正确地做出临床护理决策。

2. 环境因素　对决策的可行性和最终实施的影响很大，其影响也是多方位、多角度的，主要包括：

政策、法规的限制，病人及家属的意见，医院条件、设备的影响，能否获得有关帮助和指导，以及他人对决策结果的支持和认可程度等。如护理人员在药物治疗中进行评判性思维时，对具体药物的知识，可以通过向药师请教、查阅药物手册等方法来增加其决策的有效性。

3. 情境因素　包括与护理人员本人有关的情境因素、与决策本身有关的因素、决策时间的限制等，这些都会影响决策的正确性。与护理人员本人有关的因素包括护理人员的年龄、认知、工作环境、自信心、受教育程度等以及在决策过程中的精神状态、对信息的把握程度等。焦虑、疲惫、注意力不集中会影响决策的正确性。若决策太复杂、时间限制太紧，往往不容易做出令人满意的临床决策。

四、临床护理决策的类型

护理人员在日常工作中要做出各种各样的决策，其中大多数决策可直接影响护理对象的护理效果。根据护理人员对环境因素的可控程度，临床护理决策可分为确定型临床护理决策、风险型临床护理决策和不确定型临床护理决策3种类型。

1. 确定型临床护理决策　是指决策方案所需条件和结果都明确知道的决策。在此情况下，护理人员只需通过分析各种决策方案的最终得失，就能做出精准估计的决策。

2. 风险型临床护理决策　是指决策的每一种方案都有2种或2种以上的可能结果，而且知道每一种结果均有发生的可能性。由于决策问题存在多种状态，采用哪种方案都有风险性，护理人员需要对多种风险进行应对，以防不测。

3. 不确定型临床护理决策　是指决策问题的各种可能的结果和出现的概率均不能确定的决策。这种类型的决策依赖于护理人员的临床经验和主观判断。

五、临床护理决策的模式

决策模式与一定的医学模式相适应，医学模式的转变也带来了护理决策模式的转变。根据护理人员与服务对象在临床护理决策中的角色定位的不同，将临床护理决策模式分为3种：服务对象决策模式、护理人员决策模式和共同决策模式。

1. 服务对象决策模式　是指由护理人员提供各种方案的优点和风险等相关信息，服务对象根据自身的经验及理解独立做出选择。

2. 护理人员决策模式　是指由护理人员主导，护理人员单独或与其他医务人员一起考虑收益和风险，进而替服务对象做出选择，告知服务对象的信息量由护理人员决定。在护理人员决策模式中，服务对象不参与决策过程。该模式决策的前提是护理人员知道哪种方案对服务对象最为合适。

3. 共同决策模式　是指护理人员为服务对象提供各种相关信息，服务对象提供自身的病情、生活方式及价值取向等，然后双方对相关的备择方案进行讨论，并结合实际情况（如社会、家庭、医院现实条件等因素）做出最优的选择。在共同决策模式的过程中，护理人员与服务对象之间始终保持互动、双向信息交流的关系，服务对象与护理人员都是决策者，护理人员与服务对象之间是一种协作关系。同时，在共同决策模式中，护理人员还承担教育服务对象的任务，在决策进行的过程中，护理人员首先需要客观地向服务对象进行解释，以便服务对象具有参与决策的基本知识和思想基础。

在社会进步的同时，服务对象更加关心与自身利益相关的各种决策，愿意了解和参与决策过程。因此，一般情况下，临床护理决策应首先提倡使用共同决策模式。

六、发展临床护理决策能力的策略

在复杂的临床环境中，护理人员的重要临床功能之一是对服务对象做出合理的临床护理决策。为了促进护理人员临床护理决策能力的发展，需要培养护理人员评判性思维能力，并帮助护理人员掌握临床护理决策的各种相关技巧和方法。

（一）发展评判性思维能力

1. 发展护理评判性思维能力的条件　包括营造评判性思维的氛围、提高护理教师的评判性思维能力、培养评判性思维的情感态度等，为培养护理人员的评判性思维能力做好准备。

2. 发展护理评判性思维能力的方法　采用实践反思法、归纳性思维的教育模式教学法、苏格拉底询问法等方法，培养护理人员的评判性思维能力。

（二）促进临床护理决策能力发展的其他策略

1. 运用护理程序　在临床护理决策过程中，增强护理人员运用护理程序的能力和技巧。护理程序是科学的护理工作方法，体现了护理过程中思考与行动的结合。

2. 熟悉护理常用技术　如静脉注射泵、计算机、监护仪等的使用，既能减小工作量，又有助于正确实施决策。

3. 遵守政策和法规　与诊疗护理工作相关的政策和法规能为护理人员在法律规定的范围内进行临床护理决策提供依据。护理人员应学习这些政策和法规，并以此来规范自己的行为，做出更好的临床护理决策。

4. 运用多方资源　在日常的学习和工作中，护理人员还应向教师、专家和同行学习，有意识地训练和提高自己的临床护理决策能力。

随着社会的进步及医学科学的不断发展，人们对护理的要求日益提高，护理的工作范围也在逐步扩大，护理环境越来越复杂，护理人员需要面对各种复杂的选择，而评判性思维能力是面临复杂抉择时进行正确反思与选择的重要思维及判断方法。因此，培养护理人员的评判性思维能力，促使其做出正确的临床护理决策，对提高护理质量具有重要意义。

第三节　循证护理

护理人员在针对某一具体临床问题进行临床决策时，经常会面临因同类研究结论矛盾而难以抉择的问题。循证实践作为一种观念和工作方法，对当今临床医学和护理学的发展产生了深远的影响。循证护理作为循证实践的分支之一，对促进护理决策的科学性、保证护理实践的安全性、提高护理措施的有效性、节约卫生资源具有重要的临床意义。

一、概述

（一）循证护理的概念

循证护理（evidence-based nursing，EBN），又称实证护理或以证据为基础的护理，是循证医学在护理专业中的应用。循证护理是护理人员在计划其护理活动的过程中，审慎、明确和明智地将当前所能获得的最佳研究证据与其临床经验以及病人愿望相结合，作为临床护理决策依据的过程。

循证护理构建在护理人员的临床实践基础上，它强调以护理实践中特定的、具体化的问题为出发点，将来自科学研究的证据与其临床知识和经验、病人需求进行审慎、明确和明智的结合，促进直接经验和间接经验在实践中的综合应用，并通过实施过程，激发团队精神和协作气氛，改革护理工作程序和方法，提高照护水平和病人满意度。循证护理注重终末评价和质量管理，能有效地提高护理实践的安全性、科学性和有效性，节约卫生资源。

（二）循证护理的基本要素

循证护理是一种理念和工作方法，在该过程中应着重考虑的是：①可获得的来自研究的最佳证据；②护理人员的专业判断；③病人的偏好和价值观；④证据应用的情境。四项基本要素分述如下。

1. 最佳证据（best evidence） 是指来自设计严谨、具有临床意义的研究的结论。在循证护理中，证据是应用临床流行病学的基本理论和临床研究的方法学以及有关研究质量评价的标准，经过严格界定和筛选获得的最新、最佳证据。护理人员应对证据的科学性、适宜性、可行性、临床应用价值、有效性以及经济性进行严格评价，即评价其研究设计是否科学合理、研究结果是否真实可靠，干预方法是否对病人有益、是否能够提高护理质量，并进行证据的汇总分析。只有经过认真分析和评价获得的最新、最真实可靠且有重要临床应用价值的研究证据才是循证护理应该采纳的证据。

2. 专业判断（clinical expertise） 是指护理人员对临床问题的敏感性及其应用自身丰富的临床知识和经验、熟练的临床技能做出专业决策。开展循证护理时，护理人员应具有系统的临床知识、丰富的护理实践经验，能敏感地察觉到护理问题，并将护理问题与文献中的证据结合在一起，为病人提供适宜的护理活动。

3. 病人的偏好和价值观（patient preferences and values） 是开展循证护理决策的关键。证据能否应用在病人身上解决病人的问题，取决于是否考虑病人本身的需求。病人的需求具有多样性，即使同一种疾病的病人，在疾病的同一个阶段，其需求也可能是不同的。任何先进的诊治手段只有得到病人的接受和配合，才能取得最好的效果。因此，护理人员应秉持以病人为中心的理念，利用自身丰富的临床经验，结合"循证实践"的方法分析病人多种多样的需求，遵循最科学的证据，寻求满足病人需求的最佳方式。

4. 证据应用的情境 证据的应用必须强调情境（context），在特定情境下获得明显效果的研究结论不一定适用于所有的临床情境，这与该情境的资源分布情况、医院硬件和软件条件、病人的文化习俗和宗教信仰等有关。因此，在循证护理实践中，除了要考虑拟采纳证据的科学性和有效性外，同时还应考虑证据实施的具体临床情境，以充分评估证据应用的适宜性、可行性和临床意义。

二、循证护理应用

（一）循证护理应用的基本步骤

循证护理实践是一个系统的过程，涉及护理组织、各级护理人员。循证护理实践的过程是发现问题—寻找证据—解决问题的过程，主要包括4个阶段：证据生成（evidence generation）、证据综合（evidence synthesis）、证据传播（evidence transfer）与证据应用（evidence utilization）。具体过程如下：①明确问题；②系统的文献检索；③严格评价证据；④综合证据；⑤传播证据；⑥引入证据；⑦应用证据；⑧评价证据应用后的效果。

1. 证据生成 即证据的产生。证据可源于研究结果、专家临床经验、专业共识、成熟的专业知识、逻辑演绎和推理。无论采用哪种方法，设计严谨的研究结果要比个人观点的可信度更高；但如果经过系统检索，发现尚无研究获得的证据时，其他类别的证据可以代表该领域现有的最佳证据。

2. 证据综合 即通过系统评价来寻找并确立证据。该阶段包括以下4个步骤。

（1）**明确问题** 循证问题的提出是循证的开始，也是循证实践至关重要的一步。明确临床实践中需要解决的问题并将其特定化、结构化，以便进行文献检索。

（2）**系统的检索文献** 根据所提出的临床问题进行系统的文献检索，寻找证据。

（3）**严格评价证据** 严格评价检索到的研究设计的科学性和严谨性、研究结果推广的可行性和适宜性以及研究的临床重要性和有效性。

（4）汇总证据　对筛选后纳入的研究进行汇总，即对同质性的同类研究结果进行 meta 分析，对不能进行 meta 分析的同类研究进行定性总结和分析。

3. 证据传播　是指将证据通过专业期刊、专业教育和培训网站、其他电子媒介等方式传递到护理实践者、护理管理者和护理系统中。证据的传播是经过周密的规划，设计专门的途径，精心组织证据和信息传播的内容、形式以及传播方式，以容易理解、接受的方式将证据和信息传递给对方，使其应用于护理决策过程。

4. 证据应用　即将最佳证据应用于护理实践活动。该过程包括以下 3 个步骤。

（1）引入证据　护理人员将最佳证据与护理人员的临床知识和经验、病人需求和意愿相结合，根据临床情境，做出最佳临床决策，并应用于临床实践。

（2）应用证据　在使用有效证据时，应结合临床的具体环境与条件、病人的文化背景及个体差异等，动态检测证据应用的实施过程。

（3）评价证据应用后效果　评价证据应用后对卫生保健系统、护理过程、病人产生的效果。评价时，要选择客观、合适的方法，确保将评价结果反馈至护理过程，根据临床具体情况，可选用外单位评价、本单位评价及自我评价等。

（二）循证护理的应用过程举例

以下通过"预防尿路造口周围刺激性皮炎"为例，说明循证护理实践的 8 个步骤。

第一步：明确问题　尿路造口术后，造口周围皮肤问题较常出现，发生率为 16%～77%，其中，尿路造口周围刺激性皮炎是最常见的皮肤问题，占 69%～86%，由此引起的疼痛、焦虑、睡眠质量下降和社交障碍等问题严重降低了病人的生活质量。因此，临床问题是：如何为尿路造口术病人提供最佳的尿路造口周围刺激性皮炎的护理？

第二步：系统的文献检索　选择恰当的检索词，为"膀胱癌""尿路造口术""周围刺激性皮炎"等，制定检索策略，系统检索了美国国立指南网（National Guideline Clearinghouse，NGC）、世界造口治疗师协会（World Council of Enterostomal Therapists，WCET）、澳大利亚乔安娜布里格斯研究所循证卫生保健中心数据库、Cochrane Library 等国内外数据库，并首先选择随机对照研究进行检索，再扩大检索面，包括其他设计的研究（非随机对照试验等），获取相关研究的结果。

第三步：严格评价证据　对初步纳入的各项研究的质量进行严格评价，评价的内容包括研究的整体设计、分组方法、干预原则，同时还包括统计方法、研究结果的准确性和有效性以及研究结果推广的可行性等，筛选出合适的研究。

第四步：汇总证据　对纳入的研究进行分类、汇总，对具有同质性的同类研究结果进行 meta 分析，对不能进行 meta 分析的同类研究进行定性总结和分析，形成"预防尿路造口周围刺激性皮炎措施的系统评价"。例如，该领域的循证实践推荐，尿路造口术后病人每次更换造口底盘时，应使用造口周围皮肤评估工具；尿路造口术前，造口治疗师或曾接受过培训的医护人员应对每位病人进行正确的造口定位；护理人员、病人及其家属能正确更换造口产品；护理人员应用造口保护粉和无乙醇的保护膜（或固体保护膜）来治疗受损皮肤；皮肤损伤很大和（或）高度渗出时，应在粘贴造口袋之前考虑使用水胶体敷料等。

第五步：传播证据　将系统评价的结果编撰为"尿路造口周围刺激性皮炎护理的循证实践报告"，根据所在医院护理人员的特点，将最佳的实践报告传播到有尿路造口术病人的医疗机构和医护人员中。

第六步：引入证据　对证据的真实性和相关性进行评价后，护理人员在上级部门的支持下成立循证护理小组，根据所在单位的条件，结合自身的临床经验和病人需求，评估上述可应用于本单位尿路造口周围刺激性皮炎预防的证据。

第七步：应用证据　循证小组达成共识后，引入相关证据内容，优化护理流程，制定"尿路造口周围刺激性皮炎的护理流程"，应用"中文版本的造口周围皮肤评估工具（DET评分）"，开展预防尿路造口所致周围刺激性皮炎的护理实践。应用证据期间，需要反复召开循证小组会议，进行护理人员培训、病人和照护者宣教，协调并解决出现的矛盾和问题，确保证据应用后的护理工作顺利实施。

第八步：评价证据应用后的效果　采用严格的质量管理程序，动态随访流程优化实施后护理人员的工作程序是否符合实践指南要求、病人尿路造口周围刺激性皮炎的发生率是否下降。

目标检测

答案解析

一、简答题

1. 在护理专业的学习中，应如何培养评判性思维能力？

2. 发展临床护理决策能力的策略包括哪些？

3. 循证护理包括哪些基本要素？

二、案例分析题

护理人员小陈刚从护理院校毕业，在工作中，她努力、勤奋、好学、好问，想应用评判性思维发现、解决病人的问题。在护理病人时，她严格遵守操作规范，对高年资护理人员的话深信不疑。小陈对自己的工作成效非常满意，但是病人却认为小陈不能很好地满足自己的健康需求。

请问：（1）你认为护理人员小陈的评判性思维可能处于哪个层次？为什么？

（2）护理人员小陈应该如何提高自己的评判性思维层次？

（3）哪些因素可能会影响护理人员小陈评判性思维的发展？

书网融合……

本章小结

微课

题库

第十章 护理理论及模式

PPT

理论是对特定领域内的现象进行的系统、整体的描述。护理理论是在护理实践中产生，经过护理实践检验和证明的理性认识，是对护理现象、护理活动及其本质和规律的正确反映。学习护理学理论，可以帮助我们从护理专业的角度明确护理实践的理论基础，促进专业的发展。

⇒ 案例引导

案例：2003 年，四川省甘孜藏族自治州人民医院主任护师巴桑邓珠荣获第 39 届南丁格尔奖，他是目前为止我国唯一获此殊荣的男护士。巴桑邓珠是甘孜藏族自治州人民医院第一代藏族男护士。他参加过炉霍县 7.9 级地震、石渠县特大雪灾等十余次灾害救援工作。他在电力中断、医疗设施简陋的情况下，于帐篷中协助医生开展救治工作；在雪灾中，他深入最偏远的灾区，忍受饥饿和严寒，与救援队一起挽救了数以百计的冻伤灾民。

讨论：1. 如何才能成为一名优秀的护理工作者？

2. 案例体现了哪些核心护理理念？

第一节 概　　述

一、护理理念

理念（philosophy），来源于拉丁文"philia"（爱）和"sophia"（智慧）两个词的结合，含义为智慧之爱，英文的字面含义是找寻真理，中文可译为理念、哲理或哲学。

不同学科对于理念有着不同的认识。哲学角度认为，理念探寻的是事物的本质、意义和重要性，并侧重于对事物及整体间关系进行分析和判断；心理学角度认为，理念是个人所持有的价值观以及个人选择行为的标准。护理学界认为：理念是一个抽象概念，是人们看待事物本质及其价值的基础，它以原则的形式左右人们的思维，指导并影响人们的行为。

（一）护理理念的概念

护理理念（philosophy of nursing）是护理人员对护理的信念、理想和所认同的价值观，是护理专业的理论体系和实践体系发展的框架概念，是指导临床护理、社区护理、护理教育、护理管理、护理科研等的思想基础。

目前，被认可的护理专业核心理念包括以下几个方面。

1. 护理是一门科学，也是一门艺术，它是一门助人的专业，其核心是健康照顾。

2. 护理的对象是个人、家庭、团体及社会，护理为其提供帮助。

3. 每个人都是由生理、心理、社会、精神、文化所构成的统一体，个体每时每刻都在与环境互动，护理帮助个体维持平衡。

4. 每个人都是完整的独特的个体，都有接受最好健康服务的权利，并对自己的健康负责。

（二）护理理念的发展历程

护理理念的形成与发展受到政治、经济、社会文化、科学、哲学思潮等因素的影响，美国学者贝维斯将其分为四个阶段。

1. 禁欲主义阶段（1850—1920） 此阶段的护理理念认为，每个人都有高尚的理想境界，精神升华是人生追求的最高境界。禁欲主义强调自律、自我否定，提倡不计较金钱、报酬、物质享受，崇尚奉献和自我牺牲。

南丁格尔的理念是该时期的代表思想，中国护理也深受此理念的影响，认为护士应当有燃烧自己、照亮他人的奉献精神。这一护理理念强调奉献、责任和义务，忽略了护士的个人权利，不利于护理专业的长远发展。

2. 浪漫主义阶段（1921—1940） 受文艺复兴浪漫主义思潮的影响，护士被美化为"白衣天使"，手持明灯的南丁格尔是护士的美丽化身。浪漫主义认为，护士是柔韧与美丽的结合，护理应依赖权威，服从医院的领导，甘当医生的助手，护士不应有决策权、自主权和独立行为。

受此理念的影响，当时护理教育课程的设置完全照搬了临床医生教育模式，护士的价值体系和决策能力依附于医生。

3. 实用主义阶段（1941—1960） 实用主义起源于19世纪后期的美国。护理理念受实用主义哲学思潮的影响，认为人是衡量所有事务的主体，价值观是立足现实，将是否在现实中应用及其所获得的结果作为衡量事物的最终标准。

此阶段护理的重点是完成工作任务，注重服务效率。为此，护理界先后推出了诸多实用性措施，如：设计短期护理教育课程，培训护士助理，让护士助理或护理员充实临床一线队伍，缓解护士人手紧张的状况；施行"功能制护理"或"小组护理"的护理分工方式；护理工作以疾病为中心等。这些以"任务为中心"的措施的实施，缓解了当时护士严重不足的现状，使繁重的护理工作任务得以顺利完成。

4. 人本存在主义阶段（1960至今） 人本存在主义主张每个人都有自己的独特性和完整性，强调人的主观能动性、选择权、自主权，关心人的存在、价值、本质、理想、自由、个性、尊严、创造性和生活质量。

此阶段的护理理念是应更好地满足服务对象作为一个整体系统的需要，护理工作的重心转变为"以病人为中心"乃至"以人的健康为中心"的护理。护理活动更注重人的整体性和自主性。

现在，"以人为中心"的护理服务理念逐渐深入人心，服务模式从配合医生完成治疗任务向围绕病人身心健康需求转变。同时，护理人员应充分利用护士独特的知识与技能，发挥自己在保健服务体系中的作用，对服务对象和社会负责。护士也有了维护自身权益的意识，在争取护理专业的地位、护士的工作环境与待遇等方面也采取了积极的行动，极大地促进了护理学科的发展。

（三）护理理念的基本要素

"人""环境""健康"及"护理"是现代护理理念最核心的四个基本概念，他们构成了现代护理理念的基本要素。对这四个要素的深入诠释，形成了护理理念体系。

（四）护理理念与护理理论的关系

护理理论在护理理念的支配下形成，护理理念对护理理论的形成起支撑和指导作用。不同的护理学家，由于对不同护理现象与本质的研究侧重点不同，对护理理念的四个要素的阐述和分析也存在差异，并由此形成了不同的护理理论（图 10-1）。

二、护理理论

20 世纪 60 年代以后，由于发展的需要，护理学科逐渐建立并形成了自己的专业理论。

理论（theory）是人们对自然、社会现象，按照已知的知识或者认知，经由过滤、归纳、信息一般化处理、推理等方法，进行合乎逻辑的总结。

理论主要由以下要素构成。①概念（concept）：是反映对象的本质属性的思维形式。人类在认识过程中，把所感觉到的事物的共同特点，从感性认识上升到理性认识，抽出本质属性而成。

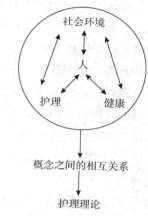

②定义（definition）：对概念所做的简要而准确的描述。③理论
论点（theoretical statement）：对理论中两个或两个以上概念的关系的描述。④现象（phenomenon）：是事物表现出来的，能被人感觉到的一切情况。现象是人能够看到、听到、闻到、触摸到的。

图 10-1　护理理念与护理理论的关系示意图

（一）护理理论的概念

护理理论（nursing theory）是对护理现象及本质的规律性认识，用以描述、解释、预测和控制护理现象。

（二）护理理论的发展

护理理论的发展可分为五个阶段。

1. 理论借鉴期（20 世纪 50 年代以前）　又称南丁格尔时代，为护理理论的萌芽阶段。南丁格尔作为该时期的代表人物，并未完全形成自己完整的理论，但是其通过对护理实践的总结，提出了一系列有关护理的理论观点，为后期护理理论的形成奠定了一定基础。

2. 理论诞生期（20 世纪 50 年代）　为护理理论的诞生、形成期。美国哥伦比亚大学教育学院开展的护理研究生教育，培养了学生们的评判性思维能力，激发了他们对护理的本质、目标及角色等问题的探索和思考，对护理理论的诞生产生了直接的刺激和影响。这个时期的代表人物及理论有：希尔德加德·佩普劳的人际关系模式、维吉尼亚·韩德森的护理功能模式等。

3. 理论的发展初期（20 世纪 60 年代）　此时期，护理学者们主要探讨护士与服务对象之间的关系、护理程序的应用等问题，认为良好护患关系的建立有助于满足病人的需要。这一时期的代表人物及理论有：艾达·奥兰多的护理过程学说、欧内斯廷·威登巴奇的临床护理帮助艺术学说。

4. 理论的加速发展期（20 世纪 70 年代）　此时期，各种学派相继出现，对护理理论探讨更加深入、广泛。护理学者们开始思考护理理论要说明什么、理论的主要构成、如何分析和评判理论等问题。

在此期间，美国护理联盟决定把是否将护理理论作为课程设置的基础，设定为护理院校的认证标准。这一决定促进了护理理论在护理教育中的应用。这一时期的代表人物及理论有：多萝西娅·奥瑞姆的自理理论、贝蒂·纽曼的系统模式、吉恩·华生的关怀科学理论等。

5. 理论的稳定发展时期（20 世纪 80 年代以后） 此时期，早期的护理理论学者将他们的理论不断完善和发展，同时也对护理的本质及现象进行了更深刻的探讨。代表人物及理论有：玛格丽特·纽曼的健康意识理论、凯瑟琳·科尔卡巴的舒适理论等。

（三）护理理论的分类

1. 按照理论的抽象程度分类

（1）护理理念 是指护士利用逻辑分析、推理等抽象方法阐述各种护理现象之间的联系所形成的价值和信念体系，为护理理论和模式的发展奠定了基础。护理理念会左右护士的思维、影响其行为，但不能直接用于指导护理实践、解决具体的护理问题。如：南丁格尔的环境学说。

（2）护理模式 又称概念框架，以笼统而较为抽象的方式来说明护理现象及其关系。护理模式是护理理论的雏形，难以直接指导护理实践，需要通过科研和实践不断地进行检验、总结及明确，从而发展为完善的护理理论。如：贝蒂·纽曼的系统模式。

（3）护理理论 在护理理念及护理模式的基础上，借鉴其他学科的理论原则，以阐明护理现象及其之间的联系。护理理论的观点和概念具体而明确，能够用于指导实践、解决护理实践中的具体问题。如：奥瑞姆的自理理论。

2. 按照理论内容包含范围分类

（1）广域理论 对护理的本质、任务和目标进行系统、整体的描述。广域理论的内容包含广，较为抽象，对于护理实践的指导性作用有限。但是，其具有较强的专业价值，可为护理学中一些广泛的、抽象的思想观念提供结构性框架，对专业的发展起积极的推动作用。如：罗伊的适应模式理论。

（2）中域理论 与广域理论相比，范围较狭窄，抽象性较低，多描述一些具体的现象或概念以及各个现象间的相互关系。其所关注的现象往往是跨领域的、不同情境下的护理现象。这类理论能直接指导护理实践。如：奥瑞姆的自理理论。

（3）情境理论 范围最为狭窄，以特定的护理现象为切入点，研究临床护理实践中的某一特定护理现象，或局限于某一特定人群、某个人的特殊护理领域。情境理论的概念较为具体，对临床护理有具体的指导作用。如：疼痛控制理论。

3. 按照理论内容的着重点不同分类

（1）以服务对象的健康需要和健康问题为中心的理论 如：南丁格尔的环境学说、华生的关怀科学理论等。

（2）以护患关系为中心的理论 如：佩普劳的人际关系理论等。

（3）以一般系统论为中心的理论 如：罗伊的适应模式等。

（4）以能量源为中心的理论 如：纽曼的健康系统模式等。

第二节 奥瑞姆自理理论 🅔微课

一、理论简介

奥瑞姆（Dorothea Orem，1914—2007）是一位著名的护理理论专家，她于 1914 年出生在美国马里兰州的巴尔的摩市。她在大学期间主修护理专业，1930 年进入华盛顿州医院的护士学校学习，并获得大专文凭；1939 年和 1945 年在美国天主教大学分别取得学士学位和硕士学位；1976 年被授予名誉博士；1984 年退休。

20 世纪 50 年代末，奥瑞姆在美国健康 – 教育 – 福利部工作，从事护理咨询。在此期间，她参加了一个关于如何完善和提高护理教育的研讨会，会后她深受启发和鼓舞，随即开始对护理现象及本质进行研究。1959 年，奥瑞姆发表了一篇名为"护理是为社会提供自理照顾的职业"的文章。此后，她与其他的护理专家组成了护理发展会议小组，并于 1979 年出版了《护理学基本概念的形成：过程与结果》。

临床工作期间，奥瑞姆曾担任护士、护士长、实习带教老师、护理部主任等职位，这些经历使她在临床护理、护理教育、护理管理等方面积累了丰富的经验。20 世纪 50 年代末，奥瑞姆开始探讨护理的现象和本质，如"护士应该做些什么？""为什么护士要做这些事？""护士做了这些事的结果会是怎样的？""一个人处于什么情况，需要和其他人一起决定是否应该接受护理照顾？"等一系列问题。

奥瑞姆根据多年的工作经验，结合哲学、心理学、物理学和社会学等交叉学科知识，对上述问题进行探索，逐步发展出自理理论，并形成了有关"自理"的概念，即"个体在可能时，应自己照顾自己；而当自己不能照顾自己时，护士就给予帮助"。随后她又进行了许多实践，并于 1971 年出版了《护理：实践的概念》（*Nursing：Concepts of Practice*）一书，阐明个体的自理、自理需要与自理能力；在 1980 年出版的第 2 版中，主要阐明家庭、社区和群体的自理、自理需要与自理能力；在 1985 年出版的第 3 版中，将自理模式进一步发展为自理理论、自理缺陷理论和护理系统理论；在 1991 年出版的第 4 版中，重点阐明自理缺陷理论的应用；在 1995 年出版的第 5 版中，从个体、家庭、社区和社会群体等方面综合阐明自理理论在临床护理、护理管理、护理教育和护理科研等领域的应用。奥瑞姆对自理理论持续研究，并不断将其完善和发展。目前，该理论已成为当今护理领域应用最为广泛的理论之一。

奥瑞姆自理理论对护理实践有着重要的指导意义，它强调恢复和增强个体的自理能力是护理的最终目标：应通过评估护理对象的自理能力、自理需要以及基本条件，比较自理需要与自理能力，确定自理不足；设计相应的护理系统，制订具体方案，鼓励护理对象及其家属共同参与护理活动，增强护理对象自理能力，使其成为恢复、维护和促进健康的主体。

二、自理理论的内容

奥瑞姆认为，为了使个体维持生命与健康、从疾病和创伤中康复以及应对疾病所造成的影响，护理应特别重视护理对象对于自理活动的需求，并持续安排和提供这些活动。奥瑞姆自理理论（theory of self-care）围绕护理的终极目标（最大限度地维持及促进护理服务对象的自理能力），分为 3 个相关理论：自理理论、自理缺陷理论和护理系统理论。

（一）自理理论

在自理理论中，奥瑞姆重点说明什么是自理。自理理论认为，人是一个有自理能力的自理体，每个人都有自理需要，而这种需要根据个体的健康状况及生长发育阶段的不同而不同。自理理论主要包括以下概念。

1. 自理（self-care） 也称自我护理，是个体为维持自身的结构完整和功能正常，维持和促进个体处于完好的状态，所采取的一系列自发的调节行为。自理是人类的本能，是连续的、有意识的活动。这些活动包括：维持健康；预防疾病；自我诊断、自我用药、自我治疗；参加康复活动。个体都具有自理的潜力，通过后天的学习和环境的影响或他人指导和帮助可获得。正常成年人都能进行自理活动，但婴幼儿以及健康受影响的个体，如残疾人，则需要不同程度的帮助。

2. 自理能力（self-care agency） 是个体为了维护和促进健康以及身心发展而施行自我照顾的能力。这种能力根据年龄、成长发展情况、生活经历、社会文化处境、健康状况等因素而有所不同。奥瑞姆认为，自理能力主要包括以下 10 个方面。

（1）重视和警惕危害因素的能力：关注身心健康，能对危害健康的因素予以重视，建立自理的生活方式。

（2）控制和利用体能的能力：正常情况下，个体有足够的能量进行工作和日常生活，但疾病会不同程度地降低这种能力。例如，病人会感到乏力，没有足够的能量进行活动。

（3）控制体位的能力：当个体感到不适时，有能力改变体位或减轻不适。

（4）认识疾病和预防复发的能力：个体知道疾病的原因、过程、治疗及预后，有能力采取与疾病康复和预防复发有关的自理行为。例如，避免诱发因素、警惕先兆症状、遵医嘱服药和调整生活方式等。

（5）动机：是指对疾病的态度。若积极对待疾病，病人便有避免各种因素的意向或对恢复工作、回归社会的信心等。

（6）对健康问题的判断能力：若出现健康问题，能做出决定，及时就医。

（7）学习和运用与疾病治疗和康复有关的知识和技能的能力。

（8）与医护人员有效沟通，配合各项检查和治疗的能力。

（9）安排自我照顾行为的能力：能解释自理活动的内容和益处，并合理安排自理活动。

（10）从个人、家庭、社区和社会各方面，寻求社会支持和帮助的能力。

3. 自理主体（self-care agent）　是指能完成自理活动的人。在正常情况下，健康成人的自理主体是其本人；但儿童、病人或残疾人等由于自身自理能力欠缺或受损，不能独立承担自理活动，其自理主体部分是自己，部分是健康服务人员或照顾者。

4. 自理需要（self-care requisites）　是在特定时期，个体自理活动的总称，包括一般性的、发展的和健康不佳时的自理需要。

（1）一般性的自理需要（universal self-care requisites）　也称日常生活需要，是维持生命过程和繁衍的需要。这些需要都是互相关联、互相影响的。一般包括：①摄取足够的空气、水和食物；②与排泄有关的调节和控制；③维持活动和休息的平衡；④社会交往，即独处和与人共处的平衡；⑤防止发生危险和避免对人的生命、机体功能和健康有害的因素；⑥在社会群体中促进人的整体功能与发展。

（2）发展性的自理需要（developmental self-care requisites）　是指在生命成长发展过程中各阶段特定的自理需要，或在某些特殊状况下的需要。发展性的自理需要与人的成长发展状况及人生阶段的生活事件有关。具体包括以下两部分。①在特定的成长发展阶段产生的特殊需要：不同成长发展阶段有不同的需要。例如在婴幼儿期，要进行按需哺乳和预防接种，养成良好的饮食和排便习惯，识字和学习简单的运算等；在老年期，要接受机体功能逐渐衰退的现实，充实退休后的生活等。②在某些特殊状况下的需要：在人的成长发展过程中遇到不利情境时，有处理不利情境、减少甚至消除所引起的不良后果的需要。例如，面临人际关系紧张，发生突发事件如失业、失学、各种天灾，处于艰苦的生活环境，搬迁至一个陌生的环境等，人都会有正确应对的需要。

（3）健康不佳时的自理需要（health deviation self-care requisites）　是指个体发生疾病、遭受创伤或在诊断治疗过程中产生的需要。健康不佳时的自理需要，与遗传或躯体上的缺陷、人体结构功能的异常及诊疗措施有关，是患病的人、受伤的人、残疾人和正在接受治疗的人的需要。包括：①寻求恰当的医护帮助的需要；②认识疾病的病理条件和状况的需要；③调整自我概念、接受病人角色的需要（如认识自己的健康状况，配合各项治疗和护理）；④有效进行治疗、康复和预防并发症的需要；⑤认识和调整治疗措施或用药所引起的不适或不良反应的需要；⑥根据病情治疗、改变生活方式的需要。例如，因腿部骨折用石膏固定后需使用拐杖、结肠手术后需学习排便自理等。

5. 治疗性自理需要（therapeutic self-care demand）　　是指个体通过正确而有效的途径来满足自己的发展及功能的需要，即个人为达到维持生命和健康所做的所有自我照顾行为。

除了对自理理论的 5 个主要概念进行阐述外，奥瑞姆还指出：人的自理需要和自理能力受人的个性特征和生活条件影响。她概括了 10 个基本条件因素，包括：年龄，性别，生长发育阶段，健康状况，社会文化背景，健康服务系统，家庭系统，生活方式与行为习惯，环境因素，资源及利用情况。

（二）自理缺陷理论

自理缺陷理论（the theory of self-care deficit）是指人在满足其自理需要方面，出现质或量上的不足。这种理论明确指出了护理工作的适用范围，是奥瑞姆自理理论的核心。

当自理需要小于或等于自理主体的自理能力时，人就能进行自理活动。反之，若自理需要大于自理主体的自理能力，就会出现自理缺陷，这种现象可以是现存的，也可以是潜在的。自理缺陷包括两种情况：一种是个体的自理能力无法满足自理需要；另一种是照顾者的自理能力无法满足被照顾者的自理需要。也就是说，如果在一定时间内，一个人既有自理能力，也有治疗性自理需要，而这种需求超过了自理能力，就需要护理了。护理人员可以通过与护理对象及其家属进行沟通，保持良好的护患关系，以确定如何对护理对象进行帮助，必要时和其他保健人员和社会教育性机构配合进行。

自理理论和自理缺陷理论对什么（what）是自理和什么时候（when）需要护理进行了说明。护理系统理论则是关于病人的自理需要将如何（how）满足，包括由护士、病人自己或两者同时予以满足。

（三）护理系统理论

为了说明如何满足服务对象的自理需要，奥瑞姆阐述了护理系统理论结构。并且，他指出，护士应根据服务对象的自理能力和自理需要的不同，分别采取 3 种不同的护理系统：完全补偿系统、部分补偿系统和支持-教育系统。各护理系统的适用范围以及护士和服务对象在各系统中所承担的职责如下。

1. 完全补偿系统（wholly compensatory system）　　是指服务对象完全丧失自理能力或自理能力绝对受限，不能承担自我照顾的角色，需要护士进行全面帮助，才能满足服务对象在氧气、水、营养、排泄等各方面的需要。完全补偿系统适用于以下情况。

（1）服务对象在精神上、心理上和体力上完全没有能力参与自理活动，如昏迷病人。

（2）服务对象神志清醒，能对事物进行判断和做出决策，能认识自己的需要，但体力上没有能力去做。例如第 3~4 颈椎高位截瘫病人，即有不同程度的躯体活动能力受限，或因治疗需要而限制了躯体活动，不能满足其自理需要。

（3）服务对象虽然身体能活动，在持续的帮助和监护下可以进行一系列自理活动，但对事物不能做出合理的判断和决定。如精神疾病病人、老年痴呆症病人和智力迟滞病人等。

在此系统中，护士不仅要为病人提供全面的护理，还要替病人确定其自理需要，并了解如何满足其自理需要。护士有责任满足病人所有的自理需要并与家属保持密切联系。护士活动包括：满足病人的治疗性自理需要，代偿病人在自理上的无能为力以及支持和保护病人。

2. 部分补偿系统（partly compensatory system）　　是指服务对象有能力满足自己一部分的自理需要，但另一部分需要护士来满足。病人不能独立完成自理的原因包括：病人的病情和治疗限制了病人的活动；缺乏所需的知识和技术来完成某些活动；病人心理上没有做好进行或学习某些行为的准备。部分补偿系统多适用于手术后服务对象，例如近期行较大手术后的病人在梳洗、如厕、沐浴或行走等方面需要较多帮助。根据补偿程度的不同，该系统可分为护士辅助完成自理需要为主和病人完成自理需要为主两种情况。

（1）护士辅助完成自理需要为主　　如按医嘱给予及时、准确的药物治疗，进行伤口或引流管的护理等。

（2）病人完成自理需要为主　如协助和指导病人在早期正确进行肢体活动和功能锻炼、合理饮食、充足休息和睡眠等。

3. 支持－教育系统（supportive-educative system）　是指服务对象有能力执行或学习一些必需的自理方法，但必须在护士的支持和教育下才能完成。在本系统中，服务对象需要的是在护士的健康指导下做出决策、控制行为和学习有关的知识和技能。护士的活动包括调整及完善服务对象的自理能力，提供支持和指导，帮助服务对象获得知识和技能，提高自理能力。支持－教育系统中，病人参与大多数的自我照顾，护士的角色仅仅是监测和矫正病人的自我照顾行为。

奥瑞姆的护理系统理论示意见图 10－2。

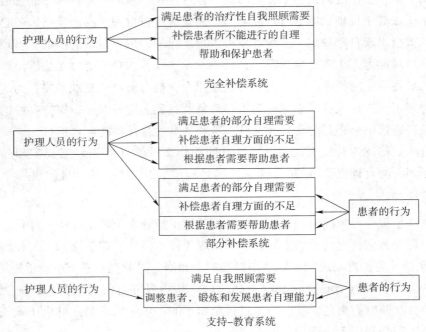

图 10－2　奥瑞姆的护理系统理论示意图

奥瑞姆认为护理系统由一系列行为组成，是一个动态的行为系统，这些行为包括了护士在诊断、调整服务对象自理能力等护理实践中的各种行为。护理系统必须依据服务对象的自理能力和治疗性自理需要来设定，并与人际关系和社会发展状况相适应，强调在服务对象不能提供自理需要时提供帮助。即便是对同一服务对象，在不同时期提供的护理系统也是不同的。例如，对择期手术的病人入院时应用支持－教育系统，术前准备应用部分补偿系统，术后麻醉清醒时应用完全补偿系统，清醒后则应用部分补偿系统，出院前又再次应用支持－教育系统。且在护理系统实施过程中，应不断根据服务对象的具体情况来调整护理方案。

奥瑞姆认为护理活动包括以下5个方面：①明确服务对象是否需要帮助，确定如何帮助服务对象；②在护理过程中，及时对服务对象的自理需要做出反应并满足其需要；③设计护理系统，并根据服务对象情况的变化而随时调整，制定和实施护理计划，帮助服务对象满足自理需要；④提供协作和完整的护理措施，使服务对象得到所需的健康服务；⑤建立和维护良好的护患关系，包括护士与病人、护士与病人家属以及与病人所处的社会群体之间的关系。护士的角色功能是确定服务对象的治疗性自理需要，并给予帮助，满足服务对象的自理需要。护理的任务是促进健康、预防疾病、减轻痛苦。护理的最终目标是恢复和提高服务对象的自我照顾能力。

三、自理理论在护理实践中的应用

（一）奥瑞姆的理论和护理的 4 个主要概念

1. 人 奥瑞姆认为，人与其他生物有着明显的不同，原因在于：人能对自己及外界环境做出反应；人能总结经验；人在思考、交往和工作时，能使用具有象征性的语言和文字，有为自己与他人谋幸福的主观能动性。人的功能是一个整体，包括生理上、心理上、人际间和社会性等方面。奥瑞姆相信，人是有学习能力和发展潜力的，但不是通过本能，而是通过学习行为来实现自我照顾的目的。而影响学习能力的因素包括年龄、智力、文化、社会和情感状态等。若个体不会学习或学不会自理，则只有别人学习后再提供给他。

2. 健康 奥瑞姆支持 WHO 关于健康的定义：健康是一种身体、心理、精神与社会文化的完美状态。人的健康是一种动态过程，其可能处于健康与疾病之间的任何阶段，因此，在不同的时间会有不同的健康状态。而维持健康状态就是一种最大限度的自理。

3. 环境 奥瑞姆认为，环境是影响个体自理能力的外界因素，包括环境要素、环境状况和成长环境。她并没有对这些因素做出明确的解释，但她指出，环境状况指影响人的物理、心理和社会的状况；成长环境由各种环境状况组成，是一种造就的环境，可用来帮助或协助他人，并使人采取行动来满足现在的或未来的需求。

4. 护理 奥瑞姆认为，护理是为克服或预防自理不足，或为不能自理的个人提供治疗性自理活动，帮助个体获得自理能力的过程。护理是一种服务，一种助人方式，而不是有形商品，护理的形成是在护士的慎重选择和执行对个人或群体的帮助行为中产生的，是和其他的人类服务不同的。

（二）奥瑞姆的理论和护理程序

奥瑞姆将自理理论与护理程序结合起来，通过设计评估方法和工具，评估护理对象的自理能力和自理缺陷，以帮助护理对象达到最佳化的自我照顾。她将护理程序分为 3 个步骤（表 10 - 1）。

表 10 - 1 奥瑞姆自理理论护理程序与一般护理程序的比较

护理程序		奥瑞姆的护理程序
1	评估	第一步：护理诊断及护理措施评估
2	诊断	确定是否存在自理缺陷、为何需要护理
3	计划	第二步：设计与计划 确定护理系统理论，制订护理方案
4	实施	第三步：调整与评价
5	评价	对护理措施的实施与评价

第一步：护理诊断及护理措施评估　此步骤相当于护理程序中的评估及诊断步骤，包括：确定护理对象为何需要护理，即评估护理对象的自理需要、自理能力以及自理需要与自理能力的匹配程度；确定护理对象的治疗性自理需要、自理能力不足的原因和性质；确定护理对象需要哪些方面的帮助来达到健康的目的；护理对象参与自理的潜力如何；应制定哪些护理目标，如增加自理知识、学习自理技巧、启发参与自理的愿望、将自理措施纳入日常生活的自理计划中等。奥瑞姆认为此阶段应对护理对象及其家属进行持续的评估，以便他们都能参与护理活动。然后，护士经过分析列出护理诊断。

第二步：设计与计划调节性的护理活动　此步骤相当于护理程序的计划阶段，主要是计划如何提供护理。依据自理不足的护理诊断和护理对象的健康状况，确定护理目标，选择适合的护理系统，制定详细的护理计划。护理计划必须符合护理对象当前的自理需要。护理系统可分为完全补偿系统、部分补偿系统和支持 - 教育系统。护理目标可分为短期目标和长期目标。护理计划的最终目标是协助护理对象恢复自我照顾能力，进行自理。奥瑞姆认为护理人员可以通过以下 5 个途径帮助护理对象：替护理对象做；指导护理对象进行自理；为护理对象提供生理上和心理上的支持；为护理对象提供促进发展的良好环境；为护理对象提供与自理有关的知识、技能教育。

第三步：调整与评价　此步骤相当于护理程序的实施与评价阶段。调整阶段的重点是：消除或缓解导致自理不足的原因，协助护理对象及其家属进行自理活动，满足治疗性自理需要和预防新的自理不足发生。护理评价主要包括：是否能满足自理需要，自理能力有无提高，自理不足是否消除或其程度是否有所减轻。评价的过程是一个连续的过程，是由护理人员与护理对象共同进行的。

（三）奥瑞姆理论在护理中的应用

奥瑞姆的自理理论在实践中不断发展和完善，已逐渐受到人们的重视，被广泛应用在社会学、行为学和康复学等领域，并成为护理学的重要理论之一。这种独特的护理观念，为护理学科的发展做出了杰出的贡献。奥瑞姆自理理论的应用体现了护士在治疗、预防和保健中的作用，提高了护士在恢复、促进和维持健康中的地位。

1. 护理教育　奥瑞姆的自理理论在护理教育中已成为课程设置的指导思想。目前全球至少有 45 个护理学院，如美国华盛顿区的乔治城大学、澳大利亚墨尔本的天主教教育学院等护理学院等将奥瑞姆的自理理论作为课程设置的理论框架，要求学生结合本理论进行护理评估、护理计划、健康教育及日常护理活动。

2. 护理科研　奥瑞姆的自理理论被广泛应用于护理科研，研究者根据此理论发展研究工具，测定理论的各个概念及其关系。在国内的护理研究领域，以奥瑞姆的自理理论为理论框架，对各类慢性疾病、心理障碍性疾病、脑卒中康复期、术后康复期、癌症化疗期等病人的自理能力、自理行为及其影响因素进行研究，并发现支持 – 教育的护理干预有助于促进病人在疾病状态下学会自我护理、控制病情发展、预防并发症以及保持情绪稳定和心理平衡，有利于疾病康复。

3. 临床护理　自理理论为观察护理现象提供了一种独特的方法，在社区护理、家庭护理和临终护理领域起重要的指导作用，指导护士科学地评估病人、合理选择护理系统、制订正确的护理计划，以提高护理服务的质量。由于自理能促进个体对自身健康的认识，有利于维持健康、促进健康，与目前所提倡的缩短住院时间、加强家庭和社区护理、减少医疗开支等政策相符合。因此，奥瑞姆的自理理论具有很强的实用性。

第三节　罗伊适应模式

一、理论简介

罗伊是美国著名的护理理论家。1964 年，罗伊在攻读护理硕士学位期间，有感于住院儿童的强大的生命恢复能力和对自身身心变化的适应潜能，提出了"护理活动的目标在于增强病人的适应性"的观点。在导师 Johnson 的指导下，他分析并创造性地运用贝塔朗菲的一般系统论、约翰逊的行为系统模式、赫尔森的适应理论、塞里的压力理论以及马斯洛的人类基本需要层次论等相关理论观点，构建了罗伊适应模式。1966 年，罗伊在芒特圣玛丽大学任教时，开始逐步将个人和家庭都是适应系统的观点应用到课程讲授中。1970 年，罗伊将适应理论正式发表在 *Nursing Outlook* 杂志上，该模式一经发表便引起了护理工作者、教育学家和科研工作者的重视，并很快应用于教学和护理实践。

二、适应模式的内容

（一）模式框架

适应理论从整体的观点出发，认为人是一个由刺激与适应水平、适应机制、适应方式、适应反应等部分构成的整体性适应系统（adaptive system），该系统处于与环境不断进行信息、物质和能量交换的状态。人与环境间的不断互动不仅可引起内部变化，也可引起外部变化，而千变万化的世界中，人们为保持自身的完整性而不断地调整自己来适应环境（图 10–3）。

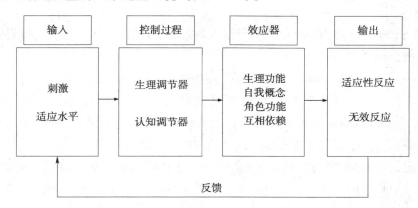

图 10–3 罗伊适应模式的基本结构

（二）模式核心概念

1. 适应系统 适应（adaptation）是指个体或群体运用自觉的意识和选择，去构建人与环境的整合的过程和结果。适应系统（adaptation system）是人（个体或群体）为了达到与环境的适应所进行整体运作的系统。其结构包括 5 部分，即输入、控制、效应器、输出和反馈。

输入包括刺激和适应水平；控制部分是应对机制，由生理调节亚系统和认知调节亚系统以及稳定者亚系统和变革者亚系统这 2 对亚系统构成。效应器有 4 种方式，分别为生理功能、自我概念、角色功能和互相依赖。输出的表现有适应性反应和无效反应两种。反馈是将输出的信号再次输回原系统。

2. 刺激（stimulus） 罗伊认为，刺激是能激发个体反应的任何信息、物质、能量单位。所有的内外环境中的刺激均可影响人的适应，依据其作用方式的不同，可分为主要刺激、相关刺激和固有刺激。①主要刺激（focal stimulus）：直接作用于机体，引起机体做出行为反应的内、外部刺激。②相关刺激（contextual stimulus）：所有可对主要刺激所致行为产生正性或负性影响的其他刺激。③固有刺激（residual stimulus）：可能对当前行为有影响，但其影响作用不确切或未得到证实的刺激，如信念、态度、性格特点等。如有的病人入院后会产生孤独感，其主要刺激是入院后活动受限、生活圈子变得狭窄；相关刺激是亲人忙，疏忽了与病人交流；固有刺激是病人本人性格内向。

3. 适应水平（adaptive level） 人在面对刺激时能否做出有利反应，取决于适应水平和刺激强度。适应水平是对机体适应过程状态的描述，是个体所能承受或应对刺激源的范围与强度，是输入的一部分，若刺激在人的适应水平范围内，适应系统将输出适应性反应；若刺激超出人的适应水平，则输出无效反应。

4. 适应机制（coping mechanism） 罗伊认为，适应机制是指个体对环境产生的变化进行先天或后天学习得来的反应方式，含 2 对应对亚系统：个体层面的应对亚系统是生理调节亚系统（regulator subsystem）和认知调节亚系统（cognate subsystem）；群体层面的应对亚系统是稳定者亚系统（stabilizer subsystem）和变革者亚系统（innovator subsystem）。

（1）生理调节亚系统和认知调节亚系统 生理调节机制是通过神经–化学–内分泌途径调节和控

制机体对刺激的自主性反应。认知调节机制是通过认知、信息处理、学习、判断和情感调整等途径，调节和控制个体对刺激的自主性反应，是后天习得的应对机制。

（2）稳定者亚系统和变革者亚系统　　稳定者亚系统是为维持群体系统的结构和行为程序，包括群体固有结构、价值观和群体行为活动，群体成员借此实现群体的基本目的，并为社会的共同目的做贡献。变革者亚系统是指促进群体变化和成长的结构和过程，该亚系统主要涉及对人类社会系统中的变化和运行进行控制，如果群体变革者亚系统控制过程比较完善并且运行正常，则会达到新目标，获得成长和变化。

5. 适应模式（adaptive mode）　　是机体实施适应机制的方式，又称效应器（effector），主要表现为以下 4 个方面。

（1）生理功能（physiological mode）　　是个体生理方面对刺激的适应方式，包括活动与休息、营养与排泄、正常神经内分泌功能等。

（2）自我概念（self-concept mode）　　是人在特定时间对自身的情绪、思想、优缺点等的全面看法。自我概念是外界对个体的看法结合个体对自身的看法而形成。

（3）角色功能（role function mode）　　是个体对其承担角色应尽职责的表现，反映个体的社会完整性。由社会整体性需求所决定，与个体既定的社会地位所承担的责任有关。分为 3 级：初级角色与生长发育相关，相对固定，如性别、年龄等；二级角色来源于初级角色，相对持久，可以选择，如父母角色、职业角色等；三级角色由二级角色衍生而来，通常是暂时的、可自由选择的、相对较小的角色，如团体成员等。

（4）相互依赖（interdependence mode）　　指个体与对其有重要影响的人和支持系统之间的关系，反映个体社会关系的完整性。相互依赖主要涉及人对友爱、尊重、欣赏做出反应的能力。

罗伊的适应模式最初提出是针对个人，2011 年，罗伊发文进一步表达了对社会群体健康需求的重视。群体应对系统是指群体在面临刺激时，通过维持或变革群体系统的结构和行为程序来调节和控制刺激。

6. 适应反应（adjustment reaction）　　罗伊认为，个体对刺激产生的输出性行为分为适应性反应和无效反应。适应性反应可促进人的完整性，使人能够生存、成长、繁衍、主宰和自我实现；无效反应则不能达到上述目的，甚至起威胁和阻碍作用。当个体面对的全部刺激在适应范围内，输出的是适应性反应；反之，则输出无效反应。

三、适应模式在护理实践中的应用

1. 在护理实践中的应用　　罗伊适应理论认为，护理对象是个体、家庭、人群或者社区，是具有两种适应亚系统的生物、心理、社会的整体适应系统。护理目标是改善护理对象的适应方式，促进护理对象的生理功能、自我概念、角色功能和相互依赖四种模式的适应性反应。护士通过评估分析对护理对象产生影响的主要刺激、相关刺激和固有刺激，明确护理目标，采取干预措施使全部刺激落在护理对象的适应范围内，运用护理程序促进护理对象生理功能、自我概念、角色功能和相互依赖的适应性反应，减少或消除无效反应，维护护理对象的健康。

2. 在护理教育中的应用　　此模式在护理教育和实践中得到广泛的应用，最先在美国芒特圣玛丽大学护理学士课程设置中体现。该课程设置的概念框架包括 2 条横轴和 3 条纵轴：横轴分别是护理程序、学生的适应和领导能力；纵轴为罗伊适应理论、健康疾病连续理论和护理实践。罗伊认为，该课程的设置使学生明确护理目的，体现了护理学特色，有利于学生验证和发展理论，培养洞悉能力。1976 年，美国迈阿密大学首次将适应理论用于构建护理开业者培训课程。目前，该模式已被北美、欧洲及部分亚洲国家和地区的护理院系用作护理准学士学位课程设置的理论框架。

3. 在护理科研中的应用　　罗伊适应理论既可用于定性研究，也可用于定量和综合研究。研究领域涉及临床、社区、老年护理等多方面。

第四节 纽曼系统模式

一、理论简介

贝蒂·纽曼（Betty Neuman）于 1924 年生于美国俄亥俄州。1970 年，纽曼在加州大学洛杉矶分校的护理研究生教学中形成并发展纽曼系统模式。纽曼于 1972 年在《护理研究》杂志上发表了"纽曼保健系统模式"（*The Neuman System Model*）一文；1982 年，出版专著《纽曼的系统模式：在护理教育和护理实践中的应用》。纽曼不断对该理论进行修订翻新，其专著多次更新再版，现已广泛应用于护理实践、护理教育和护理研究。

二、系统模式的内容

（一）模式框架

该模式以系统论为框架，把护理对象看成与环境中的压力源持续互动的整体多维开放系统。压力和压力反应是该模式的 2 个主要因素。护理的首要任务是明确压力源及其对护理对象的影响。该模式以恢复最佳健康状态为切入点，关注压力源、压力反应及针对实际或潜在压力源采取预防措施。理论核心概念包括个体系统、压力源、反应、护理，其模式构建见图 10 - 4。

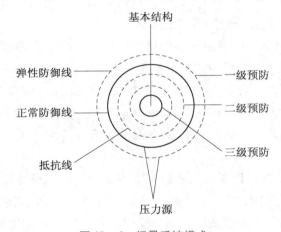

图 10 - 4　纽曼系统模式

（二）模式核心概念

1. 个体/个体系统（client/client system）　是由具有基本结构（或能源核心）的系列同心圆组成的开放动态系统。位于最中心的是系统核心，即系统基本结构，位于基本结构外面的系列同心圆是机体的防御机制，保护机体基本结构和功能，使其维持在最佳水平。

（1）个体系统的基本结构　即系统的核心，又称能量源，位于系列同心圆的最内层。由基因结构、解剖结构、生理功能、认知功能、反应类型、自我概念等基本生命维持元素组成。基本结构中的变量存在个体差异。基本结构一旦被破坏，个体便处于危险中。

（2）个体系统的防御　个体的抵抗和保护系统是围绕基本结构的系列同心圆，由外及内依次是弹性防御线（flexible line of defense）、正常防御线（normal line of defense）和抵抗线（line of resistance）。

①弹性防御线：是位于最外面的虚线圈，它表示机体的保护缓冲能力，主要作用是保护内部的正常

防御线免受压力源侵袭。弹性防御线可以扩张和收缩,当机体应对压力源,需要更多保护时,弹性防御线向外扩张以应对压力源,发挥更大的缓冲作用。弹性防御线内收时,提示保护力减弱。弹性防御线的变化可以在短时间内产生,因而可使机体始终处于与外界环境的动态适应中。鉴于其具有短时间内动态变化的特征,可称之为调节变量(moderator variable)。弹性防御线受个体生长发育、身心状况、认知功能、社会文化、精神信仰等影响。失眠、营养不足、生活欠规律、家庭变故等均可削弱其防御功能。

②正常防御线:是位于弹性防御线内的动态实线圈,是个体系统正常适应水平,也是判断个体是否偏离正常健康状态的标准,反映系统的稳定性,可随机体的状态发生扩张或收缩。当个体健康水平提高时,正常防御线可向外扩张,反之则收缩。正常防御线是在个体的生长发育及与环境的互动中不断调整、适应而形成。因此,正常防御线可用来评估压力源对个体的影响及正常适应水平。它受个体的系统特征、应对方式、生活方式、生长发育阶段、行为方式等影响。当正常防御线被穿透后,个体表现出压力反应。

③抵抗线:是位于正常防御线之内、基本结构之外的系列同心虚线圈,代表个体的保护因素,其主要功能是保护基本结构的稳定和恢复正常防御线,以维持个体内、外环境的协调性和稳定性。当压力源侵入正常防御线时,抵抗线被激活,若功能发挥有效,则机体逐渐恢复健康状态;若抵抗线的功能不能有效发挥,则个体系统有可能崩溃或死亡。个体抵抗线的强弱程度与个体的生长发育情况、生活方式、以往经验有关。

2. 压力源 纽曼系统模式将压力源分为个体内压力源、人际间压力源和个体外压力源 3 种。

(1)个体内压力源 指来自个体内,与个体的内环境有关的压力源,如头痛、恶心、失眠等生理性因素和焦虑、愤怒、自尊紊乱等心理性因素。

(2)人际间压力源 指两个或多个个体之间,在近距离内作用的压力源,如夫妻关系、同事关系或护患关系紧张等,或存在"发展停滞"等发展问题。

(3)个体外压力源 指来自个体系统外,作用距离比人际间压力源更远的压力源,如经济状况欠佳、环境陌生、生存环境恶化、社会保障体系变革等。

3. 反应 纽曼认同"压力学之父"塞里对压力反应的描述。在塞里提出的全身适应综合征、局部适应综合征及压力反应学说的基础上,纽曼进一步提出:压力反应不仅局限于生理方面,而是生理、心理、社会文化、成长发展与精神多方面的综合反应。反应的结果可以是负性的,也可以是正性的。

4. 护理 纽曼系统模式认为,护理是关注影响个体压力反应的所有相关变量的独特专业。护理干预按 3 种预防水平实施。一级预防:可用于个体系统对压力源产生反应之前,通过识别压力源,减少压力源的刺激,加强个体的防御线,避免或减轻压力反应。其目标是保护正常防御线和增强弹性防御线,预防适应不良。二级预防:用于压力源穿过正常防御线致使机体发生压力反应时进行的干预,其目的是减轻或消除压力反应的症状。二级预防是早期发现、早期诊断、早期治疗,是针对压力反应采取对症的处理措施,强化抵抗线,保护基本结构,以促进个体恢复适应。三级预防:用于人体的基本结构及能量源遭到破坏后,帮助个体恢复及重建功能,减少后遗症,并防止压力源的进一步损害。三级预防的目的是使个体系统达到再适应、稳定。

三、系统模式在护理实践中的应用

1. 在护理实践中的应用 纽曼系统理论广泛应用于医院、社区(家庭护理、精神卫生)中,例如自杀咨询、社区健康护理、家庭评估框架、老年护理、住院病人护理、围生期护理等。

2. 在护理教育和护理管理中的应用 纽曼系统理论可用于指导课程设置,指导特殊学生的学习,指导院校合作本科教学等。在护理管理方面,纽曼系统模式可用于社区卫生管理、指导医院护理部门的结构和功能重组、指导护理管理者的角色职能等多方面。

3. 在护理科研中的应用 纽曼系统理论可作为研究框架研发量表，可作为理论指导各类研究。纽曼系统理论本身具备很高的研究价值，如研究纽曼系统理论的基本概念。

第五节 科尔卡巴舒适理论

一、理论简介

美国护理专家科尔卡巴（Katharine Kolcaba），1944年出生于美国俄亥俄州克利夫兰市，1965年获得美国圣路加医院护校大专学历，1987年从弗朗西斯·佩恩·博尔顿护理学院毕业并获得护理硕士学位，1997年获凯斯西储大学护理博士学位并获得"权威临床护理专家"称号。目前，科尔卡巴任阿克伦大学护理学院的副教授，从事老年护理的教学；致力于老年医学、临终护理、护理干预、舒适研究、护理理论等项目的研究；发表了许多研究论文和专著，多次获得各种奖励和表彰。经过科尔卡巴近二十年对舒适理论及实践的研究，完善的舒适理论形成。

二、舒适理论的内容

（一）概念与结构

科尔卡巴的舒适理论研究基于许多护理理论家的早期研究成果，包括南丁格尔的环境舒适理论、奥兰多的互动程序理论、罗伊的适应模式理论、默里的心理需求理论等。其将舒适分为3种类型和4种情景，并且将3种舒适感和4种情景相结合，以舒适的3种类型为横轴，以舒适的4种情景为纵轴，形成舒适的分类结构图（图10-5）。

	放松感	愉悦感	超越感
生理舒适			
心理精神舒适			
社会文化舒适			
环境舒适			

图10-5 舒适分类结构图

1. 舒适的定义 舒适是指个体身心处于轻松自在、满意、无焦虑、无疼痛的健康、安宁状态时的一种自我感觉。

2. 舒适的三种类型

（1）放松感（relief） 指特定的需求被满足或部分满足，不适减轻或消除的状态。如你被玻璃扎到手，玻璃被取出、伤口被包扎后，即是一个不适被减轻的状态。

（2）愉悦感（ease） 指一种平静、满足的状态。比如洗澡后感到很舒服即是一种满足的状态。

（3）超越感（transcendence） 指个体能力增强的一种状态。这是一个人解决问题、消除疼痛能力的上升。

3. 舒适的四方面内容

（1）生理舒适（physical comfort） 指个体身体上的舒适感觉。

（2）心理精神舒适（psychospiritual comfort）　指个体内在的自我意识的舒适。包括：尊重、自尊、性、生命价值、追求等。

（3）社会文化舒适（socio-cultural comfort）　指个体与个体、家庭、社会之间的相互关系以及文化习俗的适应性，包括人际间的关系、家庭与社会关系等角色适应问题，同时也包括经济状况、信息沟通等社会生活方面的舒适。

（4）环境舒适（environmental comfort）　指人体周围外界环境，包括光线、声音、气氛、颜色、温湿度等方面的舒适。

（二）舒适理论框架

舒适理论是围绕舒适需求、舒适干预、干预协变量、寻求健康行为、机构的完整性5个主要概念形成的理论框架。①舒适需求（comfort needs）：由病人和家属所确定的身体、心理精神、社会文化和环境方面的放松感、愉悦感、超越感的不足或期望。②舒适干预（comfort interventions）：指医务人员为病人或家属指定的提高舒适的干预性方法与措施，或是医疗机构为增进护士工作舒适而提供的改善工作环境的措施。③干预协变量（intervening variables）：指不易被医务人员控制，但会对舒适的干预和措施产生影响的一些因素，例如经济状况、疾病预后、医疗条件等。④寻求健康行为（health seeking behaviors，HSBs）：指病人及家属增强健康的行为。⑤机构的完整性：指机构为了提高健康水平的总体运行情况。

舒适理论框架主要包括三部分理论内涵。第一部分：有效的舒适干预可提高服务对象的舒适水平。第二部分：服务对象舒适的改善或提高有助于改变其寻求健康的行为。第三部分：服务对象积极地寻求健康行为将有力地促进医疗机构的完整性。

三、舒适理论在护理实践中的应用

在护理研究领域，为了准确研究舒适，国内外对舒适量表的开发和修订已经日渐成熟，国外使用的普适性舒适量表主要包括：视觉模拟评分法（visual analogue scale，VAS）、BCS舒适评分（Bruggrmann comfort scale，BCS）、科尔卡巴的普通舒适量表（general comrort questionnaire，GCQ）。

在护理实践领域，舒适护理已经广泛地应用于儿科、临终关怀、老年急症护理、围麻醉期病人的护理、癌症病人的护理等。科尔卡巴强调，既要增强病人及家属的舒适，也需要增强护士的舒适。护士的舒适增强，能进一步服从医院机构管理，更有效地工作，这也增强了病人的护理效果。

⊕ 知识链接

舒适理论在安宁疗护中的应用

安宁疗护病人大多处于疾病终末期，且患有多种并发症，减轻病人的身体症状、提高病人的舒适水平对于提高病人的生活质量具有非常重要的意义。在护理过程中，舒适护理技术贯穿护理工作的始终，渗透于每个细节，并且应将护理服务的效果及病人舒适度作为评价标准。2017年，国家卫计委发布的《安宁疗护实践指南》提出，舒适照护包括以下内容：病室环境管理、床单位管理、口腔护理、肠内营养的护理、肠外营养的护理、静脉导管的护理、留置导尿管的护理、会阴护理、协助沐浴和床上擦浴、床上洗头、协助进食及饮水、排尿异常的护理、卧位护理、体位转换、轮椅与平车的使用，旨在为安宁疗护病人提供完善的舒适照护服务。

答案解析

目标检测

一、简答题

1. 阐述护理理念的基本要素。
2. 简述奥瑞姆自理理论的内容。
3. 简述纽曼系统论三级预防的内容。

二、案例分析题

董女士，46 岁，因心悸、心律不齐入院。病人基本情况如下：汉族，身高 1.60m，体重 70kg，已婚 25 年，自丈夫去世后，寡居 1 年，兴趣全失，很少再与他人交往，由于工作和其他原因，饮食时间不固定，饮食结构也单一，晚餐常常吃面条，而且吃得很少。家庭史：母亲死于脑卒中，父亲死于冠心病。体检：体温 36.5℃，脉搏 85 次/分，呼吸 20 次/分，血压 120/80mmHg。实验室检查：血脂水平高。护士与她交谈时，发现她对心脏病的相关知识了解很少。

请根据奥瑞姆的自理理论分析该护理对象是否存在自理不足？应如何对其进行护理？

书网融合……

本章小结

微课

题库

第十一章　护理工作中的人际关系与沟通

PPT

📖 学习目标

知识要求：

1. 掌握　人际关系、社会认知、护患关系、人际沟通、护患沟通的概念及特征；社会认知的偏差；护患关系的内容、模式及过程；人际沟通的意义、要素、层次、基本方式；治疗性沟通的目的。

2. 熟悉　心理方位、心理距离的概念；促进有效沟通的技巧；治疗性沟通。

3. 了解　人际关系的建立与发展过程；护理工作中常见的沟通障碍。

技能要求：

1. 能正确模拟并处理护理工作中的各种人际关系矛盾。

2. 能在不同临床情境中进行有效沟通。

素质要求：

1. 树立社会主义核心价值观，提升哲学思想、锐辩思维及良好的人文素养。具备良好的人际沟通能力。

2. 坚定道德信念，培养勇于探索、精益求精的职业素养。树立高尚的职业道德观。

3. 培养爱伤观念和设身处地为病人着想的意识，具备仁心仁术。

护士在从事护理工作的过程中，需要与各种服务对象，包括健康人及患有各种身心疾病的服务对象及其家属、医疗机构的其他人员建立各种人际关系。护理中的人际关系，不仅具有社会人际关系的一般规律，还有其职业的特殊性。因此，护士只有明确人际关系的概念、意义、特征和方式等，才能在护理工作中建立和发展良好的人际关系，为服务对象提供优质的护理服务。

沟通是人与人之间进行思想与情感传递及反馈的过程。人们进行沟通的目的是实现思想的一致与情感交流。护患沟通是临床护理工作的重要组成部分，护士掌握沟通技巧，将有利于更全面地了解病人，收集疾病信息，做出准确的护理评估及合理的护理计划，以促进病人尽早康复。护士与病人进行积极有效的沟通，对于建立和维护良好的护患关系十分重要。

⇒ 案例引导

案例：病人，女，33 岁。因"宫外孕破裂出血"入院。病人下腹部剧烈疼痛，伴活动性出血，面色苍白，表情痛苦，情绪恐惧、焦虑。

讨论：1. 试分析病人痛苦、恐惧、焦虑的主要原因。

　　　2. 如果你是当班护士负责接诊，你会如何与病人及其家属进行沟通？

第一节　人际关系概述

一、人际关系的概念及特征

（一）人际关系的概念

人际关系（interpersonal relationship），是人与人之间通过交往和相互作用而形成的直接的心理关系。人际关系反映个人或群体寻求满足其社会需要的心理状态，它的变化发展取决于双方社会需要满足的程度。狭义的人际关系指人与人之间因思想、情感、行为所表现的吸引、排拒、合作、竞争、领导、服从等互动的关系。广义的人际关系指人与人之间的关系，包括社会中所有人与人之间的关系以及人与人之间关系的一切方面，包含文化制度模式与社会关系。

不同学派对人际关系有不同的认识。社会学家认为：人际关系是社会生活中人们直接交往而形成的社会关系。社会心理学家认为：人际关系是人与人之间心理上的关系，表示心理距离的远近。行为学家认为：人际关系是人与人之间的行为关系，体现人们社会交往及联系的状况。

（二）人际关系的特征

1. 社会性　人是社会的产物，社会性是人的本质属性，是人际关系的基本特点。随着社会生产力的发展和科学技术的进步，人们的活动范围不断扩大、活动频率逐步增加、活动内容日趋丰富，人际关系的社会属性也不断增强。

2. 复杂性　人际关系的复杂性体现在两个方面：一方面，人际关系是由多方面因素联系起来的，且这些因素均处于不断变化的过程中；另一方面，人际关系具有高度个性化和以心理活动为基础的特点。因此，在人际交往过程中，由于人们交往的准则和目的不同，交往的结果可出现心理距离的拉近或疏远，情绪状态的积极或消极，交往过程的和谐或冲突。

3. 多重性　多重性是指人际关系具有多因素和多角色的特点。每个人在社会交往中扮演着不同的角色：可以在病人面前扮演护士角色，在同事面前扮演朋友角色，在丈夫面前扮演妻子角色，在孩子面前扮演母亲角色等。不同的关系主体分属不同的人际关系，不同的人际角色有不同的人际关系。

4. 多变性　人际关系随着年龄、环境、条件的变化而不断发展、变化。

5. 目的性　在人际关系的建立和发展过程中，均存在不同程度的目的性。随着市场经济的推进，人际关系的目的性更为突出。

二、人际关系的功能

人生中良好的人际关系是不可或缺的一种"财富"，在社会生活中，人们需要不断地进行人际关系的塑造和沟通，这样才能拥有良好的人脉，促进事业的发展。良好的人际关系不但对个体的生存与发展有重要影响，对社会发展也有一定的意义。

1. 获得信息功能　通过社交建立良好的人际关系，人们可通过各种方式迅速地获得信息。人际交往具有较书本理论获得信息更直接、更广泛、更迅速等特点。

2. 自知、知人功能　自我意识是个体对自身及自身与客观世界关系的意识。所谓有"自知之明"，即有成熟的自我意识。人的自我意识是通过与人交往、相互作用而逐渐成熟的。人生的许多经验，就是在人际交往过程中不断积累和丰富的。

3. 自我表现功能　只有扩大交往范围，适当表现自己，别人才可以了解你的为人、性格、学识和才能等。

4. 人际协调功能　作为一个现代人，善于人际交往，具备与人合作、组织协调各种力量、集中群众智慧的能力，方可成功。

5. 社会化功能　社会化是个体在社会环境的影响下，认识和掌握社会事物、社会标准的过程。通过这个过程，人们可以学到社会生活所必需的知识、技能、态度、伦理道德规范等，个体得以独立地参加社会生活，逐步摆脱以自我为中心的倾向，意识到集体和社会的存在以及自我在社会中的地位和责任，学会与人平等相处和竞争，养成遵守法律及道德规范的习惯，从而立足于社会，取得社会认可，成为一个成熟的、社会化的人。

6. 身心保健功能　人际关系与个体的身心健康有密切关系。人作为社会成员，有着强烈的合群需要。人通过相互交往，诉说个人的喜怒哀乐、爱憎恐悲，引起情感共鸣，从而在心理上产生一种归属感和安全感。

三、人际关系的基本原则

人际关系的原则（principle of interpersonal relationship）是人们根据人际关系发展规律所归纳的人际行为原则，是人们在人际交往过程中应该遵循的标准或规则。

1. 尊重原则　尊重包括两个方面：自尊和尊重他人。自尊就是在各种场合都要尊重自己，维护自己的尊严，不要自暴自弃。尊重他人就是要尊重别人的生活习惯、兴趣爱好、人格和价值。只有尊重别人，才能赢得别人的尊重。

2. 真诚原则　真诚待人是人际交往得以延续和发展的保证，人与人之间以诚相待，才能相互理解、接纳、信任，才能团结。相处真诚、团结，是现代社会事业成功的客观要求。就人生而言，只有诚以待人，真心实意，真实诚恳，才能产生感情的共鸣，收获真正的友谊。

3. 宽容原则　在人际交往中，难免会产生一些不愉快甚至矛盾冲突。我们要学会宽容，正所谓"退一步海阔天空"。切忌因自私自利、斤斤计较而陷入人际纠纷。

4. 互利合作原则　互利是指双方在满足对方需要的同时，又能得到对方的报答。人际交往永远是双向选择、双向互动。交往双方互相关心、相互支持，既可满足双方各自的需要，又可以促进相互的联系。

5. 理解原则　理解是成功的人际交往的必要前提。体察了解别人的需要，明了他人言行的动机和意义，并帮助和促成他人合理需要的满足，对他人生活和言行中有价值的部分给予鼓励、支持和认可。

6. 平等原则　与人交往时，应做到一视同仁。"上交不谄，下交不骄，则可以有为矣。"遇豪门显贵不巴结，遇寒微百姓不傲慢，保持平等待人的心态，才会更有作为。学会将心比心，换位思考，才能得到他人的平等相待。

四、人际关系的理论基础

（一）人际关系的社会心理基础

人际关系的发展与心理因素密切相关。在人际交往中，双方相互形成正确、良好的印象是协调关系的基础。有些心理效应，在人际印象的形成中既有有利的一面，也会产生一些消极影响。了解这些心理效应和心理定律具有重要意义，利用效应的积极作用，克服效应的消极作用，有利于建立良好的人际关系。

1. 社会认知　人际关系的建立以对社会认知的结果为基础。

（1）社会认知的概念　社会认知（social cognition）是个人对他人的心理状态、行为动机、意向等做出推测与判断的过程。社会认知的过程既是根据认知者过去经验及对有关线索的分析而进行的，又必须通过认知者的思维活动（包括某种程度上的信息加工、推理、分类和归纳）来进行。社会认知是个体行为的基础，个体的社会行为是社会认知过程中做出各种裁决的结果。

（2）社会认知的特征　在现实生活中，由于各自的经历不同，每个人都形成了自己独特的社会认知结构。社会认知具有以下特征。

①选择性：选择某一部分的刺激信息，忽略或逃避其他信息。大致说来，人们的认知选择取决于两种因素：第一，以往对报偿和惩罚原则的体验；第二，刺激物的作用强度。选择的依据有很多，如依据当前的任务、爱好和认知对象的关系等。美国社会心理学家所罗门·阿希（Solomon E. Asch，1907—1996）发现，那些使人产生印象的心理因素，影响力差别很大。有些因素对人的刺激作用很大，有些因素对人的刺激作用较小。在认知信息的选择过程中，容易被选择且对印象形成起关键性作用的特质称为中心特质，不容易被选择的特质称为边缘特质。

②互动性：在认知时，认知者和认知对象两者之间是互动的。认知者在获得对方知觉信息时，被认知者不是等待被感知，而是可以通过自身的言行举止、衣着妆饰来改变认知者对自身的印象，这种通过一定的方式影响别人形成对自己印象的过程称为印象管理（impression management）。过分的修饰，如不合时宜的浓妆或过多的首饰会给人留下不好的印象。

③一致性：是指个体将认知对方作为一致性的认知对象来观察。个体有一种驱动力促使自己对客体产生一致的认知和行为，当认知失谐时，个体会出现不适感，进而试图去减少它。减少失谐的一个机制是有选择地寻求支持信息或避免不一致的信息，从而形成一致印象。

④主观性：在社会认知过程中，个体会根据自身以往的经验、喜好、价值观等，在获得有限信息的条件下，对他人做出初步的判断、评价和推论。这种评价必然带有认知者原有认知结构的影响，带有一定的主观性，即"仁者见仁，智者见智"。

（3）社会认知的偏差　构成人际交往过程的三个要素。①认知者是社会认知的主体，往往具有不同的生活经历和交往心态。②认知对象是社会认知的客体，包括个体的外在表现（如仪表、容貌等）及内在特征（如谈吐、气质、性格、修养等）。③交往环境是社会认知的背景，如时间、地点、场合等。

社会认知偏差（social cognitive bias）是指在认知他人、形成有关他人印象的过程中，由于认知主体与认知客体及环境因素的作用，在所获得的信息零散及资料有限的基础上，形成对认知对象的片面印象，造成偏差。常见的社会认知偏差如下。

①首因效应（primacy effect）：也称首次效应、优先效应或"第一印象"效应。它是指当人们第一次与某物或某人相接触时会留下深刻印象。第一印象主要是获得对方的表情、姿态、身材、仪表、年龄、服装等方面的印象。在对于事物的整体印象的形成中作用最强，持续的时间也较长。

②近因效应（recency effect）：是指在多种刺激一次出现的时候，印象的形成主要取决于后来出现的刺激，即交往过程中，对他人最近、最新的认识占主体地位，掩盖了以往形成的对他人的评价，因而也称"新颖效应"。对于多年不见的朋友，在自己脑海中的印象最深的，其实就是临别时的情景；一个朋友总是让你生气，可是谈起生气的原因，大概只能说上两三条，这也是近因效应的一种表现。

③晕轮效应（halo effect）：又称"光环效应"，它是一种影响人际知觉的因素，指在人际知觉中所形成的以点概面或以偏概全的主观印象。它是指人们在了解某人时，对他的某种特征和品质有清晰明显的印象，由于这个印象非常突出，掩盖了对此人其他特征和品质的了解。这一概念最早由美国著名心理学家爱德华·桑戴克（Edward Lee Thorndike，1874—1949）提出。晕轮是当月亮被光环笼罩时产生的模

糊不清的现象。爱德华认为，人对事物的认知和判断往往从局部出发，然后扩散而得出整体现象，就像晕轮一样，这些认知和判断常常都是以偏概全的。正晕轮是对个体好印象的推广，一个人如果被标明是好的，他就会被一种积极肯定的光环笼罩，并被赋予一切美好的品质；负晕轮是对个体坏印象的泛化，如果一个人被标明是坏的，他就会被一种消极否定的光环所笼罩，并被认为具有各种坏品质。

④定型效应（fixed effect）：又称社会刻板印象（social stereotype），是指人们对某个社会群体形成的一种概括而固定的看法。一般来说，生活在同一地域或同一社会文化背景中的人，在心理和行为方面总会有一些相似性；同一职业或同一年龄段的人，在观念、社会态度和行为上也可能比较接近。如在地域方面，人们有北方人性格豪爽、南方人性格婉约的印象；在职业方面，人们会自然想到教师的儒雅、医生的严谨等；在年龄方面，年轻人总是认为老年人墨守成规、缺乏进取心，老年人往往觉得年轻人举止轻浮、办事不可靠等。定型效应在某些条件下，有利于对他人做概括性的反映，但是，它又是一种简单的认知，常会造成偏见，阻碍人与人之间正确印象的形成。

⑤投射效应（projection effect）：是指以己度人，把自己的感情、意志、特性投射到他人身上并强加于人的一种认知障碍。比如，一个心地善良的人会以为别人都是善良的，一个经常算计别人的人就会觉得别人也在算计他。人们倾向于按照自己是什么样的人来知觉他人，而不是按照被观察者的真实情况进行知觉。

2. 人际关系的心理方位及心理距离 人际关系的实质是人与人之间的心理方位与距离。因此，了解人际关系中的心理方位与心理距离，对理解人际关系的心理基础具有重要意义。

（1）人际关系的心理方位

①概念：心理方位（psychological orientation）是指人际交往的双方在互动的过程中产生的心理上的主导性与权威性的程度，是评价和衡量人际关系的基本指标之一。心理方位有两种状态，即心理差位和心理等位。心理差位关系指人际交往中一方在心理上具有主导性或权威性，彼此之间具有心理上的上下之分的关系。心理等位关系则表示双方在交往过程中没有心理上的上下之分关系。

②等级心理差位关系：可以根据其程度的不同划分为4个等级。A. 微弱差位：在交往时，双方若存在不同的意见或看法，可以坦率地提出。交往关系中的一方尊重对方的意见，但最终会根据自己的主观意愿决定是否照办。B. 中强差位：心理下位者尊重上位者的意见，且能按要求照办。若持有不同的看法，一般以委婉的方式提出。当对方坚持自己的观点时，会依照吩咐行事，但保留自己的意见。C. 显著差位：心理下位者对上位者的吩咐立即照办，即使有不同的看法或意见也不敢当面提出，但执行时心里有一定的保留意见。D. 超强差位：心理下位者对上位者的意见绝对照办甚至盲目服从，不存在任何怀疑。

③基本类型：A. 法定权威型：指确定交往双方的心理方位关系的因素是外因性的社会地位或角色关系，但不一定得到对方的心理认可。B. 精神权威型：指交往双方的心理方位关系的确定来自双方心理上的共同认可，是一种内在的认可关系。

（2）人际关系的心理距离

①概念：心理距离（psychological distance）是指人际交往双方因情感亲疏程度不同而表现出的人际间心理距离的变化。人际心理距离接近，称正性人际关系，用心理相容性表达；反之，称负性人际关系，用心理相斥性表达。

刺猬法则——心理距离效应

刺猬在天冷时彼此靠拢取暖，但保持一定距离，以免互相刺伤。这就是所谓的"刺猬法则"。"刺猬法则"说的是这样一种有趣的现象：两只困倦的刺猬，由于寒冷而拥抱在一起。因为各自身上都长着刺，紧挨在一块反而无法睡得安宁。于是它们离开了一段距离，但又冷得受不了，于是又凑到一起。几经折腾，两只刺猬终于找到一个合适的距离：既能互相获得对方的温暖，又不至于被扎。

②等级：人际关系的心理距离可分为9级。

正四级：关系如"密友"，能主动提供帮助、不求任何回报、愿意为对方做出牺牲、愿意告诉对方任何内心秘密、对对方有极强的信任感的状态。

正三级：关系如"宿友"，能主动提供帮助、一般不求回报，有比较强的信赖感、能告诉对方自己内心秘密的状态。

正二级：关系如"普通朋友"，互有好感，能主动提供帮助，但是有一定的回报期望状态。

正一级：关系如"萍水相逢"，表示对对方有好感，有主动进一步交往、继续交往意向的状态。

零级：关系如"匆匆过客"，表示人际交往的临界状态，即交往愿望真空状态。没太多感觉，无再次交往欲望。

负一级：关系如"对手"，对对方心存不满，但尚能相容的状态。

负二级：关系如"冤家对头"，有冲突，矛盾突出，存在较强的排他性，并且有一定攻击倾向的状态。

负三级：关系如"劲敌"，有很强的排他性、冲突具体化和表面化、有报复倾向但不采取极端手段的状态。

负四级：关系如"宿敌"，随时准备将对方置于死地，有极强的排他性，报复时会采取极端手段的状态。

3. 人际吸引 人际吸引是个体与他人之间情感上相互亲密的状态，是人际关系中的一种肯定形式。

（1）概念 人际吸引（interpersonal attraction），又称人际魅力，是指人与人之间在感情方面相互喜欢和亲和的现象，即一个人对他人所持的积极态度。

（2）影响因素 人际吸引是从第一印象开始的，随着交往的深入，进一步发现个人的内在美，吸引力就会越来越大。人们之间相互吸引的感情状态，受社会、经济、政治等因素的深刻影响，还受一些社会心理因素的影响。根据社会心理学家的研究，影响因素有以下八点。

①外表性吸引：在生活中，相貌对初次交往的人来说是一个重要的吸引因素，在与异性交往时表现得尤为显著。一个人的相貌会影响我们对他的知觉和评价，也会影响彼此的互动。特别是初次接触时，第一印象主要来自对其外表特征的评价，在之后的交往中，心理上往往无法消除其外表所产生的影响。同时，还存在另外一种现象，我们非常容易和那些与我们外表风度相似的人建立良好的人际关系。

②相似性吸引：在个人特性方面，双方若能意识到彼此的相似性，则容易相互吸引，两者越相似，则越能相互吸引、产生亲密感。在其他信息缺乏的情况下，同年龄、同性别的人比较容易相互吸引。

③相互性吸引：如果从一个动态的角度来考察人际关系的形成，就会发现人们之间的喜欢往往是相互的。古语"爱人者，人恒爱之"的心理基础就是相互性吸引。

④互补性吸引：互补作用实际上是一种需要的相互满足。当两个人的一些相反的特征可以相互满足

对方的需要时，两个人就趋向于相互喜欢。人际吸引的互补因素多发生在交情较深的朋友、恋人、夫妻之间。

⑤邻近性吸引：在人际交往中，时空上的接近是使人与人之间彼此熟悉、加深了解的一个客观的外在条件。时空上的接近往往表现在两个方面：居住距离的远近和人与人之间的交往频率。地理位置接近，则容易发生人际交互关系。俗话说"远亲不如近邻"，住宅接近的邻居们，彼此见面的机会多，交往频率高，自然而然容易建立起亲密的人际关系。

⑥能力吸引：能力非凡可以使一个人富有吸引力。聪明能干的人总比平庸碌碌的人更讨人喜欢。这是因为，当人在某些能力方面比较突出时，容易使他人产生欣赏甚至崇拜，进而产生强大的吸引力。但并非一个人越聪明能干就越受人喜欢，一个极其聪明的人会使人产生一种自卑感，从而对其敬而远之。

⑦品质吸引：真诚、热情、友好的人，人爱之；自私、奸诈、冷酷的人，人恶之。这些都属于个人品质。不同的个人品质对人际吸引的影响不同。真诚是最具吸引力的品质，而虚伪则是评价最低的品质。此外，热情也是一个产生吸引力的重要品质，对人热情，也会引起别人的喜欢。卡耐基曾经指出，大方地给予别人赞美是赢得友谊的良策。除此之外，正直、善良、勇敢等正向的个人品质都会产生对别人的吸引力。

⑧情感相悦：情感决定了人的主观意识。人的主观意识在人际关系建立的过程中起重要作用，所以，情感在人际交往中起基础作用，它可以满足人的心理需求。双方心理上的接近与相互帮助，减少了人际间的摩擦事件与心理冲突，这种相互间的赞同与接纳是彼此间建立良好人际关系的心理条件。

（二）人际关系发展状态学说

人际关系的状态存在动态与静态之分。动态指人与人之间的信息沟通和物品的交换。静态指人与人之间相互关联的状态从无关到关系密切，要经过一系列的变化过程。美国心理学家莱文格和斯诺克在1972年提出人际关系是动态变化的，并对人际关系的各种状态及其相互作用水平的递增关系做了直观的描述（表11-1）

表11-1 人际关系的建立及发展过程

图解	人际关系状态	相互作用水平
☺ ☺	零接触	低
☺ → ☺	单向注意	
☺ ↔ ☺	双向注意	
☺ ☺	表面接触	
☺☺	轻度卷入	
☺☺	中度卷入	
☺☺	深度卷入	高

表中的笑脸表示人际关系涉及的双方，该图解还展示了一个十分重要的概念，即不存在人际关系双方心理世界完全重合的情况。无论人们的关系多么密切，情感多么融洽，也无论人们主观上怎样感受彼此之间的完全拥有，关系的卷入者都不可能在心理上取得完全一致。

社会心理学家奥尔特曼和泰勒于1973年在"社会洞察：人际关系的发展"一文中指出，良好的人际关系的建立和发展，从交往由浅入深的角度来看，一般需要经过定向、情感探索、情感交流和稳定交往4个阶段。

1. 定向阶段　包含对交往对象的注意、抉择和初步沟通等多方面的心理活动。在人际交往中，人们对交往的对象具有很高的选择性。进入一个交往场合时，人们往往会选择性地注意某些人，而忽视另外一些人，或者只是礼貌性地打个招呼。对于注意对象，人们会寻找话题，进行初步的沟通，这些活动就是定向阶段的任务。在此阶段，人们只有表层的自我表露，例如谈谈自己的职业、工作以及对最近发生的新闻事件的看法等。

2. 情感探索阶段　这一阶段的目的，是探索彼此在哪些方面可以建立真实的情感联系，而不是仅仅停留在一般的正式交往模式。如果在定向阶段双方有好感，产生了继续交往的兴趣，那么就可能有进一步的自我表露，例如分享工作中的体验、感受等，并开始探索在哪些方面双方可以进行更深的交往。这时，双方有一定程度的情感卷入，但不会涉及私密性的领域。双方的交往还会受到角色规范、社会礼仪等方面的制约，比较正式。

3. 情感交流阶段　人际关系发展到情感交流阶段，双方关系开始出现实质性变化。如果在情感探索阶段双方有共同语言，建立起基本的信任，就可能发展到情感交流的阶段，彼此有较深的情感卷入，谈论一些相对私人性的问题，例如互诉工作、生活中的烦恼，讨论家庭中的情况等。这时，双方的关系已经超越了正式规范的限制，比较放松，自由自在，无拘无束，如果有不同意见也能够坦率相告。

4. 稳定交往阶段　在这一阶段，人们心理上的相容性会进一步增加，自我暴露也更广泛、深刻。此时，人们已经允许对方进入自己高度私密的个人领域，分享自己的生活空间和财产。但在实际生活中，很少有人达到这一情感层次的友谊关系。许多人际关系并没有在第三阶段的基础上进一步发展，而是仅在第三阶段的水平上简单重复。

（三）人际关系的恶化过程

美国人际传播学者朱迪·皮尔逊（Judy. C. Pearson，1946—）在《人际关系》一书中提出了人际关系的恶化过程。她认为，人际关系的恶化是冲突、内耗及侵犯的结果。根据冲突及内耗的性质和程度，可以将人际关系的恶化过程分为分歧、冷漠、疏远和终止四个阶段（表11-2）。

表 11-2　人际关系的恶化过程

图解	人际关系状态	相互作用水平
←☺☺→	分歧	强
←☺　☺→	冷漠	
←☺　　☺→	疏远	
☺　　☺	终止	弱

1. 分歧阶段　此阶段的特征是双方的共同情感逐步消失，差异逐渐显现。在人际关系发展的各个时期，个体间的差异都可能存在。当人际关系处于上升阶段时，分歧和差异会被忽视或忽略；发展到一定程度，个体的属性表现出来，双方的差异就会逐渐显现而出现分歧。

2. 冷漠阶段　此阶段的特征是一方或双方的冷漠。交往的一方将彼此的关系视为一种负担，在心理上出现压力感，并伴随交往活动而出现一系列的痛苦情绪体验。人际关系双方开始放弃增进沟通的努力，关系逐步冷漠，表现为对交往对象漠不关心、消极对待，甚者出现泛化性否定评价。

3. 疏远阶段　此阶段的特征是双方的回避及疏远。交往的一方在痛苦情绪体验的基础上，产生对双方人际关系的反感甚至厌恶倾向。表现为疏远的具体行为，并渗透到彼此关系的各个方面，形成远距离甚至零距离的接触状态。

4. 终止阶段　此阶段的特征是人际关系的结束。由于双方的不断冷漠及疏远，人际关系进一步恶化，双方完全失去联系。表现为对关系的任何想象都会产生负性情绪，向对方传递保持距离的信息，千方百计地终止人际关系。

人际关系的恶化过程不会完全按照一个简单的逻辑推理过程而孤立完成，它受到个人、社会、心理环境及时间因素的影响。许多人际关系在恶化过程中，受到经济、法律、互利等因素的影响，可能会使双方的关系一直维持在冷漠阶段。

（四）人际关系的平衡理论

人际关系不仅取决于双方的交流，而且往往会取决于第三者。人际关系平衡理论由社会心理学家海德（F. Heider）首先提出，后来由西奥多·纽科姆（Theodore Mead Newcomb，1903—1984）于1953年扩充修正。

人际关系平衡理论可以简化为"A-B-X"理论。A-B表示两者之间的关系，X表示"第三者"（人或物），如果一个人和他的朋友彼此喜欢，对于某件事看法一致，那么就是处于平衡状态；如果彼此喜欢，但对某件事的看法不一致，就是处于不平衡状态。海德认为，人们力求保持平衡状态，所以两人看法一致可以引起或加强两人之间的积极情感，两人看法不一致可以引起或加强两人之间的消极情感。下图表示A-B-X三者间的不同关系造成的平衡状态和不平衡状态。

如图11-1所示，平衡状态各图凡有负号者其负号都是偶数，说明，有一个消极关系就有另一个消极关系加以平衡，所以结果是平衡的。

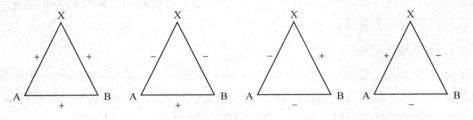

图11-1 平衡关系的4种情况

如图11-2所示，不平衡状态各图的负号是奇数，说明，消极关系没有得到平衡，所以结果是不平衡的。

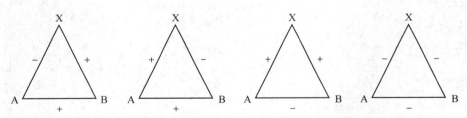

图11-2 不平衡关系的4种情况

不平衡结构可以通过不同方式转化为平衡结构。如甲乙彼此喜欢，但因甲乙对某事的看法不一致而处于不平衡状态，转化的方法是：或者甲改变自己的看法，或者甲认为乙实际上与自己看法一致，表现出来的不一致是表面上的。选用什么方法依赖于方法的难易程度和个人特点。

纽科姆修正了海德的平衡理论。他认为，A-B-X关系中以A-B关系最为重要。如果A-B关系是正的，海德的模型就可以得到肯定；如果A-B关系是负的，则海德的模型就不一定得到肯定。当一个人不喜欢另一个人时，则对他是否赞同某件事并不关心。人们一般只关心自己与自己朋友的观点是否一致，不关心自己与自己不喜欢的人的观点是否一致。所以，纽科姆把A-B关系为负的情况下的这种不关心称为非平衡关系，以区别于平衡关系和不平衡关系。纽科姆认为，在不平衡关系中，人们不愿把A-B之间的符号从正的改为负的，而愿意把负的改为正的。这也说明，人们强烈地倾向于正的 A-B 关系。在其他条件相等的情况下，人们倾向于喜欢他人而不是不喜欢他人，即使不喜欢他人可能代表一种更平衡的情况。纽科姆把这个现象称为吸引效应。

平衡关系是令人愉快的，能维持下去。不平衡关系是令人不愉快的，是不稳定的。当两个朋友处于不平衡关系中时，两人都可能设法去说服对方改变看法。如果说服成功，就会恢复平衡；如果两人在许多问题上固执己见，那么两人之间的友谊可能会逐渐变为冷淡或不喜欢。

第二节　护患关系

现代护理要求护理人员与服务对象、其他医务工作者及管理、支持保障系统工作人员紧密合作，以更好地满足服务对象对医疗卫生保健服务的需要。在包括护理人员、服务对象、医生、营养师、医药技术工作人员、卫生防疫人员、管理和后勤服务人员等的多边协作关系中，护理人员起着十分重要的作用。

一、护患关系的概念及特征

（一）概念

护患关系（nurse-patient relationship）是护士在护理工作中与服务对象之间产生和发展起来的一种特定的、以健康服务为导向的人际关系。护患关系有狭义和广义之分。狭义的概念是指护士与服务对象之间在特定的环境和时间段内互动所形成的一种特殊的人际关系。广义的概念是指围绕服务对象的治疗和护理形成的所有人际关系，包括护士与服务对象以及与和服务对象有关联的亲友、监护人、陪护人等的关系，他们不仅可以反映服务对象的需求和利益，还可不同程度地影响护士与服务对象的关系；在一定条件下，还可协助护士与服务对象的交流与沟通，向服务对象提供生理和心理方面的支持，以帮助服务对象最大限度地满足生理和心理方面的基本需求。

（二）特征

护士与服务对象之间的关系，既具有一般人际关系的共性，又具有其他独特的性质与特征。

1. 以治疗为目的的专业性帮助　护患关系是以专业活动为中心，为协助服务对象最大限度地满足身心健康的基本需要为主要目的的一种专业性的人际关系。这种特定的人际交往与联系，以维持和促进服务对象的健康为目的。

2. 援助系统与接受援助系统之间的关系　两者的关系不是某一护士与某一服务对象之间的关系，而是两个系统间的关系，即援助系统与接受援助系统之间的关系。护士向服务对象提供某种援助，实际上执行的是援助系统的任务；服务对象接受护理服务，体现接受援助系统的内在需求。

3. 服务和被服务的关系　护理人员通过专业护理活动，向服务对象提供健康服务，以满足服务对象身心健康这一特殊需要。健康服务的后果既可能是积极的，也可能是消极的，护理人员应努力争取积极的后果，避免消极的后果。

4. 双向互动的关系　两者之间均有属于自己的认知、情感和行为特征，都有个人对疾病、健康的独到见解，都有不同的生活经验和个人阅历以及不同的人文社会背景等，这些因素会不同程度地对双方的交往和联系产生影响。

5. 短暂的人际关系　服务对象的身心健康需要和护理人员向服务对象提供健康服务，是构成双方关系的基础。离开这一基础或这一基础已不复存在，两者的关系也就随之终结。尽管有的服务对象经治疗痊愈出院后，仍和护士继续保持往来，但这已不是护理人员与服务对象的关系，而是另一种关系。

二、护患关系的基本内容

（一）技术性关系

技术性关系是指护患双方在一系列的护理技术活动中建立起来的，以护士拥有相关护理知识及技术为前提的一种帮助性关系。护理人员扎实的护理知识、优良的护理技能对促进双方关系的发展起主导作用；服务对象对护理措施的态度、认识和需求水平也有重要的影响。

（二）非技术性关系

非技术性关系主要指人文社会因素对护理人员与服务对象人际交往关系的影响。包括以下几个方面。

1. 道德关系　是非技术关系中最重要的内容。由于社会背景、经济、职业、文化素质、道德修养等的不同，在护理活动过程中，护患双方容易对一些问题或行为产生不同的看法，产生一定的矛盾和分歧。对此，双方必须按照一定的道德规范及原则来约束自己的言行，并尊重对方的权利、人格及利益。

2. 利益关系　指护理活动中护患双方发生的物质和精神方面的利益关系。服务对象的利益是其在支付了一定的费用后，满足其解除病痛、恢复健康等切身利益的需要。而护理人员的利益表现为由于服务对象康复而得到精神上的满足及享受，以及由于劳动所得到的经济报酬。医务人员的天职是救死扶伤、治病救人，这种职业道德的特殊性决定了两者之间关系和一般商品等价交换具有质的区别，因而两者的关系必须以维持病人健康及利益为前提。

3. 法律关系　指护患双方在护理活动中各自的行动和权益都受到法律的约束和保护，并可在法律范围内行使各自的权利和义务。在护理过程中，护理实践的基本原则是建立在法律基础上的信任关系。法律规定，护士执业有相应的资格，相应的权利、义务、责任及行为规范等，而法律也规定了病人享有医疗的权利等。因此，双方都必须承担相应的法定责任与义务，时刻以法律约束双方交往中的行为。

4. 文化关系　护理人员和服务对象各自所具有的文化水平、语言表达能力、素质修养、宗教信仰及风俗习惯等文化背景上的差异，会不同程度地对双方的关系产生影响，甚至引起误解和矛盾。在护理活动中，护理人员要尊重服务对象的宗教信仰及风俗习惯，注意自己的语言、举止及表情，不同文化背景的服务对象应用不同的沟通方式，以建立良好的合作氛围。

5. 价值关系　护理人员和服务对象在健康服务过程中的相互作用与影响，体现了人的社会价值。在此过程中，护理人员通过运用护理知识和技能为服务对象提供服务，实现了其职业价值。而服务对象在恢复或提高健康水平后，重新工作，且提高了工作效率和质量，实现了为社会做贡献的价值。可见，护理人员的人生价值体现在护理过程中，而服务对象的人生价值则是从服务结果中体现出来的。

三、护患关系的基本模式

护患关系根据双方发挥作用程度以及指导思想的不同，分为以下三种类型。

1. 主动－被动型　是一种以传统的"以疾病为中心"的护理思想为主导的一种单向性的护患关系模式。这种模式的特征为"护士为服务对象做什么"。护理人员在护患关系中居于主导地位，双方缺少互动，强调护理人员的权威性，忽略了服务对象的主动参与权利。护患双方存在显著的心理差位。

这一模式的优点是，能充分发挥护理人员的"积极性"，特别适用于危重、休克、昏迷、麻醉等意识障碍病人和婴幼儿病人。其缺点是，不利于发挥服务对象的主动性，由于服务对象难以参与，得不到应有的尊重，有时会因缺少配合和监督而影响治疗效果，甚至可引发差错等不良后果。

2. 指导－合作型　是现代护理实践中护理人员和服务对象常见的一种关系模型。这种关系的特征为"护士教会服务对象做什么"。虽然双方均有一定的主动性，但护理人员仍处于主导地位，起决策作用；服务对象主要执行护理人员的意志，但也可为治疗和护理提供信息，提出意见和要求。护患双方存在微弱的心理差位。

此模式适用于清醒的危重病人和缺乏一定医疗保健及护理知识的服务对象。此模式中护患双方的权利是不平等的，服务对象主动性和积极性的发挥仍受一定限制，对于慢性病人，特别是医疗保健知识掌握较多、民主参与意识较强的服务对象来说，是不适宜的。

3. 共同参与型　是一种双向性的、以生物医学 – 社会心理及人的健康为中心的护患关系模式，其特征为"护士帮助服务对象自我恢复"。护理人员和服务对象之间相互作用，双方的关系建立在具有平等地位的基础上，彼此相互尊重、相互协商，针对护理计划、护理目标、护理措施等不断互通信息、充分协作，从而取得较满意的结果。护患双方为心理等位关系。

此种模式主要适用于对慢性病人的护理，特别是对有一定文化水平和医疗保健知识的服务对象效果尤佳。此模式可以指导和帮助服务对象改变以往有损健康的习惯、生活方式和人际关系等；还可以指导服务对象掌握必要的自护知识和技能。护理人员不仅要了解疾病的护理，而且要了解疾病对病人生理、社会心理、精神等方面的影响，充分尊重病人的主动权，激发其主观能动性。

在护理工作中，护理人员与服务对象的关系究竟选用哪种模式，应遵从实际需要，因为每种模式均在一定条件下有其应用价值，要善于分析主客观方面的因素，选择有利的方式和服务对象交往。此外，健康服务是一个动态的过程，要随着服务对象的需要和病情变化而及时调整，使两者的关系向有益于服务对象健康的方向发展。

四、护患关系的基本过程

护理人员与服务对象的关系，从双方接触开始，至护理服务完成、护理过程结束，是一个动态的发展过程。一般可将这一过程分为三个阶段。

1. 观察熟悉期　是指护患双方从开始接触到熟悉，并逐步建立信任关系的阶段。此阶段是护理人员和服务对象建立良好关系的重要阶段，为进行护理活动创造良好的条件。其主要任务是增进双方的了解和信任。

此阶段是护理人员收集服务对象的自然资料与健康资料的阶段。所谓自然资料，包括服务对象的年龄、职业、婚姻、民族、出生地、家庭状况、个人经历等；健康资料则包括疾病发生发展状况等。可通过参阅病案、与服务对象会谈、向其亲友询问、症状学观察和体检等方式进行。其中，与服务对象的直接交流与沟通尤为重要。服务对象也会通过观察，了解护士的业务水平、个人经历、兴趣爱好、脾气性格等。同时，该阶段也涉及通过其他服务对象协助提供信息。护士主动提供条件，帮助服务对象了解自己尤为重要。

观察熟悉期的目的是在彼此间建立信任感及坦诚和谐的氛围，为进一步合作奠定良好的基础。

2. 合作信任期　也称工作期，是护理人员完成护理服务、服务对象接受服务的最主要的阶段。此阶段双方的关系，对完成护理计划和护理质量的影响极大；也是双方易产生矛盾和问题的阶段。

护理人员应进一步加强双方的信任，并通过收集资料和与服务对象协商来制定护理计划，与服务对象一起实施护理计划的有关措施，以帮助服务对象解决健康问题。服务对象在此期内应积极参与，充分发挥自己的潜能，学习并掌握有关的护理知识与技能。在接受良好的护理服务的同时，服务对象获得保健知识和自我保健能力。

此期是双方最易产生意见、矛盾甚至冲突的阶段。因此，护理人员不仅要有良好的护理业务能力，还要注意尊重服务对象，维护服务对象的权益，通过健康教育帮助服务对象理解措施的意义，善于听取服务对象的意见和要求，及时消除隔阂和误解，以保证护理计划的实施。服务对象也应发挥自己的主观能动性，及时向护理人员表达自己的意见和看法，严格要求自己，正确地对待护理人员的劝导。以上措施可使双方的合作更加默契。

3. 终止评价期　是指服务对象经过治疗和护理，病情好转或基本康复，进入出院前的准备阶段。此期护理人员应和服务对象一起，共同评价护理计划的实施状况、预期目标是否达到以及服务对象对自己目前的健康状况和护理服务的满意程度。护士还需要为服务对象提供健康教育及咨询；继续关注病人的健康状况，预防产生并发症或疾病复发。

此阶段是双方关系最融洽、最和谐的阶段，即使曾经产生过不愉快，也会有不同程度的好转。

第三节　人际沟通

沟通是人际关系中最重要的内容。一个想法、一个信息，在传递、解释、理解中，往往通过自己的习惯方式表现出来。如何让双方互相接受，真实反映各自的感受，达到妥协或一致的目的，就是沟通的艺术。

一、人际沟通的概念及特征

（一）人际沟通的概念

"沟通"（communication）一词，最早出现在《左传·哀公九年》一书中，其含义是"挖沟使两水相通"。如今，"沟通"已成为一个社会心理学名词，有广义和狭义之分。广义的沟通指人类与整个社会的沟通，不仅包括信息、情感及思想的沟通，也包括相互作用个体的全部社会行为以及采用各种大众传播媒体所进行的沟通。狭义的沟通指在社会生活中的人际沟通，是信息的发送者与信息的接受者之间的信息相互作用过程。在这个过程中，沟通的双方彼此交流各种思想、情感、观念、态度和意见，从而建立一定的人际关系。本书所指的沟通为狭义的沟通，指人际间为达到一定目的，将信息、思想和情感传送给对方，并期望得到对方做出相应反应效果的过程。

（二）人际沟通的特征

1. 积极互动　人际沟通过程不是简单的"信息传输"过程，而是一种积极的信息交流过程。沟通的双方都是积极的主体，这就表示参加沟通的每个人都希望自己的沟通对象具有积极性，沟通过程是一个相互影响、相互作用的积极过程。所以，在沟通过程中，信息发出者应准确判断对方的情况，分析沟通的动机、目的和态度等，并预期沟通的结果。

2. 符号共识　沟通双方借助符号系统相互影响，用双方都熟悉的同种语言来进行沟通。沟通符号，只有在信息发出者和信息接受者共同掌握统一的编码译码系统的情况下才能实现其功能。

3. 目的明确　在人际沟通中，沟通双方都有各自的动机、目的和立场，都设想和判定自己发出的信息会得到什么样的回答，即人与人的沟通是以改变对方行为为目的，是一个沟通者对另一个沟通者的心理作用过程。

4. 情境制约　任何人际沟通都是在一定的情境下进行的，因此，情境因素会影响人际沟通的效果。情境因素包括社会性、心理性、时间性、空间性等因素，这些相关因素可能有利于人际沟通的进行，也可能会阻碍人际沟通。

二、人际沟通的意义

沟通是一种自然而然的、必需的、无所不在的活动。人与人之间通过沟通可以交流信息、获得感情与思想。人际沟通的意义如下。

1. 传递和获得信息　信息的采集、传送、整理、交换，无一不是沟通的过程。通过沟通，人们交换有意义、有价值的各种信息。在沟通过程中，人们分享、披露、接收信息。根据内容，沟通信息可分为事实、情感、价值取向、意见观点。根据目的，沟通可分为交流、劝说、教授、谈判、命令等。

2. 改善人际关系　社会是由人们互相沟通所维持的关系组成的网，人们相互交流是因为需要同周围的社会环境相联系。沟通与人际关系，两者相互促进、相互影响。有效的沟通可以赢得和谐的人际关系，而和谐的人际关系又使沟通更加顺畅。相反，人际关系不良会使沟通难以开展，而不恰当的沟通又会使人际关系变得更坏。

3. 自我概念的形成　人们的自我概念是通过与他人交往沟通而获得的。在交往中，个体辨认他人对待自己的表情、态度和行为方式，把别人对待自己的方式作为认识自己的一面镜子，个体从他人那里了解自己的形象、品行、人格以及他人对于自己特征的接纳程度，从而形成了自我概念。

4. 满足个体需要　沟通具有满足需要的功能，个人通过表达自己的身心状态，实现与他人的联系，明确人际关系的行动方向，从而使自我价值得以实现。

三、人际沟通的基本要素及层次

（一）人际沟通的基本要素

沟通是将信息由一方传达至另一方的过程。没有任何信息需要传达，就没有沟通的动机。没有传达的对象，就无法产生沟通。心理学家海因（Hein）在1973年以控制论的传播模式为背景，提出沟通过程由沟通的触发体、信息发出者、编码、信道、译码、信息接收者及反馈等基本要素组成（图11-3）。

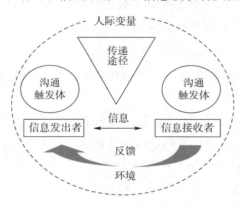

图11-3　人际沟通的基本要素

1. 沟通的触发体（referent）　是指能触发个体进行沟通的所有刺激或理由，包括各种生理、心理、精神或物质环境等因素，有时又称信息背景。这些环境、现象、事物等反映在沟通者的头脑中，刺激他产生沟通的需要和愿望。

2. 信息发出者和信息接收者（sender and receiver）　信息发出者指拥有信息并试图进行沟通的人。信息接收者也称为信息的目标靶，是信息传递的对象，信息接收者受沟通技巧、知识水平、态度和社会文化的影响。

3. 信息（message）　主要指信息发出者试图传递给信息接收者的观念和情感，它们必须被转化为各种可以被别人觉察的信号，这些信号包括语词的和非语词的。语词信号既可以是声音的，也可以是形象（文字）的。运用语词进行沟通时，沟通的双方必须具有共同的理解经验。非语词信号包括身段姿态、表情动作、语调等。

⊕ **知识链接**

罗杰斯的研究

美国护理专家罗杰斯1986年的研究表明：单纯听过的内容能记住5%；见到的能记住30%；讨论过的内容能记住50%；亲自做过的事情能记住75%；教别人做的事情能记住90%。

4. 传递途径（channel） 又称媒介或信道，是指信息发出者传递信息的工具或手段。面对面的沟通与大众传播各有自己的特点。面对面的沟通除了具有语词或非语词本身的信号以外，沟通者的心理状态信息、背景信息与及时的反馈信息等，都容易使沟通双方的情绪被感染，从而产生更好的沟通效果。我们接收的信息绝大多数都是通过视听途径获得的，所以日常沟通也主要是视听沟通。

5. 反馈（feedback） 沟通过程是一个交互作用的过程，沟通双方不断地将自己接收到的信息的反应提供给对方，使对方了解自己所发送的信息引起的作用，了解对方是否接受并理解了信息、他们接收信息后的心理状态如何，从而根据对方的反应调整自己的信息发送过程，以达到预期的沟通目的。

6. 人际变量（interpersonal variables） 是影响信息发出者和信息接收者双方的因素，包括感知、教育、生长发育水平、社会文化、价值观和信念、情绪、性别、角色和关系以及身体健康状况等。同一个人，情绪不同，对信息的反应可能不同。同样的信息内容，向不同教育背景的个体发送，得到的反馈也可能不同。

7. 环境（environment） 是信息发出者与信息接收者相互作用的场所。为了获得有效的沟通，沟通的环境应该满足沟通双方对物理或情感上舒适及安全的需求。如沟通场所应大小适宜、无噪声及干扰物、座位舒适、光线和温度适宜、备有各种必要的设备、重视精神环境且时机合适等。

（二）人际沟通的层次 [e] 微课

鲍威尔（Powell）认为，根据人际交往双方的信任程度、参与程度及个人希望与他人分享感觉的不同，可以将沟通分为以下五个层次。

1. 一般性沟通（cliché conversation） 是指一般性社交应酬的开始语，属于沟通中的最低层次。如"你好""早上好！天气不错"之类的寒暄、应酬式语言。这种交谈式有利于在短时间内打开局面和帮助建立关系，因为一般性交谈不需要深入思考也无须担心说错话，能够让人有"安全感"。但是护患之间如果长期停留在这个沟通层次上，将不利于引导病人说出有意义的话题。

2. 事务性沟通（fact reporting） 是指不参与个人意见、不牵涉人与人之间的关系，报告客观事实的沟通。在沟通双方还未建立信任感时，交谈多采用陈述事实的方式，防止产生误解或引起麻烦。护士运用这种沟通方式有利于了解病人的情况，但应注意，在此层次上的沟通主要是让病人陈述，护士最好不要用语言或非语言行为影响病人的行为。

3. 分享性沟通（shared personal idea and judgment） 是指沟通双方已经建立了一定的信任，可以彼此谈论看法、交流意见的沟通。在此层次上，双方容易产生共鸣，获得认可或产生同情感。作为帮助者的护士，在沟通时应注意不要流露嘲笑的表情，以免影响病人的信任，从而又退回到沟通的第二层次。

4. 情感性沟通（shared feeling） 是指沟通双方彼此无戒心，有了安全感时进行的沟通。在此层次上，沟通双方愿意说出自己的想法和对各种事件的反应，尊重彼此间的感情和分享欲。为了给病人创造这样一个适合的感情环境，护士应做到坦率、真诚、热情并正确理解病人，帮助病人建立信任和安全感。

5. 共鸣性沟通（peak communication）　是指人与人之间在高度默契时形成的沟通，是一种短暂的、完全一致的、高度和谐的感觉。共鸣性沟通是沟通双方分享感觉程度的最高层次，也是沟通交流希望达到的理想境界。

随着相互信任程度的增加，层次逐渐升高，沟通的信息也逐渐增加。由上面 5 种沟通层次可以看出，沟通层次的主要区别是每个人希望与他人分享自己真实感觉的程度。在护患交往中，各种沟通层次都可能出现，而沟通双方的信任程度是决定沟通层次的关键因素。在与病人沟通的过程中，护士应让病人自主选择交流方式，不要强求病人进入更高层次的沟通。

四、人际沟通的基本方式

（一）语言性沟通（verbal communication）

1. 概念　语言性沟通是使用语言、文字或符号进行的沟通，是人类用来交流信息的一种最重要、最有效、最广泛的沟通方式。

2. 类型　语言沟通是以语言文字为载体的沟通，可分为口头沟通、书面沟通和电子媒介沟通三种形式。

（1）口头沟通　是指以音和义结合而成，以说和听为传播方式，以有声语言为传递信息工具的沟通形式。口头沟通是最灵活、最直接的一种沟通形式。口头沟通最大的优点是快速、简便和即时反馈。

（2）书面沟通　以文字及符号为传递信息工具的沟通形式。书面沟通是比较正规的沟通形式，包括备忘录、协议书、信函、布告、通知、报刊和文件等。

（3）电子媒介沟通　是以电子技术、电子技术设备及其产品进行信息传播的沟通形式。电子媒介沟通是随着电子信息技术的兴起而新发展起来的一种沟通形式，包括传真、闭路电视、计算机网络和电子邮件等。随着时代的发展，Facebook、QQ、微信等已成为人们日常沟通的重要媒介。

（二）非语言性沟通（non-verbal communication）

1. 概念　又称肢体语言，指人们在沟通过程中，不采用语言作为表达意见的工具，而运用其他非语言的方式来帮助表达思想、感情、兴趣、观点、目标和用意的方式。

美国心理学家艾伯特·梅拉比安（Albert Mehrabian）教授曾经提出一个沟通模型：沟通＝语言信息（7%）+ 语气语调（38%）+ 表情肢体语言（55%），见图 11-4。可见，言语在人际沟通中起着方向性与规定性的作用，而与有声语言相结合的副语言、体态语言则传达着比言语丰富得多的内涵，可以准确反映交谈者的思想和情感，并起到支持、修饰言语行为的作用。

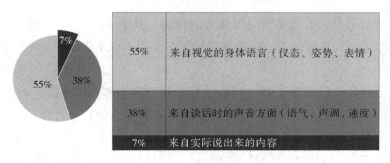

图 11-4　艾伯特·梅拉比安沟通模型

2. 类型　非语言沟通主要包括副语言、身体语言、环境安排、空间距离及空间位置等。

（1）副语言（paralanguage）　也称辅助语言，是指发出的有声但无固定语义、辅助表情达意的语言。副语言沟通是人们通过语音的频率、声调、音高、音量、音质、声音补白、语速、语调、语气、重音、停顿、叹息和嘟囔的声音等进行信息传递与交流的过程。

（2）身体语言（body language）　指的是通过眼神注视、面部表情、肢体动作和姿势以及触摸行为等传达的讯息。

①眼神注视（gaze）：通过眼神注视的方向与时间长短，可以传达各种不同的信息，是人际间最传神的非语言表现。

②面部表情（facial expression）：通过面部肌肉的协调运动来表达情感状态或对信息的反应。它的功能在于传达个人的情绪状态，特别是快乐、惊喜、恐惧、生气和嫌恶等几种情绪。面部表情是非语言沟通中最为丰富的形式。

③肢体动作和姿势（body movement and gesture）：肢体动作常用于辅助语言的不足，用于重复、加强或补充语言信息。肢体动作和姿势能表达个人的情绪状态，如各种手势的应用。肢体动作和姿势还能显示互动双方关系的性质或传达彼此吸引的程度。

④触摸（touch）：是人际沟通时最亲密的动作。触摸是非语言沟通的特殊形式，包括抚摸、握手、依偎、搀扶和拥抱等。触摸所传递的信息，往往是其他沟通形式所不能取代的。在护患交往中，触摸是一种有效的沟通方式，有其自身独特的意义，在护理工作中也起着非常重要的作用。触摸行为可以分为各种不同的类型，有的是为了达成某种任务而采取的触摸行为，不带有任何情感色彩，称功能性－专门性触摸，如护士为病人进行臀部肌内注射时触摸病人绷紧的皮肤；有的是为了传达彼此的关心、喜欢或好感，称友谊－温暖触摸，如抚摸患儿的皮肤或搀扶老年病人；有的属于社交－礼貌性触摸，如与新的同事见面时彼此握手、短暂寒暄等。应根据情境、病人的个性特点、沟通双方关系程度的不同，选择合适的触摸方式，保持谨慎的态度。沟通双方对于触摸所表达的信息和情感的理解和接受程度应基本保持一致，否则会造成对方的反感和误解。

（3）环境安排　环境安排及选择体现着信息发出者对沟通的重视程度。环境包括物理环境和人文环境。物理环境包括建筑结构、空间的布置、光线和噪音的控制等。人文环境包括是否需要他人在场，环境是否符合沟通者的社会文化背景，能否满足保护隐私的需求等。

（4）空间距离及空间位置　在非语言符号系统中，交往空间是一种特殊的无声语言。美国人类学家爱德华·霍尔（Edward Hall）博士认为，根据人们交往关系程度的不同，可以把个体空间划为4种距离。

①亲密距离：人际交往的间距处于0～15cm，彼此可以肌肤相触，属于亲密接触的关系。这是为了做出爱抚、亲吻、拥抱和保护等动作所必需的距离，常发生在情人、亲友关系之间。如果用不自然的方式或强行进入他人的亲密距离，可被认为是对他人的侵犯。处于15～45cm，这是身体不相接触，但可以用手相互触摸到的距离，如挽臂执手、促膝倾谈等，多半用于兄弟姐妹、亲密朋友之间，是个人身体可以支配的势力圈。

②个人距离：人际交往的间距处于45～75cm，适于较为熟悉的人们之间，可以亲切地握手、交谈，向他人挑衅也在这个距离中进行。处于75～120cm，这是双方手腕伸直，可以互触手指的距离，也是个人身体可以支配的势力圈。

③社会距离：人际交往的间距处于120～210cm，一般是工作场合和公共场所。在现代文明社会，一切复杂的事物几乎都在这个距离内进行。如护士长对护士布置任务，接待因公来访的客人，或进行比较深入的个人洽谈时，大多采用这个距离。人际交往的间距处于210～360cm，表现为更加正式的交往

关系，是会晤、谈判或公事上所采用的距离，如国家领导人接见外宾或内宾、医院的院长与下属谈话等，由于身份的关系需要与部下之间保持一定的距离。

④公众距离：人际交往的间距处于 360～750cm，这是人际交往的最大距离。如教室中的教师与学生，小型演讲会的演讲人与听众的距离。所以，在讲课和演讲时用手势、动作、表情及使用图表、字幕、幻灯等辅助教具，都是为了"拉近距离"，以加强人际传播的效果。处于 750cm 以上距离的位置，在现代社会中，则是在大会堂发言、演讲、戏剧表演、电影放映时与观众保持的距离。

总之，非语言沟通有时候更能准确地反映人的思想及感情。护理人员一个淡淡的微笑，一个短暂的目光接触，轻轻的触摸，和蔼可亲的态度，稳重大方的仪表，训练有素的举止，会给病人留下美好的印象，使病人对护理人员产生安全感和信任感，从而消除顾虑，增强战胜疾病的信心和勇气。

五、促进有效沟通的技巧

促进有效沟通的技巧有很多，在护理工作中比较常用的有以下六种。

（一）倾听的技巧

倾听是接收口头和非语言信息，确定其含义并对此做出反应的过程。护士在倾听过程中，要适时地做出主动反应，同时进行必要的重复和澄清，以了解对方的主要意思和真实内容，使对方感受到被理解和被重视。通过倾听，护理人员可以深层次地了解病人的心理和身体变化，探知在当前状态下病人的最大需要。

倾听并不是只听对方所说的词句，还应注意其说话的音调、流畅程度、选择用词、面部表情、身体姿势和动作等各种非语言性行为。倾听应注意整体性和全面地理解对方所表达的全部信息，否则会引起曲解。

一个有效的倾听者，应做到：①准备充分的时间倾听对方讲话；②在沟通过程中集中注意力；③不要打断对方的谈话，更不能漫不经心、左顾右盼；④不要急于评论和判断；⑤注意观察非语言性的信息；⑥仔细体会"弦外音"，以了解对方的主要意思和真实内容；⑦为表示你在倾听而且是注意地听，可以点头或轻声地说"嗯""是"等，表示你接受对方所述内容，并希望他能继续说下去。

倾听时应给予病人一定的反应，将病人的部分或全部沟通内容反述给他，使他通过你的反述及对他的讲话和表现，重新评估一下和做必要的澄清。反应需要一定的技巧，除了仔细倾听对方讲话和观察对方情感（非语言性表现）外，还要选择最能代表其含意和情感的词句，应避免使用固定的词句或陈词滥调，如"你是觉得……"；而应用一些引导性的谈话，如"你看起来好像……""据我理解，您所说的是……"。反应的焦点是将被交谈者的"言外之意，弦外之音"摆到桌面上来，使对方知道你在认真倾听。

（二）表示肯定

不论病人有什么感受，只要这种感受对病人而言是真实的，护士就必须表示肯定。例如：一位梅尼埃病病人感到天旋地转、天花板在转动。护士应首先肯定病人的这种感受是真实的，然后再给病人解释为什么会有这种感受。护士在与精神疾病病人接触中最容易犯的错误就是，病人说出一种令人无法理解的感受，护士就认为是"胡说八道""哪有的事！"等，这样就妨碍了护士与病人的进一步沟通。例如，精神病病人害怕有人要抓他，首先护士要肯定他有这种感受，用理解和体贴的态度对他讲："你害怕有人来抓你，这种感受是完全可以理解的，对你来讲是完全真实的。"假如病人得到了护士的肯定，愿意进一步谈下去，护士就可以和病人共同商讨如何理解和处理这种现象。

（三）同理他人

1. 同理他人的含义　卡尔·罗杰斯认为，同理心是体验他人的精神世界如体验自身精神世界一样的能力和态度。同理是与生俱来的一种人格特质，完全可以通过后天的培训来加强认知结构及行为表现，从而使同理成为一种人际沟通的技巧。同理心表现为在人际沟通过程中能够体会他人的情绪和想法，理解他人的立场和感受，并站在他人的角度思考和处理问题。

2. 同理心与同情心的区别　同情是一种主观情绪，往往指对弱者和不幸者的同情和怜悯，人人都有不同程度的同情心。护理学者们普遍认为，在护士与病人的人际沟通中，应该把同情心降到最低，避免因受病人情绪的影响而影响日常的工作。而同理心是指站在病人的角度来思考问题，并不等同于认同病人的观点。病人进入医院这个相对陌生的环境，由于经受疾病的折磨以及缺乏医护知识，往往急切地需要别人倾听自己的诉说，以便得到帮助，因此，护理人员应站在病人的角度倾听其诉求并提供帮助。

（四）善于提问

提问一般有两种形式：一种是开放式的，另一种是封闭式的。封闭式的提问就是只允许回答"是"和"不是"，或两个答案选其一，很像法庭的法官对被告的询问。护士有时也使用封闭式的提问，目的是弄清楚某一个症状的特殊性质。如护士会问偏头痛的病人，是左边痛，还是右边痛，两个答案中只能选择其一，这就是一个封闭式的提问。护士在与病人的交谈中，除了特殊情况之外，应尽可能少用封闭式的提问。这是因为，封闭式的提问容易使病人陷于被动，容易让病人感到是在受审讯，不能发挥病人的主动性，不利于获取更多的信息。

（五）核实

该技巧是接收和给予反馈的方法。核实的内容包括：仔细聆听；观察非语言行为；尝试去了解它的含义；通过询问病人来证实护士所理解的和病人想要表达的是否一致。沟通中应经常核实自己的理解，以确定获得信息的准确性。核对的方法有复述、意译（改译）、澄清和总结等。

（六）沉默

正所谓"沉默是金"，在护患沟通中，沉默是超越语言的一种沟通方式。在交流的过程中，沉默可以代表多重含义：病人说到伤心之处，沉默可以代表护理人员对病人遭遇的同情和关心；当病人提出某些要求时，沉默可以是委婉拒绝的最好方式之一；交谈中，沉默在护患双方之间留出空白，有助于对交流的内容展开一定的想象空间。

在以下情况时，可以使用沉默：①病人由于遭受打击而悲伤哭泣时；②病人情绪激动，语言过激；③病人自我意识到自身的偏颇或不当。

"此时无声胜有声"是沉默的特殊功效，但沉默需要恰当的时间和环境，避免使病人认为护理人员高深莫测、拒人千里之外，导致护患间产生情感隔膜，沟通被阻断。

第四节　护患沟通

护患沟通是护理人员人际沟通的主要内容，是建立良好护患关系、完成护理和治疗目标的重要条件。因此，对于护理人员来说，只有掌握护患沟通的技巧，才能获得病人的信任，更好地了解病人的心理状况和需求，制定相应的护理计划，更好地满足病人的生理、社会心理、精神文化等多方面的需求，才能提高治疗和护理效果，减少护患纠纷，建立和谐的护理人际关系。

一、护患沟通的概念、意义及特征

（一）护患沟通的概念

护患沟通是指护士与病人及其亲属之间的信息交流及相互作用的过程。沟通的对象包括病人、家属和与病人相关的第三方。

（二）护患沟通的意义

1. 有利于维系和促进良好的护患关系。沟通是改善病人症状及解决其心理问题的最佳护理方法，并有助于与病人建立具有治疗性的人际关系。

2. 有利于收集资料：护理评估借助沟通收集完整的病人资料，可为医师提供做诊断及制定治疗方案的参考，有助于护理问题的确定及护理计划的拟订与执行。

3. 可澄清和解决临时发生的事故，并直接疏导病人情绪的症结。

4. 可了解治疗者在病人心目中的地位、身份与重要性。

5. 可作为健康教育的准备：在双方沟通中为病人制定具体可行的健康计划，且可供给病人充分的健康知识，以满足病人需要。

（三）护患沟通的特征

1. **治疗性沟通**　护患沟通是一种具有专业性、目的性和工作性的沟通，围绕着服务对象的治疗，有特定的沟通内容及形式要求。

2. **以服务对象的健康为中心**　沟通信息涉及服务对象的健康及生命安危。一般性的沟通中，双方的交往强调平等互利的原则。而护患沟通是以服务对象的健康为中心，护理活动主要是满足服务对象的健康需求。

3. **渠道多、范围广**　沟通的内容涉及服务对象身心康复的各个方面，需要护理人员应用护理学、社会心理学、人文学和医学等知识与服务对象进行沟通。应根据服务对象的年龄、文化程度和社会角色等特点来组织沟通内容，并采用相应的沟通方式。沟通渠道不仅涉及护患沟通，也涉及护理人员与服务对象家属、护理人员与医师及其他的健康工作人员的沟通。

4. **法律及道德意义**　沟通信息有时涉及服务对象的个人隐私，具有一定的法律及道德意义。

二、影响护患沟通的因素

护患沟通是一个复杂的过程，沟通从开始到结束会受到来自多方面的各种因素的影响，概括起来可分为客观因素和主观因素两大方面。

（一）客观因素

1. **噪声**　在医疗环境中有很多的噪声，如电话铃声、喧哗声、脚步声、医疗操作的声音等，这些声音会使接受者无法听清信息的内容，从而影响沟通的效果。因此，创造一个安静舒适的环境是有效沟通的重要保证。

2. **环境氛围**　沟通场所的光线、温度、气味和色彩等都可能影响沟通的效果。光线的强弱、明亮与否都会影响护患双方的心理状态，从而影响沟通的效果。温度过高会使病人或家属感到烦躁。空气中如果有刺鼻的气味，也会严重影响病人的情绪，不利于沟通。色彩对于情绪的影响更是不能低估，白色给人圣洁的感觉，红色使人烦躁，绿色让人感受到生命的力量，黑色使人感到压抑。护士要注意沟通环境和氛围的变化，促进护患有效沟通。

3. 隐秘性 护患沟通的许多内容涉及病人的隐私，无论是病人所患疾病的性质，还是治疗和护理方案等，都属于病人个人隐私。护理人员在和病人进行交流时，一定要注意病人隐私性的保护，否则病人出于自我保护的心理，告知护理人员的信息可能是不完全的，甚至是虚假的。

（二）主观因素

1. 护理人员方面的影响因素 护理人员在护患沟通过程中起主导作用，因此，护理人员对护患沟通的成功与否起着举足轻重的作用。从护理人员的角度分析，主要有以下四个方面会影响沟通的效果。

（1）护理人员对护患沟通的重要性认识不足，对疾病的认识还停留在生物医学模式的水平，对病人的社会心理因素关注不够，沟通内容和形式肤浅。

（2）缺乏相应的沟通技巧：在以往的护理教育中，由于缺乏护患沟通原则和方法的教育，同时由于我国护理人员短缺，护理工作任务重，因而在工作中也缺乏有效的时间和精力来专门培训沟通技巧，造成了沟通能力的不足。

（3）沟通语言不当：在沟通过程中没有意识到病人是普通人、没有专业的医学和疾病知识，而护理人员大量应用医学和护理的专业知识、词汇甚至英文缩写，使病人无法理解，从而影响护患间的信息交流。

（4）服务态度差：由于人员少、工作重，琐碎的事情多，护理人员在护理过程中态度冷淡、语言生硬、缺乏同情心，令病人望而生畏，以至于终止沟通。

2. 病人及家属的影响因素 从病人和家属方面看，如果出现以下情况，会影响护患沟通的效果。

（1）病人和家属对护理人员如果缺乏信任，会怀疑护理人员的解释说明甚至护理操作，这样不仅影响护患间的沟通，同时也影响护理方案的实施。

（2）对护理的期望值过高：当人们患病后，可能会把希望完全寄托在医护人员身上，想当然地认为到了医院就能够快速恢复到患病前的身体状况，不能客观地估计治疗护理的效果。

（3）对护理人员的尊重不够，认为疾病的治疗仅依赖于医生的作用，护理人员对于自身的健康恢复没有什么作用，不愿有效配合护理人员的询问和对护理计划的实施。

三、护患沟通的技巧

（一）语言沟通的技巧

在临床护理中，护患沟通主要依靠交谈的方式。所用语言应当是发出者和接受者都能准确理解的，双方对所用词的含意也要有相同的理解。

1. 开场使用得体的称呼 对病人的称呼会影响病人对护理人员的第一印象。合理的称呼是绝对必要的，护理人员可以根据病人的年龄、职业、身份的不同来选择适当的称呼；在实际工作中，绝对不能以病床号、疾病的名称为代替来呼唤病人。

2. 交流时使用美好的语言 正所谓"良言一句三冬暖，恶语伤人六月寒"，护理人员每天与病人接触频繁，美好语言作用的发挥，能够提高病人战胜疾病的信心，促进健康的恢复。在临床中，护理人员要注意灵活使用以下几种语言。

（1）礼貌性语言 礼貌性语言的使用是对病人尊重的体现，能够给病人留下良好的印象，利于双方建立融洽的关系。护理人员要学会使用"请""您好""谢谢""对不起"等文明语言，说话时尽量用商量的口吻，不要居高临下地使用命令的口气。

（2）安慰性语言 护理人员对深陷疾病痛苦之中的病人应该安慰，以平复病人的心情，使病人摆脱所患疾病带来的烦躁、易怒、悲伤、忧郁和怨恨等不良情绪。特别是对儿童、老年人和情感脆弱的病人，更应尽量安慰，注意针对不同病人的特点选择不同的内容和语言方式。

（3）鼓励性语言　护理人员的鼓励性语言是对病人的心理支持，可增强病人战胜疾病的信心。面对不同年龄、性别、文化背景和疾病的病人，应使用不同的鼓励性语言。但是病人也有共性，刚入院的病人往往比较担心和忧虑，担心自己所患疾病是疑难杂症，同时又渴望着能够尽早康复。此时，护理人员的语言既要能告知病人所患疾病的性质和治疗的难度，又要说明当前医学和所在医疗机构具备治疗这种疾病的知识和能力，而且以往病人的治疗效果都是非常不错的，以增加病人的信心。

（4）解释性语言　当病人和（或）家属提出各种问题时，应因人而异，恰如其分地给予解释。当病人（家属）对医护人员或医院存在意见时，更要及时予以解释，以减少或避免护患冲突。例如：遇到有一个静脉穿刺难度较高的患儿，寻找静脉时，压脉带扎的时间相对较长，家属发现小孩的足背皮肤颜色较前发暗而大发脾气，言辞激烈。当时，护士以冷静的态度解释："对不起，你们的心情可以理解，但扎压脉带的目的是暂时阻断浅表静脉血流，使其充盈利于穿刺，而没有阻止深层动脉的血流，虽然看上去脚的颜色稍暗，但决不会导致组织坏死，请您放心。"最终，护士赢得了病人家属的理解和信任，避免了一触即发的护患冲突。

（二）非语言沟通的技巧

在人际沟通中，大部分的信息交流是通过无声的肢体语言实现的。病人因疾病性质的不同和个体差异，会表现出不同的生理及心理状态。特别是急症和危重病人，因疾病的影响，无法用语言表达自己的感受，护士应倾注更多的关爱与关怀，用真诚的目光、表情和恰到好处的肢体行为表达对病人的关爱。同时，要读懂病人的目光、表情所传达的信息，满足病人的需要。非语言沟通的技巧包括如下。

1. 仪表　护理人员的仪表装饰直接影响着个人形象、医院形象和职业形象，因而护理人员始终要容貌端庄、着装得体、举止大方，给人以纯洁、高雅的感觉。

2. 仪态　仪态是指一个人的举止、行为、动作。达·芬奇说过："从仪态了解人的内心世界，把握人的本来面目，往往具有相当的准确性与可靠性。"仪态可以表达口语难于表达的信息，替代口语增进沟通，发出暗示的信息，调节护患关系。要注意站立行等正确的姿势、手势语和握手礼仪等。

3. 眼神　交谈时，眼睛注视对方，应局限在对方额头至衬衣第二粒纽扣之间，左右以双肩为准的方框中。避免以下情况：交谈时东张西望；目光长时间地集中在对方的脸上或身体的某一部位；视而不见；眯着眼睛注视人；眼睛始终不看病人；目光上下反复打量；随便皱眉、挑眉梢。

4. 合理的距离　在护理工作中，护理人员要注意给病人留有足够的个人空间，最大限度地保障病人个人空间的私密性。不同的护患沟通形式中，应保持不同的距离空间。

四、治疗性沟通

（一）治疗性沟通的概念

治疗性沟通（therapeutic communication）是人际沟通的一种特殊形式，是一般性沟通在护理实践中的具体运用，强调以病人为中心，在了解病人情况的基础上，护士与病人双方围绕护理范畴内与健康有关的治疗与护理问题进行交流。沟通的内容是护理范畴中与健康有关的专业性知识内容（不仅限于医院范围内，也包括家庭和社区的所有与健康照顾有关的内容）。目的是为病人服务、满足病人需要。特点是护患双方围绕与健康有关的内容进行有目的的、具有服务精神的、和谐的沟通，可以起治疗作用，故称治疗性沟通。治疗性沟通与一般人际沟通的区别见表11-3。

表 11-3　治疗性沟通与一般人际沟通的区别

项目	治疗性沟通	一般人际沟通
目的	协助病人恢复、促进健康	彼此需要
目标	满足病人的需求	无特定目标
观念	护士接受病人的观念	观念一致
责任	护士负责导向	共同负责
时间	此时此刻	现在、过去、将来
交谈焦点	护患双方均知道	不一定都知道
话题	与病人的健康相关	任意话题
情感运用	护士鼓励病人自我表露	因人而异，不固定
时间长短	根据目标情况而定	因人而异
结束	经过计划与讨论	没计划，没法预测

（二）治疗性沟通的目的

1. 建立一个互相信任的、开放的良好护患关系，这是有效护理的根本保证。

2. 收集病人的有关资料，提供给病人必要的知识和教育。

3. 观察非语言性行为，如兴奋、激动、紧张、急躁和战栗等，以了解病人的情绪和态度。护士亦可通过非语言性行为表示对病人的支持，如通过眼神表示倾听病人的叙述，用同情的面部表情、轻轻的抚摸达到移情的效果，使病人感到安全与欣慰。

4. 与病人共同讨论确定需要护理的问题。

5. 与病人合作，制定一个目标明确、行之有效的计划，并通过共同努力达到预期的目标。

（三）治疗性沟通的过程

治疗性沟通的特点是护患双方围绕与健康有关的内容进行有目的的沟通，沟通中要以病人为中心，体现诚实、关怀、理解、同情和同感。治疗性沟通包括语言性沟通和非语言性沟通，以语言性沟通为主。治疗性沟通的过程包括如下。

1. 准备计划阶段　凡事预则立，不预则废。在进行语言性沟通前，要把握交谈的原则，对沟通的目的、内容、形式、时间和环境进行认真的准备和计划。注意以下四点。

（1）了解病人的基本情况，包括一般情况、健康史、身体评估、辅助检查等内容。

（2）明确交谈的目的和特定的专业内容。

（3）列出谈话提纲，合理设计问题，以便集中话题，达到交谈的目的。

（4）做好环境准备，如关房门、拉隔帘，请旁人暂时离开以保护隐私，关闭广播或电视以避免分散注意力，选择合适的时间以避免检查或治疗的干扰等，满足病人舒适和隐私安全的要求。

2. 沟通开始阶段　为给病人一个良好的第一印象，护士在做好准备工作的基础上，要营造一个亲切温馨的氛围，使病人愿意敞开心扉说出自己的想法。护士与病人开始接触时，要注意以下五点。

（1）注意外在形象　护士应做到仪表端庄、举止大方、服饰整洁、步履轻盈、面带微笑、语言和蔼。这是因为，良好的第一印象能使护士在短时间内赢得病人及家属的好感乃至信任，对建立良好的护患关系非常重要。

（2）礼貌称呼对方　有礼貌的称呼可使病人感觉双方平等和相互尊重，产生良好的第一印象。

（3）主动介绍自己　告诉病人你的姓名和职责，以使病人对你产生信任感。

（4）说明交谈目的和所需时间　初次就医的病人往往会因为不清楚将要发生的事情而紧张，让病人了解交谈的目的和时间可以使病人在思想上有所准备，缓解紧张和焦虑。

（5）体位　帮助病人采取舒适的体位，以减少不利交谈的因素。

3. 沟通进行阶段　在进行沟通的过程中，应"以病人为中心"，鼓励病人交流。除采用一般性沟通技巧，如倾听、核实、反应和提问外，还可以采用以下三种方式。

（1）指导性交谈　由护士针对病人存在的问题，提出解决问题的方法，让病人执行。此种交谈中，病人向护士寻求专业性指导和帮助，护士给病人以特定的知识、经验和帮助，其特点是交谈进程较快、效率较高，但病人主动参与少。例如，颈椎病病人寻求关于如何选择日常生活保健的帮助，护士从控制疾病的角度对其进行坐立、睡眠姿势指导。

（2）非指导性交谈　由病人引导谈话，护士促进并支持交谈进行。采用这种方法可以使病人有机会运用自身的资源来识别、面对和解决问题。例如，病人感到莫名其妙的焦虑时，护士可以为其营造一种支持性的气氛，使其能够诉说出自己的感觉，在诉说的过程中发现问题，并努力找出解决的办法。

（3）合理提出问题　要注意多使用开放性的问题，以启发病人思考和交谈。提问时要注意以下几点。①问题要有针对性：提问前要先考虑"我要达到什么样的目的？我这样问好不好？会不会引起病人的抵触情绪？遇到敏感问题时如何才能减轻病人的反感？"等，以使谈话顺利进行。②一次只提一个问题：如果一次提的问题过多，病人不便于集中思考。③开门见山，问话自然，使病人感到亲切和关爱。④避免"哪壶不开提哪壶"：要善于察言观色，发现病人有隐私或忌讳时，要灵活转变话题。

4. 沟通结束阶段　良好的结束和开端一样重要。要善始善终，顺利、愉快地结束交谈，以培养良好的护患关系，并为今后的沟通打下基础。结束时要注意以下五点。

（1）把握结束时机　结束时间的控制既要根据计划，也要考虑现场的情况。在准备结束时，不要再提新问题；如对方提出新的问题，可另约时间予以解答。

（2）总结交谈要点　简明扼要地总结所交谈的重点内容，核实记录的准确性。

（3）约定下次沟通　初步约定下次交谈的时间和内容，以便双方及早准备。

（4）表示真诚谢意　对病人的合作表示满意和感谢。

（5）做好出院指导　随着病人出院，护患关系即将结束。出院时要做好出院指导工作，向病人讲解有关疾病的预防、康复知识，影响疾病的心理卫生知识及生活作息、注意事项、复查的条件，同时征求病人意见，以便更好地改进工作。

护理工作者要本着"以人为本，一切以病人为中心"的服务理念，加强自身素质建设，将语言性沟通和非语言性沟通的技巧贯穿治疗的整个过程。治疗性沟通不仅是临床护理的一种服务手段、服务内容，而且是一种工作方式、专业技能，能更有效地满足病人需求，缩短护患之间的距离，逐步建立起相互尊重、理解、信任、支持、平等、合作的护患关系。

（四）特殊情况下的沟通技巧

1. 语言沟通障碍或困难的病人　遇因语言沟通困难而达不到预期效果时，护士应善于寻求他人的帮助，同时，在平时的工作中要学习、掌握少数民族的语言和风俗，使用少数民族病人的语言进行沟通可贴近病人，努力创造温馨和谐的交流环境，化解由语言沟通障碍引起的猜疑和误解，可使沟通有效进行。

2. 愤怒的病人　有些病人对突如其来的病痛感到愤怒，无端地仇视周围的一切，不愿接受这样的事实。面对这样的病人，护士应做出理解性反应，视其为一种正常的宣泄；耐心倾听病人的感受和愤怒的原因，及时满足病人的合理需求。有时也会遇到个别缺乏修养的病人在其不合理要求未达到目的时，谩骂护理人员甚至恶语伤人，因此，护理人员在不被理解和被误解时，应理智地控制自己的情绪，本着不伤害原则及有益于他人的原则，耐心细致地做好解释工作，真诚地关心、帮助病人，以减轻其愤怒的情绪，让病人的心情恢复平静，减少护患纠纷，得到病人的理解。

3. 老年病人　老年人多有视力和听力的下降，与之进行沟通时，护士应提高说话的声音，再配以有效的肢体语言来表达情感，以验证语言信息的准确性。同时，注意沟通的反复性，护士作为护理服务的提供者，有责任使护理达到积极性、建设性的效果，增强病人的记忆，使互动中的双方能有效地分享信息，增进沟通效果。

4. 要求过高的病人 护士在与他们沟通时，第一，要理解他们的行为，仔细观察其表现，注重引导其换位思考；第二，可应用非语言或比较幽默的沟通技巧，让其感受到护士的关心和爱护，帮助病人解决问题，使护患关系进一步融洽。

5. 不合作的病人 面对此类病人，护理人员应采取积极有效的面对面协商来解决矛盾冲突。护士要注重自己的言谈举止，谈吐要得当，要有"病人第一"的思想；要讲究正确的表达方式和谈话的艺术，勿使病人对疾病产生误解，防止引起情绪的波动；护士要面带微笑，用关心、体贴的语言来表达对病人的尊重；鼓励病人表达自己的想法和对疾病的认识，以便获得病人更多的信息，采取相应的护理措施，给予个案护理。

6. 病情严重的病人 遇到病情危重的病人时，为避免病情加重，护士应尽量缩短沟通时间，以仁爱之心去关爱病人；对意识障碍的病人，护士应仔细观察病人的反应，可用同一种语调或一个反复的动作刺激病人，以达到沟通的目的。护士应用面部表情、眼神、手势、触摸等方式与病人沟通，让病人感受到护士就在他身边，在接近或离开病人时及时告知，增加病人的安全感，有助于提高护理服务质量。

7. 抑郁悲哀的病人 护士应尽量给予关心和体贴，注意倾听病人的诉说，应用移情、沉默、暗示等沟通技巧，对病人表示理解、关心与支持；对病人的合理需求及时满足，使其心态逐渐恢复平和，从而利于治疗护理工作的开展；一个微笑，一声亲切的问候，可以拉近护患之间的距离，让病人感受到护理人员的真诚；一次搀扶，一声鼓励，可以增加病人对你的信任；一次送行，一句祝福，可以让病人对你心存感激。

目标检测

答案解析

一、简答题

1. "情人眼里出西施"反映了哪种社会认知偏差？
2. 对一个因疾病而昏迷的病人，应采取哪种护患关系模式？试述该模式的特点及优缺点。
3. 简述护患关系的基本内容。
4. 何谓人际沟通？沟通的要素有哪些？
5. 简述护理人际沟通的层次。
6. 简述治疗性沟通的目的。

二、案例分析题

护士接到急诊室电话通知，一位急性胰腺炎病人急诊入院，她立即做好了一切准备工作来迎接病人入院。病人被抬进病房，面色苍白，大汗淋漓，非常痛苦，急需手术，此时，护士面带笑容地对病人家属说："请不要着急，我马上通知医生为病人检查。"说完不慌不忙地走了出去。

试分析：（1）护士在接诊过程中，身体姿势有何不妥之处？

（2）护士采取这样的接诊方式会造成什么后果？

（3）假如你是值班护士，面对这位病人，你将如何处理？

书网融合……

本章小结　　　　　　　　微课　　　　　　　　题库

第十二章　护理与法律

PPT

在卫生服务体系中，护士承担着预防保健及防治疾病的重要作用。随着法制的逐步健全及卫生法规的不断完善，人们自身的健康需求和法律维权意识不断增强，由于护理工作和服务对象的特殊性及复杂性，所涉及的法律问题受到广泛关注和重视。因此，护士应该加强法律知识的学习，了解与护理工作相关的法律法规，以法律手段维护病人和自身的合法权益，有效地规避护理工作中的法律风险。

案例引导

案例：某日，实习护士小朱根据医嘱（5% GS 500ml + V 佳林 2 支 + 胰岛素 4 单位）执行加药操作时，由于不熟悉胰岛素剂量且未认真核算，误将胰岛素 1 瓶（400 单位）当成 4 单位全部抽吸，正准备加入药瓶时，被带教老师及时发现并立即制止了操作，从而避免了一起事故的发生。

讨论：1. 实习生的工作职责与权限有哪些？

2. 如果上述事故没有被及时发现，给病人带来了严重的不良后果，那么带教老师和实习生应该各自承担什么责任？

第一节　概　述

一、相关概念

（一）法律的概念

法律（law）一词来源于拉丁语"Jurisprudentia"，表示有系统、有组织的法律知识及法律学问。法律是国家立法机关指定的行为规范，依靠国家强制力调整各种社会关系。法律有狭义和广义之分。狭义的法律是指国家立法机关指定的规范性文件。广义的法律是指国家制定或认可并由国家强制力保证执行的各种行为规则，除了国家立法机关制定的规范性文件以外，还包括国家行政机关制定的行政法规，地方国家权力机关制定的地方性法规等。

法律对全体社会成员具有普遍约束力，对于调节及保障人们的社会生活具有非常重要的意义。因此，人们必须学法、知法、懂法、执法和守法，个人和团体的行为必须与国家制定的法律规范相一致。作为护理人员，更是要加强法律相关知识的学习，树立法律观念，明确自身的权利和义务，规范护理行为，避免发生法律纠纷。

（二）法律的分类

按照不同的标准，可以将法律划分为不同的种类。

1. 国内法和国际法 根据法律的主体、创制方式、效力范围的不同，划分为国内法和国际法。国内法指一个主权国家制定的、适用于本国主权管辖范围的法律。国际法是由参与国际关系的国家通过协议制定或公认的适用于国家之间的法律，主要由国际条例和国际惯例构成。

2. 根本法和普通法 根据法律的效力、内容和制定程序的不同，划分为根本法和普通法。根本法即宪法，是国家最高立法机关经严格程序制定的，规定国家基本制度、公民的基本权利和义务、国家机关的设置等内容，具有最高法律地位和法律效力的一种规范性法律文件。普通法指宪法以外所有法律的总称，规定国家的某项制度或调整某些社会关系，其法律效力和地位低于宪法。

3. 一般法和特别法 根据法律适用范围的不同，划分为一般法和特别法。一般法是在全国范围内对全体居民和社会组织普遍适用的法律，如民法、刑法。特别法仅指对特定的人、特定的事、特定地域、特定时期有效的法律，如医师法、兵役法等。

4. 实体法和程序法 根据法律规定的具体内容的不同，划分为实体法和程序法。实体法指规定人们在政治、经济、文化等方面的权利和义务的法律，如民法、刑法、行政法。程序法指为保障权利和义务实施而制定的诉讼程序为主要内容的法律，如民事诉讼法、刑事诉讼法、行政诉讼法等。

5. 成文法和不成文法 根据法律的创制方式和表达形式的不同，划分为成文法和不成文法。成文法又称制定法，指由国家立法机关制定和颁布，以文字形式表现的规范性法律文件。不成文法又称习惯法，指由国家机关认可，但是不具有文字表现形式或虽有文字形式但不具有规范化成文形式的法。成文法和不成文法的区别，主要是看是否有规范化的成文形式。

（三）法律的特征

1. 具有国家意志性 法律是由国家制定或认可的行为规范，具有国家意志性。

2. 阶级性和社会性相统一 法律是统治阶级从其根本利益出发，为维护社会秩序而制定或认可的。法律既具有阶级性，也具有社会性。

3. 规定权利和义务的社会规范 法律规范中的行为模式是以授权、禁止及命令的形式明确、肯定而具体地规定人们的权利和义务。它规定人们在一定情况下可以做什么、必须做什么及禁止做什么。

4. 普遍约束性 法律对任何人都具有约束效力，具有公正性。任何人的合法行为都受到法律保护，违法行为将受到法律制裁。

5. 依靠国家强制力保证实施 法律是由国家强制力保证实施的行为规范，具有必须遵守和不可违抗的特征。法律如果失去了国家强制力，法律所体现的意志也就得不到保障。国家强制力表现为国家对合法行为的认可与保护，也表现为国家对违法行为的否定和制裁，保证了法律程序的权威性。

（四）法律责任

1. 概念 法律责任指行为人由于特定法律事实所引起的损害而应承担的某种不利法律后果或强制性义务。法律责任的目的在于通过使当事人承担不利的法律后果，保障法律上的权利和义务得以实现。

2. 分类 按照不同标准，可以对法律责任进行不同的分类。按照违法性质的不同，可以分为以下四类。

（1）民事责任 是指民事主体由于违反民事法律、违约或者由于民事法律规定所应承担的不利后果。

（2）刑事责任 是指犯罪主体因其行为触犯法律所必须承担的否定性法律后果。

（3）行政责任 是指因违反行政法律法规而应承担的不利后果。

（4）违宪责任 是指因违反宪法而应承担的法定的不利后果。在我国，全国人民代表大会常务委员会负责监督宪法实施，认定宪法责任。

（五）医疗卫生法律法规

1. 卫生法的概念 卫生法是由国家制定或认可、由国家强制力保障实施的关于医疗卫生方面的法律规范的总和，用于调控国家卫生事业的发展，调整卫生行政机关与相对人相互关系的法律规范。它规定了人们在医疗活动中的权利和义务，调整、确认各种卫生法律关系，保护和发展医疗卫生秩序。

2. 卫生法的特点

（1）保护公民的健康权 卫生法保证公民享有健康权和治疗权，主要作用是保护公民的健康。

（2）调整手段多样化 维护健康涉及复杂的社会关系及一系列技术问题，如生活环境状况、防治疾病的技术等。因此，卫生法吸收并利用其他部门法律多样化的调节手段，如行政制裁、民事制裁、刑事制裁等。

（3）技术规范和法律相结合 卫生法将防治疾病、保护健康的客观规律加以法律化，使其成为人们必须遵守的规范，以求最大限度地趋利避害。对不遵守医疗卫生技术规范并造成严重后果者实行严惩。

3. 卫生法律关系的构成 卫生法律关系的构成包括主体、客体及内容三个要素。

（1）主体 指卫生法律关系的参与者，包括享受权利、承担义务的个人和单位。

（2）客体 指在卫生法律关系中权利和义务的指向对象，卫生法律最高层次的主体是生命和健康，因此，卫生法律关系的客体都承载了生命健康这一利益。卫生法律关系具有各自的客体，如各种护理行为就属于法律关系中客体的范畴。

（3）内容 指卫生法律关系的主体依法享有的权利及承担的义务。如护士的权利是实施护理服务，获得相应的报酬；其义务是为病人提供及时、准确的护理服务。如果护士不履行或没有按要求履行其义务，将承担相应的后果。

二、护理立法的历史与现状

护理法是调整护理过程中形成的社会关系的法律规范的总称。其不仅包括直接对护理活动进行规范的法律法规，还包括与护理活动相关的其他法律法规。护理法具有法规的性质，涉及内容均属强制性指令，对护理工作有监督、约束和指导的作用。

1. 国际护理立法概况 护理立法始于 20 世纪初，为了提高医疗护理质量，保证护理向专业化的方向发展，许多国家和地区相继颁布了适合本国政治、经济、文化及护理特点的护理法规。1919 年，英国率先颁布《英国护理法》。随后，荷兰、芬兰、意大利、加拿大等国也相继公布了护理法，主要内容包含护士的定义、护士的权利、护士的教育等。1947 年，国际护士委员会发表了一系列有关护理立法的专著。1953 年，WHO 发表了第一份有关护理立法的研究报告。1968 年，国际护士会成立护理立法委员会，并制订了护理立法史上划时代的纲领性文件——《系统制定护理法规的参考指导大纲》，为各国制定护理法提供了权威性指导。随后，护理立法在各国不断发展与完善。

2. 我国护理立法概况 中华人民共和国成立以来，国家于 1952 年发布《医士、药剂士、助产士、护士、牙科技士暂行条例》；1979 年，卫生部颁布《卫生技术人员职称及晋升条例》《关于加强护理工作的意见》和《关于加强护理教育工作的意见》；1982年，卫生部颁布《医院工作制度》和《医院工作人员职责》。但是，由于当时没有建立严格的考试、注册和执业管理制度，护理队伍整体素质难以提高，影响了护理学科的发展。1993年，卫生部颁布《中华人民共和国护士管理办法》，自1994年1月1日起正式实施。1995年6月，我国首次举行全国护士执业考试，标志着我国护士执业考试和注册制度正式建立。2008年1月，国务院颁布《中华人民共和国护士条例》（以下简称《护士条例》），同年5月，卫生部颁布《护士执业注册管理办法》，均于2008年5月12日起正式施行。2010年，卫生部、人力资源和社会保障部颁布《护士执业资格考试办法》。2020年和2021年，国务院和国家卫健委分别对《护士条例》和《护士执业注册管理办法》的部分条款进行了修订。

三、护理立法的种类及基本内容

（一）护理立法种类

我国护理工作所遵循的法律法规，涉及医疗卫生管理法律、行政法规、诊疗护理规范、常规等，可分为以下几类。

1. 国家主管部门通过立法机构制定的法律、法令　可以是国家卫生法的一部分，也可以是根据国家卫生基本法制定的护理专业法。《护士条例》是我国目前最高的护理专业法。

2. 由政府或地方主管部门根据卫生法制定的规章制度和规范性文件　如卫生部颁布的《护士执业注册管理办法》。

3. 政府授权各专业团体制定的各种与护理相关的法规　如中华护理学会有关会员资格的认定、各种护理标准、操作规范、护理实践的规定、章程、条例等。

4. 对护理工作有重要指导意义的其他法律法规　如《中华人民共和国劳动法》《中华人民共和国教育法》以及医院制定的规章制度。

（二）护理立法的基本内容

1. 总纲部分　阐明护理法的法律地位、护理立法的基本目标、立法程序的规定，护理的定义、护理工作的宗旨与人类健康的关系及其社会价值等。

2. 护理教育部分　包括教育宗旨、教育种类、专业设置、编制标准、审批程序、注册等，也包括对要求入学的护理学生的条件、课程设置、课时安排、考试程序及教学评估等一整套的规定。

3. 护士注册规定　包括有关注册种类、注册机构、本国或非本国护理人员申请注册的标准和程序，从事护理服务资格或准予注册的标准等详细规定。

4. 护理服务规定　包括护理人员的分类命名，各类护理人员的职责范围、权利义务、管理系统以及各项专业工作规范、各类护理人员应具备的专业能力、护理服务的伦理学问题等，还包括对违反这些规定的护理人员进行处理的程序和标准等。

（三）护理立法的意义

1. 推进护理管理法制化　护理法使一切护理执业活动及行为均以法律为规范，做到有章可循、有法可依、违法必究。将护理管理纳入法制化的轨道，有利于提升护理工作的稳定性及连续性，防止护理差错事故的发生，以保障护理安全。

2. 促进护理教育和学科的发展　护理法为护理专业人才培养和护理专业的发展制定了一系列法律标准，以最先进的法律思想和护理理念，统一了对护理学科发展和人才教育的认识，纠正了难以分辨的观念，指明了今后发展方向，从而促进护理学科向专业化、科学化、标准化方向发展，提升护理学科地位。

3. 规范护士执业资格管理　护理法明确规定护理执业资格、注册和执业范围等。《护士条例》规定，护士执业注册有效期为 5 年，完成相关继续教育才能继续注册。此举加强了护理队伍建设，促进护理人员不断学习，接受新知识、新技术培训。

4. 保护护士的合法权益　护理法明确了护士在执业过程中拥有的合法权利，如护士的待遇、培养、使用和管理等方面，护士的权利受法律的保护，增强了护士的职业荣誉感、使命感和自豪感，激发护理人员更好地发挥才能，服务于人民。

5. 维护所有服务对象的正当权益　护理法规定了护理人员在护理服务过程中应该履行的义务和职责，规范了护理行为和标准准则，对违反护理法规的行为予以追究，最大限度地保护了病人及广大服务对象的正当权益。护理法使护理人员在行为准则和服务质量方面严格规范自己的一言一行，避免不合法行为，有利于维护良好的医疗秩序，努力为病人做好护理服务，促进人类健康。

四、护士的权利和义务

（一）护士的注册制度

根据《护士条例》，护士的权利和义务如下。

1. 申请执业注册的条件　申请护士执业注册，应当具备下列条件：①具有完全民事行为能力；②在中等职业学校、高等学校完成国务院教育主管部门和国务院卫生主管部门规定的普通全日制 3 年以上的护理、助产专业课程学习，包括在教学、综合医院完成 8 个月以上护理临床实习，并取得相应学历证书；③通过国务院卫生主管部门组织的护士执业资格考试；④符合国务院卫生主管部门规定的健康标准。

护士执业注册申请，应当自通过护士执业资格考试之日起 3 年内提出；逾期提出申请的，除应当具备前款①、②和④项规定条件外，还应当在符合国务院卫生主管部门规定条件的医疗卫生机构接受 3 个月临床护理培训并考核合格。护士执业资格考试办法由国务院卫生主管部门会同国务院人事部门制定。护士被吊销执业证书的，自执业证书被吊销之日起 2 年内不得申请执业注册。

2. 申请执业注册的部门　申请护士执业注册的，应当向批准设立拟执业医疗机构或者为该医疗机构备案的卫生主管部门提出申请。收到申请的卫生主管部门应当自收到申请之日起 20 个工作日内做出决定，对具备本条例规定条件的，准予注册，并发给护士执业证书；对不具备本条例规定条件的，不予注册，并书面说明理由。

3. 执业注册的期限　护士执业注册有效期为 5 年。

4. 执业注册地变更　护士在其执业注册有效期内变更执业地点的，应当向批准设立拟执业医疗机构或者为该医疗机构备案的卫生主管部门报告。收到报告的卫生主管部门应当自收到报告之日起 7 个工作日内为其办理变更手续。护士跨省、自治区、直辖市变更执业地点的，收到报告的卫生主管部门还应当向其原注册部门通报。

5. 执业再注册　护士执业注册有效期届满需要继续执业的，应当在护士执业注册有效期届满前 30 日向批准设立拟执业医疗机构或者为该医疗机构备案的卫生主管部门申请延续注册。收到申请的卫生主管部门对具备本条例规定条件的，准予延续，延续执业注册有效期为 5 年；对不具备本条例规定条件的，不予延续，并书面说明理由。

（二）护士的基本权利

1. 享有工资待遇权利　护士作为劳动者，享受劳动者应有的权利。护士执业，有按照国家有关规定获取工资报酬、享受福利待遇、参加社会保险的权利。任何单位或者个人不得克扣护士工资，降低或者取消护士福利等待遇。护士除了享有工资待遇，还应当享有社会保险权利。医疗卫生机构应当执行国家有关工资、福利待遇等的规定，按照国家有关规定为在本机构从事护理工作的护士足额缴纳社会保险费用，保障护士的合法权益。

2. 享有职业卫生防护权利 为保障护士的健康，护士享有卫生防护保健服务的权利。护士执业，有获得与其所从事的护理工作相适应的卫生防护、医疗保健服务的权利。从事直接接触有毒有害物质、有感染传染病危险工作的护士，有依照有关法律、行政法规的规定接受职业健康监护的权利；患职业病的，有依照有关法律、行政法规的规定获得赔偿的权利。医疗卫生机构应当为护士提供卫生防护用品，并采取有效的卫生防护措施和医疗保健措施。对在艰苦边远地区工作，或者从事直接接触有毒有害物质、有感染传染病风险工作的护士，所在医疗卫生机构应当按照国家有关规定给予津贴。

3. 享有晋升和参加学术活动的权利 护士有按照国家有关规定获得与本人业务能力和学术水平相应的专业技术职务、职称的权利；有参加专业培训、从事学术研究和交流、参加行业协会和专业学术团体的权利。护理工作属于专业技术工作，我国设有护士的专业技术职称，规定为护士、护师、主管护师、副主任护师和主任护师5个级别。护士均有参与晋升职称的权利，同时，也有获得专业培训、参与学术交流的权利。医疗卫生机构应当制定、实施本机构护士在职培训计划，并保证护士接受培训。

4. 获得知情权和建议权 护士有获得疾病诊疗、护理相关信息的权利和其他与履行护理职责相关的权利，可以对医疗卫生机构和卫生主管部门的工作提出意见和建议。护士作为国家认可的医疗卫生专业技术专业人员，有权利向医疗机构提出意见和建议。

（三）护士的法律义务

1. 履行依法执业义务 护士执业，应当遵守法律、法规、规章和诊疗技术规范的规定。护士发现医嘱违反法律、法规、规章或者诊疗技术规范规定的，应当及时向开具医嘱的医师提出；必要时，应当向该医师所在科室的负责人或者医疗卫生机构负责医疗服务管理的人员报告。护士应当遵守法律法规和职业道德要求，认真履行职责，规范操作，正确执行医嘱，主动与医生沟通，为病人提供良好的服务，保障病人安全，减轻病人痛苦。

2. 紧急处置义务 护士在执业活动中，发现病人病情危急，应当立即通知医师；在紧急情况下为抢救垂危病人生命，应当先行实施必要的紧急救护。护士是病人平时接触最多的人，也是能够在第一时间观察到病人病情变化的人。因此，在病人出现病情变化时，护士应当立即采取相应措施，汇报医生，在不涉及药品治疗的情况下，实行紧急救护，如心脏按压、吸氧、吸痰、建立静脉通道等。

3. 保护病人合法权益的义务 护士应当尊重、关心、爱护病人，保护病人的隐私。护士在平时的护理工作中，应当本着以病人为中心的思想，尊重病人的合法权益，不随意向他人泄露病人身份、职业、婚姻、病情等个人隐私。这是护士的基本义务。

4. 参与疾病预防控制的义务 护士有义务参与公共卫生和疾病预防控制工作。发生自然灾害、公共卫生事件等严重威胁公众生命健康的突发事件，护士应当服从县级以上人民政府卫生主管部门或者所在医疗卫生机构的安排，参加医疗救护。遇到突发公共卫生事件，如大面积暴发传染病、自然灾害等，应当听从指挥，服从国家和医疗单位的调遣，参与医疗救援。

第二节 护理工作中的法律问题

一、医疗纠纷与医疗事故

随着人们的维权意识不断增强，对医疗服务的期望值越来越高，近年来医疗纠纷成为社会普遍关注的问题。

（一）医疗纠纷的概念

医疗纠纷是指由于病人及其家属与医疗单位双方对诊疗护理过程中发生的不良医疗后果及其产生的原因认识不一致，而向司法机关或卫生行政部门提出控告所引起的纠纷。

（二）医疗纠纷的分类

根据医务人员在诊疗护理过程中有无医疗护理过失，将医疗纠纷分为医疗过失纠纷和非医疗过失纠纷。

1. 医疗过失纠纷 指由于医护人员在诊疗护理过程中的过失行为而造成病人不同程度的机体损伤，并由此产生的医疗纠纷。根据对病人造成损伤的程度的不同，将医疗纠纷分为医疗事故和医疗差错。医疗事故是涉及严重人身伤害结果的侵害事件，医疗差错对病人造成的侵害较小，在认定程序上不及医疗事故严格。

2. 非医疗过失纠纷 指虽然在诊疗护理过程中发生了病人伤残或死亡的不良后果，但这种不良后果的发生并非医务人员的过失所致。病人或者家属对相关医学知识、医院规章制度缺乏了解或者理解不准确引起的医疗纠纷中，最常见的是医疗意外和并发症。

（三）医疗事故 🄴 微课

为了保护医疗机构、病人和医务人员的合法权益，正确处理医疗事故，维护良好的医疗秩序，1987年6月29日，国务院颁布《医疗事故处理办法》，标志着我国对医疗事故的处理走上法制化轨道。2002年4月4日，国务院颁布《医疗事故处理条例》。此后，国家又出台了《医疗事故分级标准（试行）》《医疗事故技术鉴定暂行办法》等。

1. 医疗事故的概念 医疗事故（medical malpractice）指医疗机构（medical organization）及其医务人员在医疗活动中，违反医疗卫生管理法律、行政法规、部门规章和诊疗护理规范、常规，过失造成病人人身损害的事故。

2. 医疗事故的特征

（1）责任主体是经过考核及卫生行政部门批准或承认取得相应资格的各级各类合法的医疗机构及其医务人员。

（2）发生在医疗活动中，是医疗机构和医务人员在合法的医疗活动中发生的事故，对医疗场所和活动范围有一定的规定。

（3）医疗行为具有违法性，即医疗机构及其医务人员的从医行为违反了医疗卫生管理法律、法规和诊疗护理规范、常规。

（4）医疗事故责任人存在主观过失，由于疏忽大意或过于自信而不负责任或违反操作规程等造成病人人身损害。

（5）给病人造成不良后果，包括病人死亡、残疾、组织器官损伤导致功能障碍等。

（6）医疗行为和损害后果之间存在因果关系。

3. 医疗事故的分级 《医疗事故处理条例》根据对病人人身造成的损害程度，将医疗事故分为四级。

（1）一级医疗事故 造成病人死亡、重度残疾的。重度残疾是指重要器官缺失或功能完全丧失，其他器官不能代偿，存在特殊医疗依赖，生活完全不能自理。如植物人状态、极重度智能障碍等。

（2）二级医疗事故 造成病人中度残疾、器官组织损伤导致严重功能障碍的。如病人器官缺失或功能完全丧失，其他器官不能代偿，可能存在特殊医疗依赖，或生活大部分不能自理。

（3）三级医疗事故 造成病人轻度残疾、器官组织损伤导致一般功能障碍的。如存在器官缺失、大部分缺损，有较重功能障碍，可能存在一般医疗依赖，生活能自理等。

（4）四级医疗事故 造成病人明显人身损害的其他后果的。如面部轻度色素沉着或脱失、双侧轻度不完全性面瘫等。

4. 不属于医疗事故的情形 《医疗事故处理条例》第33条规定，有下列情形之一的，不属于医疗事故。

（1）在紧急情况下为抢救垂危病人生命而采取紧急医学措施造成不良后果的。

（2）在医疗活动中由于病人病情异常或者病人体质特殊而发生医疗意外的。

（3）在现有医学科学技术条件下，发生无法预料或者不能防范的不良后果的。

（4）无过错输血感染造成不良后果的。

（5）因患方原因延误诊疗导致不良后果的。

（6）因不可抗力造成不良后果的。

5. 医疗事故的预防和处理

（1）医疗事故的预防 医疗机构及其医务人员在医疗活动中，必须严格遵守医疗卫生管理法律、行政法规、部门规章和诊疗护理规范、常规，恪守医疗服务职业道德。医疗机构应当对其医务人员进行医疗卫生管理法律、行政法规、部门规章和诊疗护理规范、常规的培训和医疗服务职业道德教育。医疗机构应当设置医疗服务质量监控部门或者配备专（兼）职人员，具体负责监督本医疗机构的医务人员的医疗服务工作，检查医务人员执业情况，接受病人对医疗服务的投诉，向其提供咨询服务。医疗机构应当按照国务院卫生行政部门规定的要求，书写并妥善保管病历资料。

（2）医疗事故的处理 发生或者发现医疗过失行为，医疗机构及其医务人员应当立即采取有效措施，正确处理，减轻医疗事故的损害。

①医疗事故的报告：医务人员在医疗活动中发生或者发现医疗事故、可能引起医疗事故的医疗过失行为或者发生医疗事故争议的，应当立即向所在科室负责人报告，科室负责人再逐级汇报。负责医疗服务质量监控的部门或者专（兼）职人员接到报告后，应当立即进行调查、核实，将有关情况如实向本医疗机构的负责人报告，并向病人通报、解释。发生重大医疗过失行为的，医疗机构应当在12小时内向所在地卫生行政部门报告，如导致病人死亡或者可能为二级以上的医疗事故、导致3人以上人身损害后果等。

②病历资料和现场实物的封存：发生医疗事故争议时，死亡病例讨论记录、疑难病例讨论记录、上级医师查房记录、会诊意见、病程记录应当在医患双方在场情况下封存和启封，由医疗机构保管。疑似输液、输血、注射、药物等引起不良后果的，医患双方应当共同对现场实物进行封存和启封，封存的现场实物由医疗机构保管。需要检验的，应当由双方共同指定的、依法具有检验资格的检验机构进行检验；双方无法共同指定的，由卫生行政部门指定。

③医疗事故的鉴定：对需要进行医疗事故技术鉴定的，应当交由负责医疗事故技术鉴定工作的医学会组织鉴定；医患双方协商解决医疗事故争议，需要进行医疗事故技术鉴定的，由双方当事人共同委托

负责医疗事故技术鉴定工作的医学会组织鉴定。专家鉴定组应当在事实清楚、证据确凿的基础上，综合分析病人的病情和个体差异，做出鉴定结论，并制作医疗事故技术鉴定书。

④医疗事故的行政处理与监督：卫生行政部门应当依照本条例和有关法律、行政法规、部门规章的规定，对发生医疗事故的医疗机构和医务人员做出行政处理。卫生行政部门应当对参加鉴定的人员的资格和专业类别、鉴定程序进行审核，必要时，可以组织调查，听取医疗事故争议双方当事人的意见。卫生行政部门经审核，将符合本条例做出的医疗事故技术鉴定结论，作为对发生医疗事故的医疗机构和医务人员做出行政处理及进行医疗事故赔偿调解的依据；经审核，发现医疗事故技术鉴定不符合本条例规定的，应当要求重新鉴定。

⑤医疗事故的赔偿：发生医疗事故的赔偿等民事责任争议，医患双方可以协商解决；不愿意协商或者协商不成的，当事人可以向卫生行政部门提出调解申请，也可以直接向人民法院提起民事诉讼。不属于医疗事故的，医疗机构不承担赔偿责任。

二、护理差错

（一）护理差错的概念

护理差错是指护理工作中因责任心不强、粗心大意、不按规章制度办事或技术水平低而发生错误的护理操作，对病人产生直接或间接影响，但未造成严重不良后果。

护理工作是医疗工作的重要组成部分，范围广、环节多，易发生差错事故。护理差错一旦发生，会给病人带来身心痛苦，给医院和医护人员造成不良影响。因此，积极预防护理差错事故的发生，具有十分重要的意义。

（二）护理差错的原因

1. 责任心不强 个别护士在护理工作中缺乏责任心，不能以高度责任感，自觉自愿地做好本职工作，在平时工作中慎独精神差，不能认真落实规章制度，工作敷衍了事，存在侥幸心理。如不能按照护理级别要求主动按时巡视病房，未能及时发现病人病情变化；不能严格执行查对制度，给病人输错液体或者发错药；评估病人不全面，未按时给病人翻身导致压疮的发生等。

2. 经验不足或者业务不熟练 多见于低年资的护士，由于工作经验缺乏或者业务水平不高，对护理工作存在的潜在风险缺乏预见性，不能有序合理地安排工作，以至于不能及时发现和处理工作中的问题。如急救技术不熟练，延误了抢救时机；在病人出现病情变化时不能及时发现。

3. 法律观念欠缺 护士缺乏法律知识的教育，法律意识淡薄，在护理工作中不能正确认识自身工作和法律的关系，说话随意，不注重保护病人和自己的合法权益。如不认真做好健康宣教、不遵守各种护理规范等，造成护理差错的发生。

4. 医护耦合不规范 护理差错与医疗差错有很强的相关性，有些护理差错的发生正是以医疗失误为诱因，如医嘱不规范、医疗秩序混乱、医生工作无计划性等，均会影响护士的操作规程，容易导致护理差错发生。

5. 缺乏沟通技巧 有些护士在平时工作中，缺乏与病人沟通的技巧，言语生硬、刻板，不能以真诚、平等、耐心的态度对待病人，病人对其缺乏信任，容易造成护患关系紧张，导致护理纠纷和投诉。护理差错一旦发生，会使护患矛盾升级。

6. 护理思维定式 在护理工作中，因护理人员的思维定式而引发护理差错是一个不可忽视的问题。护理人员往往由于工作年限越长，对工作熟练程度增加，受经验思维和定式思维的影响也相对较大，从而出现一些与其职称、年龄不相称的错误。

7. 身心状况不佳 护士工作时，如果因个人情感、家庭琐事、身体方面的原因等引起心情压抑，注意力不集中，则容易发生护理差错。

8. 其他原因 护理工作负荷大，事务琐碎繁重，有些医院科室未能合理配置护理人员，床护比不达标，增加了护理差错的发生率。随着医学技术的发展，新业务、新技术不断涌现，如果医院未能紧跟医疗形势发展，没有及时培训护士，护士没有尽快掌握新仪器设备的技术操作，没有学会新的护理方法，就会出现护理工作不到位的现象。

（三）护理差错的上报

1. 报告部门 一旦发生护理差错，护士应当向所在科室负责人报告；科室负责人及时向本单位负责医疗护理服务质量监督的部门或专（兼）职人员报告；负责医疗护理服务质量监督的部门或专（兼）职人员接到报告后，立即进行调查、核实，并向本机构的负责人报告。

2. 报告形式 ①口头报告：发生护理差错，当事人立即向护士长口头汇报。②书面报告：当事人书面填写《护理差错报告单》，上报护理部。③网络报告：当事人在院内网填写《护理差错报告单》电子表格，上报护理部。

3. 报告时间 严重差错立即上报，一般差错书面报告可在 24~48 小时内上报。

三、侵权

《中华人民共和国侵权责任法》是为保护民事主体的合法权益，明确侵权责任，预防并制裁侵权行为，促进社会和谐稳定而制定的法律。该法律由十一届全国人大常委会第十二次会议于 2009 年 12 月 26 日通过，自 2010 年 7 月 1 日起施行。2020 年 5 月 28 日，十三届全国人大三次会议表决通过了《中华人民共和国民法典》（以下简称《民法典》），自 2021 年 1 月 1 日起施行，《中华人民共和国侵权责任法》同时废止。

（一）侵权的概念

侵权（torts）是指侵害了国家、集体或者他人财产及人身权利，包括生命权、隐私权、名誉权、肖像权、知识产权等。医疗侵权是指医疗机构及其医务人员在医疗服务过程中，由于过失实施了不符合当时医疗水平的行为，造成病人的损害。《民法典》第九百九十条规定："人格权是民事主体享有的生命权、身体权、健康权、姓名权、名称权、肖像权、名誉权、荣誉权、隐私权等权利。"

护理工作中常有潜在的侵权行为发生，如随意谈论病人病情，将病人的家庭住址、婚姻史、既往史、经济状况等个人信息进行传播；护理操作时不注意遮挡，将病人隐私部位暴露在其他病人和家属面前等。以上均可视为侵犯了病人的隐私权。

侵权行为可分为有意侵权行为和无意侵权行为。有意侵权行为指当事人具有法律知识，故意侵犯他人的权益，包括欺骗、诽谤、威胁等。无意侵权行为包括疏忽大意和渎职。疏忽大意指行为人应当预见自己的行为可能引起危害病人的结果，因为疏忽大意而没有预见，以致发生不良后果。渎职是指医务人员在专业实践过程中因玩忽职守、滥用职权或者徇私舞弊，导致病人受到较大伤害的行为，它是临床护理工作中最常见的过失，例如忘记发药、洗漱水温度过高而烫伤病人等。

（二）侵权行为的构成要素

判断某一行为构成侵权行为，应当符合四个要件，即主观过错、违法行为、损害事实和因果关系。具体到医疗侵权行为，须具备医疗过失、医疗违法行为、医疗损害事实及因果关系四个要件。

1. 医疗过失 是指医疗机构及其医务人员在诊疗过程中存在疏忽大意或者过于自信的主观过错。

如《民法典》第一千二百二十二条规定："病人在诊疗活动中受到损害，有下列情形之一的，推定医疗机构有过错：违反法律、行政法规、规章以及其他有关诊疗规范的规定；隐匿或者拒绝提供与纠纷有关的病历资料；遗失、伪造、篡改或者违法销毁病历资料。"

2. 医疗违法行为　是指医疗机构及其医务人员的行为具有违法性，违反了医疗卫生法律法规、诊疗规范等，或者违反了不得侵害病人权益的法定义务。

3. 医疗损害事实　是指给病人造成的身体损害或者精神、财产损失等其他损害。作为侵权责任的构成要件，损害事实决定着侵权责任的有无和大小。

4. 因果关系　是指医疗违法行为与损害事实之间存在引起与被引起的逻辑关系。对于医疗损害责任构成的因果关系证明责任，最高人民法院《关于民事诉讼证据的若干规定》第四条第八项规定："因医疗行为引起的侵权诉讼，由医疗机构就医疗行为与损害结果之间不存在因果关系及不存在医疗过错承担举证责任。"这种由诉讼中的被告证明自己的行为与损害结果之间不存在因果关系的规则称为举证倒置。

（三）不属于侵权的情形

《民法典》第一千二百二十四条规定："患者在诊疗活动中受到损害，有下列情形之一的，医疗机构不承担赔偿责任：患者或者其近亲属不配合医疗机构进行符合诊疗规范的诊疗；医务人员在抢救生命垂危的患者等紧急情况下已经尽到合理诊疗义务；限于当时的医疗水平难以诊疗。"

（四）侵权和医疗损害责任

《民法典》第一千二百一十八条规定："患者在诊疗活动中受到损害，医疗机构或其医务人员有过错的，由医疗机构承担赔偿责任。"医疗损害责任是指医疗机构及医务人员在医疗过程中因过失或者在法律规定的情况下无论有无过失，造成病人人身损害或者其他损害，应当承担的以损害赔偿为主要方式的侵权责任。护理行为如果构成医疗侵权，就可以追究医院的相应责任。

医疗损害责任包括以下三方面内容。

1. 医疗技术损害责任　是指医疗机构及医务人员进行病情检验、诊断、治疗方法的选择，治疗措施的执行，病情进展的追踪以及术后照护等医疗行为时，存在不符合当时医疗水平的过失行为，医疗机构应当承担的侵权赔偿责任。《民法典》第一千二百二十一条规定："医务人员在诊疗活动中未尽到与当时的医疗水平相应的诊疗义务，造成患者损害的，医疗机构应当承担赔偿责任。"《民法典》第一千二百二十七条规定："医疗机构及其医务人员不得违反诊疗规范实施不必要的检查。"

2. 医疗伦理损害责任　是指因医疗机构及医务人员未对病人充分告知，说明病情，未取得病人同意即采取某种医疗措施或停止继续治疗等，违反了医疗执业良知或职业伦理上应遵守的规则的过失行为，医疗机构应当承担的赔偿责任。《民法典》第一千二百一十九条规定："医务人员在诊疗活动中应当向患者说明病情和医疗措施。需要实施手术、特殊检查、特殊治疗的，医务人员应当及时向患者具体说明医疗风险、替代医疗方案等情况，并取得其明确同意；不能或不宜向患者说明的，应当向患者的近亲属说明，并取得其明确同意。"《民法典》第一千二百二十六条规定："医疗机构及其医务人员应当对患者的隐私和个人信息保密。泄露患者的隐私和个人信息，或者未经患者同意公开其病历资料的，应当承担侵权责任。"

3. 医疗产品损害责任　是指医疗机构在医疗过程中使用有缺陷的药品、消毒制剂、医疗器械、血液及其制品等医疗产品，造成病人人身损害，医疗机构或者医疗产品的生产者、销售者应当承担的侵权赔偿责任。《民法典》第一千二百二十三条规定："因药品、消毒产品、医疗器械的缺陷，或者输入不合格的血液造成患者损害的，患者可以向药品上市许可持有人、生产者、血液提供机构请求赔偿，也可以向医疗机构请求赔偿。患者向医疗机构请求赔偿的，医疗机构赔偿后，有权向负有责任的药品上市许可持有人、生产者、血液提供机构追偿。"

侵权行为可以通过民事方式，如调解、赔礼、赔物及赔款等方式解决。

四、其他法律问题

（一）知情同意

《民法典》第一千二百一十九条规定："医务人员在诊疗活动中应当向患者说明病情和医疗措施。"知情权是指病人对自己有关信息知悉、获取的权利，主要包括病人对自己的病情、医疗措施、医疗风险、替代方案等方面信息的知悉了解的权利。从法律角度讲，病人在医院所接受的主要治疗必须在病人和家属全面了解情况、经过自身判断、自愿表示同意的条件下才能进行。

病人享有知情权的内容包括：第一，基本信息了解权，病人有权知道自己的病情、诊断、治疗情况；第二，医疗风险知情权，病人有权知道医师拟定的手术、特殊检查、特殊治疗的适应证和禁忌证、并发症、疗效、危险性等其他情况；第三，治疗措施和治疗方案的知悉权和选择权，病人对治疗方案有权同意、选择或者拒绝；第四，其他权利，如医疗费用知晓权、医院规章制度和诊疗秩序知晓权、知晓看病时应尊重医护人员诊治权、知晓特殊检查和手术签字手续、知晓解决医疗纠纷相关程序。如果医务人员在治疗过程中侵犯了病人以上知情权，就应该承担相应责任。

因此，对病人进行特殊检查、治疗、手术等，医务人员应当认真履行告知义务，及时、充分地告知，并取得书面同意。当病人年龄不满16岁时，除本人同意外，还必须征得其父母或者其他监护人的同意；当病人神志不清或无意识时，必须经其最亲近的人同意，除非在一些急诊无法同意时。同意不仅指对诊疗护理的承诺或许诺，还包括对诊疗护理的选择和否定。知情同意是一种肯定、同意治疗的权利，也是一种选择或者拒绝治疗的权利。

知情同意必须符合3个条件：①病人必须对所接受的诊断、治疗或护理完全知情，即了解其原因、方法、优点及缺点，可能出现的反应或不良反应等；②同意必须建立在完全自愿的基础上，任何强迫病人同意或病人出于害怕报复而同意的均不属于知情同意；③病人或家属是在完全清楚、有能力做出判断及决定的情况下同意的。

护士在护理过程中，要耐心解释和传递有关信息。护理告知可分为书面告知、口头告知、公示告知3种形式，贯穿护理服务的全过程，环节多、内容细，护理人员要及时、准确地向病人和家属说明目的、意义、注意事项等，按照规定达到病人知情同意，取得病人和家属的支持和配合，保障医疗工作的顺利进行。

（二）举证责任和举证倒置

1. 举证责任 是指诉讼当事人对其主张的事实，提供证据予以证明及证明不了时需要承担的一种法律责任。包括两方面内容：一种是行为意义上的责任，即由谁承担提供证据的义务；另一种是结果意义上的责任，即不尽举证义务者承担不利法律后果。《中华人民共和国民事诉讼法》第64条规定："当事人对自己提出的主张，有责任提供证据。"

2. 举证倒置 是指当事人提出的主张，由对方当事人否定其主张而承担责任的一种举证分配方式。"谁主张谁举证"是举证责任分配的一般原则，举证倒置则是例外，即将原来由原告承担的责任予以免除，而将该待证事实的反面事实，转由被告负举证责任。为了更好地保护医患双方的利益，2002年4月1日起，我国处理医疗纠纷实行举证责任倒置。因此，在医疗行为与损害结果的因果关系中，医疗机构及其医务人员要通过举证来证明自己无医疗过错。在护理工作中，护士要证明发生的护理行为合法，规范的护理行为会成为极其重要的举证依据。

（三）病人的权利及有关法律问题

病人拥有的权利一般是指法律上的权利和道德上的权利，法律上的权利指法律明确规定的病人所享有的权利，道德上的权利指病人在道德伦理上所享有的权利。病人的权利包括：生命健康权、人格尊严权、享受医疗服务权、知情同意权、保密权、医疗监督权和获得医疗损害赔偿的权利。如病人生命健康权是指病人享有的保持肢体、器官和其他组织完整以及保持身体各器官、组织功能正常的权利。常见的对病人身体健康权的侵害包括未经病人同意切除病人器官、破坏病人身体机能的行为。享受医疗服务权是指所有病人，不论性别、民族、年龄、财产状况，都一律平等地享有获得医疗卫生服务的权利。《中华人民共和国宪法》第 45 条规定："中华人民共和国公民在年老、疾病或者丧失劳动能力的情况下，有从国家和社会获得物质帮助的权利。国家发展为公民享受这些权利所需要的社会保险、社会救济和医疗卫生事业。"此项规定说明，我国公民患有疾病或者损伤时，享有从医疗保健机构获得医疗保健服务的权利。

护士应明确并尊重病人的权利，努力为病人提供生理、心理、社会及精神文化等方面的优质护理服务，促进病人的康复，避免医疗纠纷的发生。

（四）病人死亡及有关问题

当医生经检查并确认病人已经死亡时，护士要认真记录死亡时间，如实、准确地书写抢救记录，填写相关的文书资料，依照护理常规和病人当地风俗习惯做好尸体料理，安慰家属情绪，予以人性化关怀，避免引起法律纠纷。如病人生前同意捐献遗体或组织器官，应有病人和家属签字的书面文件。如病人死亡时身旁无亲友，在至少两人在场的情况下清点、记录病人遗物，并交给病房负责人妥善保管。

（五）护士与病人交往及保密问题

护士因工作需要与病人进行多方面的沟通和接触，会知晓病人的个人隐私。如病人个人的身体缺陷、身世秘密、婚恋史、家庭生活秘密、财产方面的秘密等。病人的隐私权主要是病人对个人病史、病历资料以及病人的其他私人信息的保有权。

我国关于保护医疗秘密的规定，常见于卫生法律、法规和规章制度中。《民法典》第一千二百二十六条规定："医疗机构及其医务人员应当对患者的隐私和个人信息保密。泄露患者的隐私和个人信息，或者未经患者同意公开其病历资料的，应当承担侵权责任。"

病人获得医疗保密是病人的基本权利，为病人保密是护士的义务和责任。除非因治疗护理的需要，否则不能向他人泄露病人的秘密。护士将病人的个人隐私进行传播、发表不利于病人的虚假信息等，均为侵犯病人的隐私权，根据情节受到法律制裁。

五、护理法律责任

护理人员如果在医疗活动中违反了法律规范，侵犯了法律法规所保护的社会和个人利益，医疗机构和护士会被追究相应的法律责任。根据违法行为和法律责任的性质及法律责任承担方式的不同，分为卫生行政责任、卫生民事责任和卫生刑事责任。

1. **卫生行政责任**　行政责任是基于行政管理而产生的一种法律责任。卫生行政责任是指个人、组织实施违反医疗法律法规的一般违法行为而承担的法律后果，可分为医疗卫生行政处罚和医疗卫生行政处分。医疗卫生行政处罚指医疗卫生行政机关依法对违反法律法规的单位和个人，实施的一种行政法律制裁，包括警告、罚款、没收违法所得、责令停产停业、吊销许可证以及法律法规规定的其他行政处罚。医疗卫生行政处分是指医疗卫生行政机关依法对违反法律法规的下属工作人员实施的纪律惩罚，包括警告、记过、记大过、降级、开除等。

根据《护士条例》，护士在执业活动中有下列情形之一的，由县级以上地方人民政府卫生主管部门依据职责分工责令改正，给予警告；情节严重的，暂停其6个月以上1年以下执业活动，直至由原发证部门吊销其护士执业证书：发现病人病情危急未立即通知医师的；发现医嘱违反法律、法规、规章或者违反诊疗技术规范的规定，未依照本条例第十七条的规定提出或者报告的；泄露病人隐私的；发生自然灾害、公共卫生事件等严重威胁公众生命健康的突发事件，不服从安排参加医疗救护的；护士被吊销执业证书的。

2. 卫生民事责任 是指根据民法及医疗卫生法律法规的规定，个人或组织实施侵害他人人身、财产权的民事不法行为应承担的法律后果。护理民事责任是指护士在医疗活动中，未尽到护理义务，侵犯病人生命健康权应承担的民事法律后果。民事责任主要是财产责任，禁止对违约当事人实行人身强制。多数民事责任可以由当事人协商解决，弥补受害方的损失。《民法典》规定的承担民事责任的方式有停止损害、返还财产、赔偿损失、支付违约金、赔礼道歉、恢复名誉等，可以单独使用也可以合并使用。

3. 卫生刑事责任 是指行为人实施了犯罪行为，严重侵犯医疗卫生管理秩序及公民的人身健康权，依刑法应当承担的法律后果。护理刑事责任是指护士在执业活动中违反法律法规，侵害了刑法保护的社会关系构成犯罪应承担的法律后果。刑事责任具有严重社会危害性，刑事责任不同于民事责任和行政责任，是一种最严厉的法律责任。医疗事故罪（《中华人民共和国刑法》第三百三十五条）是指医务人员由于严重不负责任，造成就诊人死亡或者严重损害就诊人身体健康的，处三年以下有期徒刑或拘役。

4. 护生的法律责任 护生进入临床实习阶段，应该完全明确自己的法定职责范围，并严格按照学校、医疗机构和专业团体的操作规范制度进行护理工作。从法律的角度来讲，护生只能在专业老师和注册护士的指导下，严格按照护理规范对病人实施护理。带教老师对护生负有指导和监督的责任，如果由于带教老师监管不严或者给护生指派的工作超出其能力范围，导致护理差错或事故的发生，带教老师应负有主要的法律责任，护生负有相关的法律责任，其所在医院也应负有相关的法律责任。护生如果擅自行事并对服务对象造成损害，护生应对自己的行为负法律责任。

六、护理实践中法律问题的防范

护理工作关系着公众的健康，随着医学科技的迅速发展，护理专业技术水平也得到了快速提高。护理工作的范畴不断扩大，护士面临的法律问题也随之增多。护士除了具有高度的责任心、优良的服务态度、过硬的技术水平、敏锐的观察力和应急处理能力外，还应熟知国家的法律条文。因此，护士必须不断增强法律意识，全面认识护理工作中的法律问题，减少甚至杜绝医疗纠纷的发生，维护自身及病人的合法权益。

1. 强化法治观念 护士应通过多种途径不断学习专业知识和护理技能，及时了解最新的护理质量标准及要求。护士还要强化法治观念，做到知法、懂法、守法，并将法律知识运用到实践中，将职业风险降到最低，依法从事护理工作，准确履行护士职责。

2. 规范护理行为 护士应严格按照专业团体及工作单位的护理操作规程及质量标准要求开展临床护理工作，全面履行医学照顾、病情观察、协助诊疗、心理支持、健康教育和康复指导等护理职责，为病人提供安全、优质的护理服务。护士应及时、准确、客观、全面地做好各项护理记录。如果护士严格按照规定实施了护理措施，但没有详细的护理记录，一旦产生医疗纠纷，便有可能由于没有确凿的证据而处于被动局面。只有规范护士自身行为，有章可循，才能确保为病人提供的护理服务行为合理、合法、安全、有效。

3. 建立良好的护患关系　　建立良好、融洽的护患关系在降低医疗纠纷的发生方面起非常重要的作用。在护理工作中，护士应尊重病人的人格、尊严、信仰及价值观，注意换位思考，运用专业知识技能及人性化护理理念，为病人提供高质量的身心护理，提高病人的满意度。

4. 加强护理管理　　护理管理部门应加强对护理人员法律意识的培训，按照国务院卫生主管部门规定的护士配置标准合理配置人力，规范护士执业资格审核，杜绝无证上岗现象，避免护士超负荷工作状态。创建安全、舒适的工作环境，为护士提供继续教育的机会，采取多种形式培训护士，使护士及时了解新知识、新进展、新指南，掌握新仪器、设备的使用方法，结合实践制定质量检查标准，不断更新护理操作规程，实行质量考核制度，提高护士培训质量和效果，最大限度地消除护理安全隐患。

5. 促进信息的沟通　　护士在工作中，不仅要与病人和家属多交流，还应该与医生、其他医务人员进行及时、有效的沟通，获取病人的病情资料，解答有关疑难问题，改进和完善护理服务措施，确保病人的安全，促进早日康复。

6. 制定各种紧急预案　　护理管理机构应当根据护理工作中存在的各种风险，制定切实可行的各种应急预案，包括预案的处理流程，明确人员分工、职责等。应组织护士学习，通过指导护士，使其在遇到不同紧急状况时能够有组织、有秩序地处置，将不良影响降至最低，保护病人的安全。

7. 参加职业保险　　职业保险是指从业者定期向保险公司缴纳保险费，一旦在职业保险范围内发生责任事故，由保险公司承担对受损害者的赔偿。职业保险虽然不能完全消除护士在护理纠纷或事故中的责任，但在一定程度上能够帮助护士减轻事故发生对自身造成的负担，是护士保护自己从业及切身利益的重要措施之一。国外已有护士的职业保险，相信随着社会的进步和发展，我国会逐渐完善此项保障。

⊕ **知识链接**

医疗质量安全不良事件的概念和分类

医疗质量安全不良事件是指在医疗机构内被工作人员主动发现的，或病人在接受诊疗服务过程中出现的，除病人自身疾病自然过程外的各种因素所致的不安全隐患、状态或造成后果的负性事件。根据国家卫健委年度《医疗服务与质量安全报告》中，将医疗质量安全不良事件按严重程度分为四类，将给病人造成损害的程度分为9级。

四类包括：Ⅰ类事件，发生医疗质量安全不良事件，造成病人死亡。Ⅱ类事件，发生医疗质量安全不良事件，且造成病人伤害。Ⅲ类事件，发生医疗质量安全不良事件，但未造成病人伤害。Ⅳ类事件，未发生医疗质量安全不良事件（错误隐患）。

9级包括：A级，环境或条件可能引发医疗质量安全不良事件（隐患）。B级，医疗质量安全不良事件发生但未累及病人。C级，医疗质量安全不良事件累及病人但没有造成伤害。D级，医疗质量安全不良事件累及病人，需进行监测以确保病人不被伤害，或需通过干预阻止伤害发生。E级，医疗质量安全不良事件造成病人暂时性伤害并需进行治疗或干预。F级，医疗质量安全不良事件造成病人暂时性伤害并需住院或延长住院时间。G级，医疗质量安全不良事件造成病人永久性伤害。H级，医疗质量安全不良事件发生并导致病人需要治疗挽救生命。I级，医疗质量安全不良事件发生导致病人死亡。

目标检测

答案解析

一、简答题

1. 简述护士基本权利的内容。
2. 简述护理实践中法律问题的防范。

二、案例分析题

某日上午，刘女士在朋友张某的陪同下，到某医院做无痛人工流产手术。手术中，医院组织了七八名医学院的实习生进行教学观摩。这些实习生进出手术室时，在门口等待的张某就此向值班医生质疑，值班医生说已经征得刘女士的同意。手术结束后，张某向刘女士核实，刘女士当即表示自己没有同意安排实习生观摩手术过程。

请根据护理工作中的法律问题分析：医院组织教学观摩活动是否合法？此事件中，医院的行为侵害了病人的哪些权利？应该如何避免此类问题的发生？

书网融合……

本章小结　　　　　　　　微课　　　　　　　　题库

第十三章　健康教育与健康促进

PPT

　　由于工业化、城镇化、人口老龄化以及疾病谱、生态环境、生活方式的不断变化，我国仍然面临多重疾病威胁并存、多种健康影响因素交织的复杂局面。加强健康教育与健康促进，提高人民健康素养，是提高全民健康水平最根本、最经济、最有效的措施之一。《健康中国行动（2019—2030 年）》指出，要坚持预防为主、防治结合的原则，建立健全健康教育体系，引导群众建立正确健康观，形成有利于健康的生活方式、生态环境和社会环境，促进"以健康为中心"转变，提高人民健康水平。护士是健康教育队伍中重要的主力军。通过教授有关健康教育的知识，使护士了解健康教育的理论和基本方法，在工作时间善于选择有效的教育策略，努力参与到全方位、全生命周期卫生健康服务中。

⇒ 案例引导

　　案例：第七次全国人口普查主要数据显示，我国 60 岁及以上人口为 2.64 亿，占 18.7%；65 岁及以上人口为 1.9 亿，占 13.5%。人口老龄化是当前我国社会发展的重要趋势，也是今后较长一段时期我国的基本国情。跌倒是威胁我国老年人健康的重要公共卫生问题，是我国 65 岁以上老年人因伤害而死亡的首位原因。因此，促进老年人跌倒风险的降低是非常有必要的。应对老年人跌倒的危险因素进行干预，并形成一套完整的干预策略，从而降低老年人的跌倒风险。健康教育具有方便、易懂、成本低等优点，被认为是最好的预防跌倒的措施。

　　讨论：1. 针对老年人的健康教育，其特点是什么？

　　　　　2. 可选择哪些方法开展社区老年人居家跌倒预防的健康教育？

第一节　健康教育

一、健康教育的概念及意义

（一）健康教育的概念 🅔 微课

健康教育（health education）是指以全面提高人们的健康素养为目的，通过有计划、有组织、有系统的社会和教育活动，使人们自觉关注影响健康的相关因素，自愿改变不良的生活和行为习惯，消除或减轻影响健康的危险因素，最终实现预防疾病、促进健康和提高生活质量的目的，维护全生命周期健康。

健康教育已经远远超出了保健的范畴，它是一项以全民健康为中心的社会和教育活动，是有计划、有组织、有评价的，涉及多层次、多方面对象和内容的系统活动。

健康教育特定的工作目标是促使人们改善健康相关行为，从而预防疾病、增进健康，而不是仅作为一种辅助方法为卫生工作某一时间的中心任务服务。尤其在当前预防慢性非传染病等缺少生物学预防手段和治愈方法的疾病的工作中，由于这些疾病与人类行为关系密切，健康教育成为医疗卫生工作的一个独立的、活跃的领域。

健康教育学（health pedagogy）是研究健康教育的基本理论和方法的一门科学，是医学与行为科学相结合所产生的边缘学科。它是一门以人类健康发展为中心，综合医学、社会学、教育学、传播学、人类学、行为学、心理学、经济学等多学科的理论和方法，向人们阐释"人 - 社会 - 自然界"体系中健康本质的学科。该学科具有较强的理论性和实践性，同时也具有很强的政策性和导向性，为制定卫生政策和推广教育活动奠定坚实的理论基础。

（二）健康教育的意义

1. 健康教育是实现全民健康覆盖的重要因素　全民健康覆盖的本质是普及以人为本、以初级保健为基础的强大且有复原力的卫生系统。初级卫生保健是实现全民健康覆盖的最有效和最具成本效益的方式。《阿拉木图宣言》指出："健康教育是所有卫生问题、预防方法及控制措施之中最为重要的，是能否实现初级卫生保健任务的关键"。由此可见，健康教育是实现初级卫生保健任务的重要环节，是实现全面健康覆盖的重要因素。

2. 健康教育是提高健康素养的有效措施　健康素养是指个人获取和理解健康信息，并运用这些信息维护和促进自身健康的能力。健康素养是国民素质的重要标志，也是一个社会文明与进步的重要标志。提升健康素养，是提高全民健康水平最根本、最经济、最有效的措施之一。一个人的健康素养不是与生俱来的，而是需要培育的。《"健康中国2030"规划纲要》提出明确目标：到2030年，主要健康危险因素得到有效控制，全民健康素养大幅提高，健康生活方式得到全面普及，有利于健康的生产生活环境基本形成。要实现这些目标，健康促进与健康教育是重要途径和有效手段。

3. 健康教育是降低医疗费用和提高效益的重要举措　健康教育实践证明，健康教育可以促使人们了解自身状况，识别影响健康的危险因素，自觉采取有益于自己和他人健康的行为方式和生活习惯，从而有效地降低疾病的发病率和死亡率，减少医疗费用支出。WHO指出：1美元的健康投资可取得6美元的经济回报。在疾病预防，尤其是预防慢性非传染性疾病方面，通过健康教育可改善人们健康相关行为、提高人们对疾病的抵御能力、降低发病率和患病率、提高人们生存质量，最终促进个人、社会和经济的良性互动。

4. 健康教育是卫生保健事业发展的必然趋势　当前，发达国家和发展中国家的疾病谱和死亡谱都发生了显著的变化，主要死因由以前的传染性疾病和营养不良转变为恶性肿瘤、心脏病、脑血管疾病等。而这些疾病的发病与不良的行为和生活习惯有着很大的关系。随着健康教育的不断发展，人们逐渐认识到采取健康的生活和行为方式是降低这些疾病的有效措施，由于人们逐渐意识到健康教育的重要性，重视健康教育必将成为今后卫生保健事业发展的必然趋势。

⊕ 知识链接

《"健康中国2030"规划纲要》

"共建共享、全民健康"，是建设健康中国的战略主题。核心是以人民健康为中心，坚持以基层为重点，以改革创新为动力，预防为主，中西医并重，把健康融入所有政策，人民共建共享的卫生与健康工作方针，针对生活行为方式、生产生活环境以及医疗卫生服务等健康影响因素，坚持政府主导与调动社会、个人的积极性相结合，推动人人参与、人人尽力、人人享有，落实预防为主，推行健康生活方式，减少疾病发生，强化早诊断、早治疗、早康复，实现全民健康。

二、健康教育的原则

1. 科学性　科学性是健康教育的基本要求和前提条件。教育内容应有科学依据，信息应准确无误，举例应实事求是，注重应用新的科学研究结果，及时摒弃陈旧过时和不正确的内容，教育方法恰当、可行，以取得最佳的教育效果。

2. 参与性　健康教育着眼于个人行为改变，知识获取只是行为改变的一个重要因素。动机、技能和感知的自我效能也是重要的条件。健康教育不是一个信息单向传递的过程，而是一个横向的信息交流与互动的过程。在这种方法中，重点是帮助人们确定自身的关注点，并获得针对这些关注点采取行动的技能和信心。它不仅考虑到社会和物质环境是健康的一个重要因素，也反映了一个事实，即健康不再被视为一种目的，而是一种富有成效的生活手段。

3. 针对性　教育对象对卫生保健的需求不尽相同，且年龄、性别、爱好、个性、健康状况、学习能力、行为习惯等也存在个体差异。因此，应在全面评估教学对象需求的基础上制定切实、可行的健康教育计划，包括教育目的、教育方法、教育手段、评价方式等，使受教育者更容易接受健康教育，且提高其参与健康教育的兴趣。

4. 保护性　任何护理措施，包括健康教育措施都必须注意对教育对象及其家属的身心保护。如在实施医院健康教育的过程中，护士应严格保护病人的隐私，对健康影响较大的诊疗问题，应根据病人的心理承受能力，与医生、家属共同商讨，采取适当的保护性措施，同时应该尽可能地为病人创造良好的诊疗和康复环境，减少各种不良刺激。

5. 适用性　不健康的行为或生活方式往往和当地习俗习惯、文化背景、经济条件、卫生服务等因素相关。因此，健康教育应结合当地的经济、社会、文化及风俗习惯，制定切实可行的健康教育方案，进而促进健康教育目标的实现。

6. 通俗性　健康教育应采用教育对象易于接受的教育形式和通俗易懂的语言，避免过多地使用医学术语。用大众看得懂、听得懂的语言编写教育资料，表达教育内容，把深奥的医学知识、科学道理与日常生活用语、俗语甚至方言等联系起来，深入浅出，以帮助大众更好接受健康教育。

7. 合作性　健康教育活动不仅需要教育对象、教育者以及其他健康服务者的共同参与，也需要动员社会和家庭等支持系统参与，如动员父母、子女、同事、朋友等支持参与，以更好地帮助教育对象自觉采纳并形成健康的行为习惯。

8. 长期性　改变长期以来形成的生活方式与行为习惯并非易事，因此，健康教育不可能一蹴而就，必须长期坚持进行，才能收到良好的教育效果。随着社会发展和大众生活水平的改善，人们的健康需求不断提高，对健康和疾病的认识也在不断深化。为此，健康教育必须相应地不断更新、充实并持续进行。

三、健康教育的相关理论与模式

健康教育的相关理论和模式可以帮助护士理解、分析行为变化的过程，是评估教育对象健康需求、制定健康教育计划、评价健康教育实施效果的理论框架，是贯穿健康教育始终的活动指南。关于健康教育的理论和模式有很多种，本章主要介绍以下4种：知－信－行模式、健康信念模式、格林模式、理性行为理论和计划行为理论。

（一）知－信－行模式

1. 主要内容 知－信－行模式（knowledge-attitude-belief-practice，KABP/KAP）即知识、信念和行为。该理论指出，三者之间是递进关系，很直观地将人们行为的改变分为获取知识、产生信念及形成行为3个连续过程，其基础是认知理论和动机理论等。"知"主要指对于疾病相关知识的认知理解。"信"主要指对已获得的疾病知识的信任和健康价值的态度。只有"信"，才会自愿、主动寻求相关知识，理解知识，完成知识的内化，进一步强化信念，最终改变态度。"行"主要指在知和信的基础上，在态度改变的推动下，产生有利于健康的行为。KABP/KAP多年来广泛应用于我国基层健康教育工作。

简而言之，该理论认为，知识是行为改变的基础，信念和态度是行为改变的动力。知识只有内化、上升为信念时，才能促使态度的改变，进一步促进行为的改变。知－信－行模式的范围与难度理论模式见图13－1。

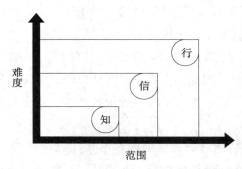

图13－1　知－信－行模式的范围与难度理论模式

人们从接受知识到改变行为，一般都需要经历如下步骤：信息传播→察觉信息→引起兴趣→感到需要→认真思考→信任信息→产生动机→尝试行为态度→坚持行为→行为确立。其中任何一个因素都有可能对行为的形成或转变造成影响。知、信、行之间虽然存在着递进关系，却并不存在必然联系。例如，知识是促进行为改变的必要条件，但知识不等同于信念，如果只了解知识而没有坚定的信念，很难引起行为改变。例如当代大学生，很多人都知道熬夜玩手机会对眼睛和颈椎造成伤害，但是却很难戒除。

2. 在健康教育中的应用 该模式简单明了、逻辑性强，便于理解应用。常被用于指导吸烟者戒烟：首先，使吸烟者充分认识到吸烟对自身和身边亲友的危害以及戒烟的益处和方法，同时用其他人戒烟成功的案例加以引导；之后，吸烟者产生了戒烟的信念、积极的态度，主动采取有效的方法，最终达到戒烟的目的。态度对行为是有很大影响的，但是当所处的情境发生改变时，一个人的态度和行为往往也会出现不一致的表现。例如，某人已经戒烟成功，但是在朋友聚会时，看大家都吸烟，他便会在趋同和从众心理的驱使之下再次吸几支烟或者就此重新开始吸烟。由此可见，认知和信念确立后，如果没有坚定的态度，将很难真正实现行为的改变。综上所述，此模式适用于信息权威性强、符合信息接收者兴趣的情况，其所处环境也适合行为转变的人群。一个人从接受知识到改变行为是一个非常复杂的过程，对行为及其影响因素的分析也难以进行，因此，该模式在指导健康教育的实际工作中具有一定的局限性。

（二）健康信念模式

1. 主要内容　健康信念模式（health belief model，HBM）最初由罗森斯托克（Rosenstock）和霍克巴姆（Hochbaum）在 1958 年提出，后经贝克（Becker）等学者进一步完善、修订而成。该模式认为，信念可以改变行为，是迄今为止用于阐释个人信念对行为改变的影响的最常用模式。

健康信念模式是一个结构模型，主要由以下六部分组成。

（1）对疾病易感性的认知（perceived susceptibility）　即主观上认为可能患病的概率。一般来说，认为自己患病概率越大，则越容易采取预防疾病的行为；反之，则不容易产生行为改变。每个人对任何特定疾病或有害状况的易感性的看法差异很大，此外，人的认知有时与实际的易感性存在很大的差异。例如，有些人认为与艾滋病病人握手都会感染 HIV，便会采取过度自保的行为。对疾病易感性的认知部分依赖于对知识的认知。健康教育者应详细阐述消极后果的可能性，识别教育对象个性化的风险，帮助健康教育对象建立对疾病易感性的认知。此过程中，要注意不能制造夸张的恐惧气氛。

（2）对疾病严重程度的认知（perceived severity）　是对疾病或某一特定行为导致的有害状态的认知程度。这种看法也因人而异。有人会从纯医学角度看待疾病，因而关心症状、疾病限制、是否导致死亡等；有的人会从更广泛的角度来看待疾病，比如是否对家庭、工作和人际关系有负面影响。认为后果严重者，其采取预防措施的可能性就相应越大。对疾病严重程度的认知也依赖于知识的认知成分。健康教育者需要通过提及严重的负面后果，特别是针对教育对象的个性化后果，来建立其对严重程度的感知。除了临床结果，对家庭、工作和人际关系的影响也会被分享。对疾病易感性的认知、对疾病严重程度的认知共同构成对疾病威胁的认知。

（3）对采取健康行为获益程度的认知（perceived benefits）　即相信采取某项措施后一定会对预防某种疾病有益。如相信低盐、低脂饮食会降低心血管疾病的发生率，则会在日常生活中选择该种饮食。

（4）对采取健康行为障碍的认知（perceived barriers）　即对采取健康行为可能会遇到的困难与问题的认知。人们可能会对某一新行为产生错误认识，进而采取不当或错误行为，出现健康行为障碍，因此，健康教育工作者需通过给予安慰，纠正错误和（或）提供激励等方式减少这些障碍。对健康行为益处的信念越强，采纳健康行为的障碍越小，个体采纳健康行为的可能性越大。

（5）提示因素（cues to action）　指促使或诱发健康行为发生的因素。这些线索可能是内在的，如对身体状态的感知；也可能是外在的，如媒体宣传、他人提醒、亲友患病经历等。提示因素越多，人们所受的触动越大，则采取健康行为的可能性也越大。如果对易感性或严重程度的认知很低，那么就需要一个非常强烈的刺激作为行动的提示。当对易感性或严重程度的认知很高时，即使轻微的刺激也是足够的。

（6）自我效能（self-efficacy）　一个人对自身追求某种行为的能力的信心。自我效能具有行为特定性，其重要作用在于当认识到采取某种行动会面临的障碍时，需要有克服障碍的信心，才能完成这种行动。自我效能体现的是当时状态，与过去或未来无关。

🌐 **知识链接**

自我效能

自我效能是在20世纪80年代被加到健康信念模式中的。自我效能在行为改变中起核心作用。Bandura（2004）指出，除非人们相信自己可以通过努力产生所需的变化，否则就没有什么动力去努力。以下四种策略可以用于建立自我效能。

1. 将复杂的行为分解成实际可行的小步骤 例如，除了告诉女性进行乳房自我检查外，还可以分步骤教会女性整个过程。

2. 可信的榜样做示范 例如，在一个关于戒烟的教育项目中，一个成功的公众人物现身说法，分享经历，可以帮助参与者提高自我效能。

3. 安慰 如果一个人在过去未能改变自己的行为，这些失败可以归咎于外部原因。例如，在一个戒烟计划里，教育者在引导教育对象分析戒烟失败的原因时，可能会提示是时机不对、手头事情太多等因素带来的影响。

4. 减少压力 任何行为的改变都与一定程度的压力有关，而压力会阻碍改变的过程。当这种压力是消极的或痛苦的，它会阻碍学习的过程。因此，减少痛苦是建立自我效能感的有效途径。例如，如果女性发现在乳房自我检查时很有压力，那么最好在自我检查前洗个澡，听音乐，练习肌肉渐进式放松。

2. 在健康教育中的应用 健康信念模式最初是为了解释（预防）健康行为而制定的，之后日益得到广泛的应用。现已应用于行为研究模型建立与工具开发；初级预防，即用于关于预防疾病的健康教育，如免疫接种、疾病筛查、治疗依从性等方面。健康信念模型对于规划疾病预防有益，但它并不能很好地促进行为，特别是长期的行为改变。由于关注的因素数量有限，该模型缺乏一致的预测能力。除了健康信念之外的其他因素（如文化因素、社会经济地位和以前的经历）也会影响健康行为，而这些因素在模型中没有被考虑。

（三）保健过程模式

1. 主要内容 保健过程模式（PRECEDE-PROCEED model）由美国学者劳伦斯·格林（Lawrence W. Green）在20世纪70年代提出。PRECEDE的英文全文为"predisposing, reinforcing and enabling constructs in educational/environmental diagnosis and evaluation"，指在教育/环境诊断和评价中应用倾向、促成及强化因素。PROCEED的英文全文为"policy, regulatory and organizational constructs in educational and environmental development"，指执行教育/环境干预中应用政策、法规和组织的手段。

保健过程模式从"结果入手"，从最终的结果追溯到起初的原因，运用"演绎"的思考方式。其不仅解释了个体行为改变的原因，还兼顾与健康相关的环境因素，由个人健康扩大到群体健康，强调教育对象也应参与到健康教育之中，将教育对象的健康与社会环境紧密联系在一起。此模式是目前国内外应用最为广泛的健康教育规划的制定模式，主要用于指导卫生保健人员对影响人们健康决策和行为的因素进行鉴别，并有针对性地制定恰当的健康教育和健康促进规划、计划和行为干预措施等。该模式包括以下阶段。

（1）**评估阶段（PRECEDE stage）** 又称诊断阶段，主要包括5个方面：社会、流行病学、行为及环境、行政管理及政策、教育及组织等。

①社会评估：指了解和确定社区人群的生活质量现状和健康需求。通过各类方法收集资料，包括人口学特征、居民生活状况、经济水平，如住房、供水、燃料、人均收入等。

②流行病学评估：指通过流行病学和医学的相关调查，找出人群特定健康问题的过程。如发病率、死亡率、致残率等流行病学资料。

③行为及环境评估：指评估与健康相关的行为及环境因素。行为有三种类型：影响健康的直接行为；影响他人健康的行为；影响组织或政策环境的行为。环境因素是指来自个体外部的、超出个人控制能力的，但是却能影响或促进某些行为，并对人们的健康产生影响的社会和自然因素。

④行政管理及政策评估：即判断、分析在实施健康教育或保健计划的过程中，政策方面的优势与缺陷、行政管理的能力、相关资源、实施计划的范围、组织形式和方法等。

⑤教育及组织评估：强调影响健康行为的 3 方面因素，即倾向因素（predisposing factors）、促成因素（enabling factors）及强化因素（reinforcing factors）。倾向因素是指有助于或阻碍人的动机改变的因素，包括知识、信仰、态度、价值观及对健康行为或生活习惯的看法。促成因素是指促使某种行为的动机或愿望得以实现的因素，包括社会资源、个人技能，如政策法规、保健设施、保健技能、医疗费用等。强化因素是指对于健康行为改变后各方面正性和负性的反馈因素，如卫生保健人员、家人、同事、朋友等的鼓励或反对。此外，人们对行为后果的感受也会影响对该行为的坚持。3 种因素共同作用于人的健康行为：倾向因素是内在动力，促成因素和强化因素是外在条件。只有综合研究和认识这 3 种因素，才能正确制定教育策略，并确定切实、有效、可行的干预重点。

（2）执行阶段（PROCEED stage）　又称实施阶段。指执行教育/环境干预中应用政策、法规和组织手段。主要包括 5 个环节：制定实施时间表、控制实施质量、建立实施的组织机构、配备和培训实施工作人员、配备和购置所需的设备物品。

（3）评价阶段　包括过程评价、影响评价和结果评价。

①过程评价：即在实施过程中进行经常性的评价。如目标是否符合对象人群的特点，干预策略、活动是否可行，计划或规划实施是否遵循了最初的设计，有无偏离既定计划或规划的要求等。

②影响评价：评估项目对其目标行为或环境的直接影响，以及它们的预设、促成和加强的先决条件。例如，一个旨在对抗社区肥胖的项目，调查者会根据其目的来调查教育对象饮食习惯的变化。

③结果评价：在这一阶段，测量健康状况（如死亡率、发病率和残疾指标）和生活质量（如感知的生活质量和失业）的变化。

2. 在健康教育中的应用　格林模式常用于指导对规划的制定、实施及评估。根据该模式从结果入手的特点，在制定规划或计划前，要明确"为什么要制定"，并对影响健康的因素做出判断，从而确立明确的目标和恰当的干预手段。在运用该模式开展健康教育的同时，应重视政策改革和机构建设，建立一个完善的政策环境，动员多部门的协作；重视提高管理水平和实施人员的技术水平；重视以社区为基础的干预策略，建立系统的质量控制体系，从而提高干预效果。然而，该模型也有一定的局限性，由于其过于全面，不可能将所有内容全面执行。如健康教育项目的资金往往用于特定领域，而不会用于社会评估或流行病学评估。在这种情况下，模型的应用实际上是以零碎的方式实现的。

（四）理性行为理论和计划行为理论

1. 主要内容　理性行为理论（theory of reasoned action，TRA）及其更新、更进化的版本——计划行为理论（theory of planned behavior，TPB）是由美国伊利诺伊大学的社会心理学家菲什拜因（Martin Fishbein）和马萨诸塞大学的阿耶兹（Icek Ajzen）提出的。这两个理论的显著特征是，行为意向是行为最重要的决定因素。这两种理论都认为，人们在决定参与或不参与任何特定行为之前，会考虑他们行为的含义。这两个理论强调思想在行为决策中的作用。TRA 和 TPB 的架构包括以下内容。

（1）行为　根据其目标人群、动作、背景和时间来定义行为。

（2）行为意向　指执行行为的想法，它是行为的直接决定因素。这个架构是该模型的标志，它假设意图是行为的近端度量。意图也包括目标人群、行动、情境和时间。

（3）对行为的态度　即对任何给定行为的喜欢或不喜欢的整体感觉。一个人越喜欢某一行为，那么就越有可能打算实施该行为。

（4）行为信念　即行为主体对目标行为的信念。

（5）结果评估　即一个人对行为所造成的结果的重视程度。行为信念和结果评价共同决定了对行为的态度。

（6）主观规范　指一个人相信自己生活中大多数重要的人认为自己应该或不应该做出这种行为。

（7）规范信念　指对行为主体有重要影响作用的人对其行为的期望。

（8）服从的动机　指行为主体服从于这种期望的动机。TRA 由以上 8 个架构组成。

（9）感知行为控制　指一个人在多大程度上认为自己可以控制自身行为。它依赖于控制信念和感知力量的构建。

（10）控制信念　是关于可能抑制或促进行为实施的内部和外部因素的信念。

（11）感知力量　指一个人对在控制信念中确定的每种条件下执行行为的难易程度的感知。

在上述内容中，感知行为控制、控制信念、感知力量是 TPB 独有的框架。

2. 在健康教育中的应用　该理论为健康行为提供了很好的理论框架，目前已被广泛用于指导健康行为的认知和干预。但是，TRA 和 TPB 都是对行为意图和行为能力进行预测的理论，并不一定解释行为改变，而行为改变是健康教育和健康促进计划的首要关注点。因此，他们没有为行为改变提供详细和具体的指导。TRA 和 TPB 的另一个限制是，他们没有考虑个体化因素、文化因素和人口统计学变量，这些因素也会影响行为。这些理论只关注于理性的想法，而没有解释非理性的想法，这也是许多健康教育者所关注的。

用于指导健康教育和健康促进的其他理论和模式还有很多，例如跨理论模式、压力与适应模式、社会认知理论、创新扩散理论等。每种理论或模式均对健康教育和健康促进的规划有一定的指导作用，但同时又各有其自身的局限性，健康教育者需根据不同的情况灵活应用。

四、健康教育的程序及方法

（一）健康教育的程序

健康教育是一个连续不断的教育与学习过程，包括评估、设立目标、制定计划、实施计划及评价 5 个步骤。

1. 评估　评估是健康教育者的准备阶段，也是制定健康教育目标和计划的先决条件。

（1）评估教育对象的学习需要　学习需要指教育对象已掌握的知识与实现有效行为之间的差距。健康教育是教育者与教育对象双方的互动过程。评估教育对象的学习需要是健康教育的第一个步骤。了解教育对象的基本情况，如年龄、性别、受教育程度、学习能力、学习态度、学习经验、对健康知识及技能的缺乏程度，对健康教育的兴趣及态度等。

（2）评估教育者的准备情况　如教育者的健康教育知识、水平及能力以及对教育对象的了解程度等。

（3）评估学习资源的准备情况　包括对现有资源和未来可获得资源的评估，涉及人力、物力、财力、时间、政策内容等，如人力是否能准确把握计划的要求并实施，实现健康教育目标所需时间是否充足等。

常用的评估方式有直接评估和间接评估。直接评估主要包括面谈、观察、问卷调查等方式；间接评估主要为查阅档案资料、询问知情者等方式。

2. 设立目标 目标不仅指导健康教育方案及其具体活动，还是在执行和评价阶段评价活动和方案所依据的标准。目标按层次可划分为6类。

（1）健康目标 描述目标群体、健康效益，以及实现目标的预期时间。

（2）行为目标 包含需要解决的具体行为。这可以是一种行为，也可以是多种行为。例如，心血管疾病受到吸烟、营养和体育锻炼等行为的影响。

（3）环境目标 阐明环境中促进或支持行为改变所必需的条件，包括经济、政策、立法和卫生服务组织等方面。

（4）干预目标 定义在干预中处理的认知（如知识、信念、态度）和精神运动元素。此外，它们还规定应达到的环境条件。

（5）方案目标 说明为实现干预目标将进行的具体活动。指的是信息内容、沟通方法、策略和要使用的渠道，以及行动发生的环境。

（6）过程目标 指计划的组织和实施计划所需的资源。根据人力、时间、财政资源、合作架构来制定。

设定目标应遵循以下原则。①目标应具有针对性和可行性：应根据学习者自身特点设立其确实需要又可以通过教育达到的目标。②目标应具体、明确、可测：目标应表明具体需要改变的行为及其程度，以及预期达到的时间等。目标越具体、明确、可测量，越具有指导性和可及性。③目标应以学习者为中心：设立目标要充分尊重学习者的意愿，鼓励学习者参与，才会取得较好的效果。

3. 制定计划 计划是为了实现目标而对具体措施做出的预先设计。一个好的计划是实现目标的行动纲领，有利于工作有序开展，同时也可以减少重叠性和浪费性的活动。

（1）明确实施计划的前提条件 根据目标，明确在什么条件下可以得到哪些资源，需要获得哪些资源，以及如何调动和组织这些资源。资源是指为达到目标而组织和执行计划及其活动所需的货物、资金、服务、人力、技术、材料和设备。财政方面是主要的考虑因素。不仅必须考虑生产材料和后勤的费用，而且还必须考虑在制定和执行计划上花费的时间。时间通常是执行计划的最大限制因素之一。

（2）将计划书面化、具体化 整个计划应具体、详细，并落笔成文。计划包含目标、目标群体和活动、参与者的角色和责任、活动时间表，以及财务概况等，且经所有参与者同意。计划既表明具体行动，也构成监测和评价的框架。

（3）完善和修订计划 可提出多种可供选择的方案，进一步调查研究，可邀请有关专家给予指导，并鼓励学习者参与，确定最优方案。

计划应能够适应执行过程中无法预见的变化，特别是目标群体的反应和新出现的需要。如果必须做出其他决定，就应在遵循原有程序的基础上达成协议。这有助于定期调整计划，以适应不断变化的环境或新的信息。

4. 实施计划 计划的成功实施在很大程度上取决于良好的计划管理，取决于参与者之间明确的沟通，以及面对不断变化的情况时的灵活性。实施前，应对教育者做相应的培训，使其详细了解目标、计划和具体的任务。在实施期间对计划进行监测，以评估进程和目标实现的程度。定期进行阶段性的小结和评价，根据具体情况对计划进行及时、必要的调整，以保证目标的实现。实施后，及时进行总结。

5. 评价 评价是一个系统地收集、分析和表达资料的过程，把实际结果同预期目标相比较，旨在确定健康教育计划和干预的价值，为计划的进一步实施和以后项目的决策提供可靠的依据。因此，评价是贯穿整个过程的，但具体来说是在实施和评价阶段。评价在实施阶段表现为过程评估；在评价阶段，将审议整个阶段。

评价层次分为效果评价、效率评价、效度评价。效果或结果评价的重点是干预目标，即认知、精神运动和环境决定因素的预期变化。效率评价的重点是行为和环境目标，也包括成本效益评价。但值得注意的是，健康教育致力于增进健康、提高生活质量，而这些价值很难用金钱来表达，因此，应谨慎对待经济指标。效度评价的重点是行为和环境变化是否有助于实现更高一级的健康目标。健康目标往往雄心勃勃，范围广泛，往往也措辞含糊，没有提供明确的评价标准。重要的是，要根据长期目标来考虑一项计划的效果。效度评价为关于未来的规划和计划的决策提供了基础。

（二）健康教育的方法

健康教育的形式多种多样，护士可以根据教育对象的特点，选择恰当的途径及方法，提升健康教育的效果，以达到促进全民健康的目的。

1. 专题讲座 是以课堂讲授的形式向教育对象传授某一健康问题的相关知识的方法。

（1）特点与适用范围 是健康教育最常用的方法。此种方法能在有限的时间内传递大量知识，且能按逻辑顺序呈现真实的信息，设备相对简单、易准备，在信息化的基础上可以被记录下来以备重复使用。该法适用于各种大小团体，但教育效果对教育者个人的语言素养、教育对象的积极性依赖较大；为单向传递知识的过程，不利于学习者主动学习，也很难充分照顾个体差异。此种方法适用于除儿童以外的各种大小团体。

（2）具体方法及注意事项 ①充分的准备工作：在讲座前预先了解教育对象的人数、教育背景等基本资料，为讲座制定适当的内容，不要一次覆盖太多材料。最好制定一个备用计划，提前设计意外情况的处理方法，如参加人数过少、无人提问、音箱设备故障等。②良好的授课环境：选择安静、光线充足、温度适宜和教学音响设备良好的学习环境。③清晰地展示信息：讲授的概念、原理条理清楚、通俗易懂；可以配合图文、视频材料或者模型，以便于教育对象理解相关信息。④得当的讲授技巧：生动的语言、鲜活的事例、巧妙的设问更容易提高教育对象的注意力和参与积极性，且能及时了解教育对象的反馈。⑤授课时间的控制：一般为30~60分钟，不宜过长。

2. 小组讨论 在教育者的引导下，教育对象针对共同需要以交流的方式进行健康信息的沟通及经验交流，在主动探究教学内容的过程中达到教学目标。

（1）特点与适用范围 讨论法强调主动学习、积极探索的过程，易于调动教育对象的兴趣和主动性，可以促进合作学习、解决问题、分享想法、集思广益。参与者能迅速熟悉彼此，帮助人们尽快适应新环境，放松心情。该法也能让个人接触各种不同的观点和想法，能够促进人们接受传统、社会经济地位、残疾等方面的差异。讨论法相对耗时较多；如果教育者控制不当，有可能偏离活动的轨道。此种方法适用于5~20人的多种内容的教学。

（2）具体方法及注意事项 ①分组的原则：尽量选择年龄、健康状况、教育程度、学习兴趣等情况相似的人组成同一小组。②场地的选择：环境安静、便于交流，圆形或半圆形就座。同时要考虑活动对周边环境的影响。③讨论前的准备：确定讨论的主题和基本内容，避免可能导致答案单一的问题，制定具体规则，如人均发言时间、讨论和总结时间、围绕主题发言、别人发言时要静听等，以保证讨论顺利进行。④积极且恰当的引导：按照清晰的顺序提出问题，以达到目标，同时刺激教育对象进入更高的思维水平。及时提示、鼓励和肯定教育对象的发言，善于对讨论结果进行归纳总结，巧妙运用团队促进技巧来管理互动和时间。

3. 角色扮演 通过制造或模拟一定的情境，使教学内容剧情化，教育对象在扮演其中的角色的过程中体验、观察、分析、讨论，最终理解知识和接受教育。通常以两种方式进行：一种是预先有准备的，参与者通过观察、操作、模仿、分析等，学习有关的健康知识及经验；另一种是预先无准备的，以现场操作及模仿达到学习的目标。

（1）特点与适用范围 教育对象在具体情境中通过角色扮演进行互动，身临其境，可以获得体验及宝贵的经历，更容易理解健康教育知识且印象深刻。该法要求教育对象具有较强的参与意识，性格内向、易害羞者较难参与。每个人的体验感受不同，可能会带来意想不到的情绪或结果。创设的情境如果不够生动、目的性不够明确，也可能不被参与者当真。此法适用于性格开朗、表现欲强者，如儿童和年轻人。

（2）具体方法及注意事项　①角色扮演前的准备：设定清晰的主题，设计合理的剧情编排，做好角色分配，为角色扮演者提供必要的道具，如眼镜、帽子、假发，以帮助他们快速适应角色。由于结果的不确定性，应准备备选方案，探索每个备选方案可能产生的后果。②开场白与过程：主持者应报告表演的目的与意义，并对剧情及表演人员进行简单介绍。将角色扮演的时间控制在 3 分钟以内，观察是否存在扮演过程消失的迹象，如长时间的停顿。③讨论：在角色扮演之后，立即巧妙地纠正错误信息是至关重要的。角色扮演者在表演后，往往容易沉浸在之前的情境中，通过提问可以唤起其注意力，最好提出具体问题，如"这样的行为可能会产生什么后果？""还有其他选择吗？"等。主持人引导角色扮演者谈自己的感受，引导其他人员参与讨论。讨论部分是重点，可以让学习者真正获得相关知识。

4. 实地参观　是根据教学目的，组织教育对象到实际场景中观察某种现象，以获得感性知识或验证已经学习过的知识的一种教学方法。

（1）特点与适用范围　这种访问提供通过多种感官学习的机会，使人们置身于环境之中，可刺激其寻找更多的学习经验，有利于提高教育对象的观察技巧，通常能提供其他地方没有的模型和材料，且参观是非常有趣和令人愉快的。此法受场地条件限制且耗时较多，因而适用于场地、时间等条件皆具备的实践性、经验性知识的学习。

（2）具体方法及注意事项　①事先计划：实地参观通常是一种有效的教育活动。在组团参观之前，教育者应事先实地考察，明确具体的参观区域，全面了解各种可能发生的问题，并据此做好参观计划，包括现场联络员的联系信息和紧急情况处理程序。避免试图"看到所有的东西"。应考虑意外造成的时间延迟。②指导参观：参观前告知教育对象参观重点及注意事项；考虑将教育对象进行分组，在不同的区域轮流参观，或错开开始时间，以避免过度拥挤。参观时间应充分，允许教育对象现场提问；参观后应及时开展讨论，回顾重要信息，强化知识。

5. 示范与练习　是指教育者通过具体动作示范，使教育对象直接感知所要学习的动作的结构、顺序和要领的一种教学方法。示范通常包含动作、程序、知识和技巧，并且以多种教具和设备作为相应的配合。

（1）特点与适用范围　示范法是可视化的，通过提供事实性的演示，更利于展示信息、强化信息和提高记忆。示范法不仅可以让教育对象观察事情是如何进行的，还可以让教育对象动手练习，以便将知识转化为实践。此法受教学条件的限制较大，如场地限制或教具不足等。此法适用于讲授某项操作技术或某种技巧，由教育者先示范并讲解步骤及要点，之后指导教育对象练习。

（2）具体方法及注意事项　①示范前的准备：在演示之前仔细计划和实践演示的顺序，设计好示范者的位置，确保所有教育对象都能看清楚示范。②动作和语言的配合：示范过程从容、平稳，动作不宜太快，明确讲解要点和注意事项。自信的演示也容易促进教育对象自信的建立。示范的内容较复杂时，可配合影像资料，强调操作细节。③充分的练习：示范完成，应留有一定的时间让教育对象进行练习，示范者在旁指导，及时纠正错误动作或步骤，应耐心并适当给予鼓励。④及时的小结：及时小结共性问题，与教育对象探讨解决方法，再由教育对象表演或充当教育者进行示范，以评价其掌握的情况。

6. 个别会谈　是指根据教育对象已有的知识经验，借助启发性问题，通过口头问答的方式，引导教育对象通过比较、分析、判断来获取知识的教学方法。

（1）特点与适用范围　作为最个性化的交流方式，为教育者提供深入了解教育对象的机会，并有助于获得有关问题及其可能原因的第一手信息。信息和指导可以根据教育对象的独特问题进行调整，更利于激励教育对象改变行为。此法适用于术前术后访视、家庭访视等情况。

（2）具体方法及注意事项 ①充分的准备工作：事先了解教育对象的基本背景资料，如姓名、年龄、教育程度、家庭状况、职业等。②环境准备：安静、舒适的环境更利于交谈。③会谈：交谈从最熟悉的人或事物谈起，使教育对象产生信任感；交谈过程中紧扣主题，及时观察及了解教育对象的反应，并鼓励教育对象积极参与交谈；交谈结束前，简明扼要地总结本次的教育内容，并确认教育对象是否确实了解了教育内容，如有必要，预约下次会谈时间。一次会谈内容不可过多，时间不宜过久，以防学习者疲劳。

7. 公告栏展示 是指以图形和文字结合在一起的方式，提供一个积极的教育环境，并加强重点信息传播。

（1）特点与适用范围 可以成为一种持续的教育工具，也可以触及特殊人群，如"行人"。此法适用于各类公共场所。

（2）具体方法及注意事项 ①选题：选用简短易懂的标题、华丽精妙的词语、幽默风趣的广告台词等，既能巧妙地传达主题，还能更好地吸引注意力。②材料：风格单一、千篇一律的喷绘广告牌很难引起人们的阅读兴趣。可以根据主题巧妙利用各类材料，如粗麻布、墙纸、包装纸、瓦楞纸等，也可以使用不同的展示方式，如素描、卡通画、简笔画等，以创意打造宣传阵地，助力文明城市的建设。③排版：关键元素应该占主导地位。不平衡的排版更加有趣和引人注目。无论采用哪种排列方式，建议标题采用从左到右的形式。④色彩：通过色彩的巧妙对比来获得注意力。选择能吸引注意力的颜色，而不是与背景融为一体的颜色。不同的颜色或搭配方法都可能产生不同的情感效应。暗色调可以增加戏剧效果，对比色能强化信息。

8. 视听材料展示 视听材料包括录像、电视、电影、演示软件、网络视频等。

（1）特点与适用范围 可以用于介绍、巩固或加强一个话题，也可以为讨论提供一个背景，易于操作，可以单独使用，也可以辅助其他教育方法一同进行。个人在独立使用时，可以考虑自己的学习节奏。制作视听材料对设备和人力的要求较高。

（2）具体方法及注意事项 ①播放视听材料前：先介绍该方法的内容并阐明其目的。要求教育对象寻找关键信息，有助于他们保持注意力并处于积极的学习状态。②播放视听材料：确保优质的画面、声音质量和安静的播放环境，播放时长一次不宜超过30分钟。③播放视听材料后：通过讨论或总结关键概念来结束视听教学法。

9. 计算机辅助教学 实施的关键是应用满足目标的软件和具有实现程序的硬件。计算机辅助教学可以在任何时候使用，通常最好与其他教学技术相结合。此法可用于学校、社区等各类环境。此法能让参与者积极参与学习过程，提供几乎即时的反馈，易于与课堂讨论相结合，易于更新和合并最新的信息。但对刚刚接触计算机的人来说，应用起来会很困难。

10. 混合媒体 混合媒体始流行于20世纪90年代，其结合了大众媒体和人际交流所提供的潜力，具备很高的交互性水平。伴随着互联网的广泛应用，新的信息传递方式层出不穷，如互联网站、电子邮件、聊天室、虚拟社区、微信、QQ、微博等交流平台、手机APP等。它们具有便捷性、互动性、时效性强的特点以及信息传播快、更新及时的优势，突破了时间、地点等客观因素的限制，能有效满足教育对象个性化的学习需求，增加了教育对象的自主选择权。虚拟性、隐蔽性的特点易于保护教育对象的隐私，也使其更容易被教育对象接纳。

健康教育的方法还有很多种，如游戏、头脑风暴、个案分析、同伴教育等，每个方法都可视为一个框架。具体使用哪一类或哪几类方法，还取决于要实现的目标、行为的复杂性以及目标群体当时所处的变化阶段。

五、护士在健康教育中的作用

早在护理学创立之初，南丁格尔就提出"教育是护理的一部分，护士应当同时也是卫生导师和宣传教育家"。英国国民健康白皮书中提到"所有护士都应使自己成为一名健康教育者"。《中华人民共和国护士注册管理办法》中明确规定，护士有开展健康教育的义务。我国注册护士分布在医疗卫生系统的各个专业领域，丰富的人力资源以及广泛与病人接触的机会为开展健康教育提供了得天独厚的条件。护士通过健康教育的培训和技能训练，已经成为健康教育的主要力量。随着人们对卫生保健需求的日益增长，护理工作与健康教育的结合将更加紧密，护士也将持续发挥健康教育主力军的重要职能。

1. 桥梁作用　健康教育的中心是行为问题。健康教育作为一种特殊的教学活动，护士作为教育者，在提高教育对象认知和行为改变之间架起了一座传授知识、改变态度的桥梁。这种桥梁作用要求，护士必须把健康教育的重点放在帮助教育对象建立健康行为上，促进其自愿地采纳健康行为，从而达到防治疾病、促进健康的目的。

2. 组织作用　健康教育是有目的、有计划、有评价的教育活动。作为组织者、计划者、决策者，护士需根据不同教育对象的特点，创造性地做好教育目标的设定、教育内容的确定、教育方法的选择及教学进度的控制等工作，护士的组织教学活动能力的强弱，对教育的效果有直接的影响。

3. 协调作用　健康教育是一个完整的教育系统。要想实现个体和群体不健康生活方式的改变，护士作为联络者，必须与临床医生、营养师、康复师、社会工作者等多学科团队进行协调，也要加强与教育对象家属的沟通，营造全员动员教育氛围，才能有效实施健康教育。

4. 促进作用　我国健康教育工作处于快速发展阶段，在进行健康教育实践的过程中，必须注意健康教育的科学探索与经验积累，及时将研究成果推广应用，切实解决人们的健康问题，用科学研究的成果服务全民健康。

第二节　健康促进

一、健康促进的概念

健康教育侧重于影响和改变个人行为。然而，健康受内源性因素、外源性因素和卫生保健系统的影响。因此，为了解决健康问题，需要采取更广泛的方法，解决健康的内源性和外源性决定因素以及卫生保健系统的问题。健康促进（health promotion）的概念应运而生。《渥太华宪章》（WHO，1986）将健康促进定义为"使人们能够加强控制和改善自己健康的过程"。《渥太华宪章》确定了健康促进的五项关键行动战略：建立促进健康的公共政策；创造支持个人改变的物质和社会环境；加强社区行动；发展个人技能，如提高自我效能和赋权；调整卫生保健服务的方向。WHO将健康促进定义为"促使人们维护和提高他们自身健康的过程，是协调人类与环境的战略，它规定个人与社会对健康各自所负有的责任"。著名健康教育学家Green和Kreuter（2005）将健康促进定义为"一切能促使行为和生活条件向有益于健康的方向改变的教育、政治、监管和组织支持的综合体"。

健康促进是指个人与其家庭、社区和国家一起采取措施，鼓励健康的行为，增强人们改进和处理自身健康问题的能力。狭义的健康促进是指将健康促进视为一种具体的工作策略或领域。广义的健康促进被视为防治疾病、增进健康的总体战略，它的基本内涵包括两个方面：一是个人和群体行为改变；二是政府（社会环境）行为改变。健康促进重视发挥个人、家庭、社会的健康潜能，需要全社会的共同努力。

　　健康教育与健康促进密不可分。健康教育必须以健康促进战略思想为指导，健康教育要改善人们的行为，需要得到健康促进的支持；健康促进框架包含健康教育，健康促进是健康教育的发展与延伸，健康促进需要借助健康教育来推动和落实。

二、健康促进的效果评价

　　健康促进的效果主要可以从以下 3 个方面进行评价。

　　1. 健康相关知识的改变情况　在进行健康促进前对人群对某一健康问题的相关知识的认知程度进行调查，了解人群的知识掌握情况，在进行健康促进之后再次调查，将前、后的调查结果进行对比分析，可以看出在人群中推行健康促进的措施是否有效。

　　2. 健康相关行为的改变情况　在进行健康促进前、后分别对人群与健康相关的行为进行观察，将所观察到的行为因素详细记录并进行对比分析，以评价在人群中推行健康促进的措施是否有效。例如，在健康促进的实施中宣传了吸烟有害健康的具体表现、提倡戒烟之后，主动吸烟人数和被动吸烟人数均有所减少，则此项健康促进有效。

　　3. 健康促进的成本－效果分析　在人群中推行健康促进活动，应对成本－效果进行分析。健康促进可以增加人们的预防保健知识，使之更加注重自身健康的维护，从而降低疾病的发生，有助于降低医疗成本。例如，仅用较少的成本预防疾病的发生，可以省去疾病发病后价格不菲的医疗费用。如果能够达到如此的成本－效果目标，就说明该项健康促进是有效的。

三、护士在健康促进中的作用

　　随着医学模式的改变，护士的工作场所和角色功能发生了很大变化，护士除做好传统的临床护理工作外，还应通过健康促进项目来全面推进健康促进和健康教育事业的发展，提高人群的健康素养水平，共同维护和促进健康。

　　1. 医院健康教育与健康促进　医学模式的转变和现代医学的发展使医疗服务模式由单纯的医疗型向医疗－预防－保健型转化。护士具备先进的健康促进理念，在临床护理工作中积极实施病人的疾病管理和健康管理，通过对个体和集体的教育，为病人提供疾病康复和预防疾病所需的知识，帮助病人提高健康水平和生活质量。在沟通交流中使护患关系更为密切，促进医院精神文明建设。护士经过培训，还可以参加医院健康促进项目的制定与实施。

　　2. 家庭健康教育与健康促进　家庭健康教育与健康促进的侧重点是家庭整体的健康。护士与家庭共同参与，帮助家庭成员预防和应对解决各发展阶段的健康问题，适应家庭发展任务，维持和提高家庭的健康水平及自我保健功能，获得健康的生活周期等。护士积极参与优生优育指导、生殖健康咨询、家庭计划服务促进活动、健康老龄化促进活动等项目，引导家庭树立健康理念，不断提升家庭健康素养和水平，促进健康服务的可及性，更好地为全民健康服务。

　　3. 社区健康教育与健康促进　随着对人类健康与社区发展的双向作用的认识不断深化，社区健康已经成为社区建设和发展的一个重要目标和社区综合实力的体现。社区护理健康促进针对的不仅是社区内每个病人、每个家庭，而且面向社会群体，着眼于解决群体的共性问题，促进社区健康的群体发展。在健康影响评价的基础上制定社区健康促进计划，是社区开展健康促进活动的指导性文件。护士在发挥社区评估功能、倡导健康政策、通过健康教育来保证信息准确传达、加强各部门联系、传播和验证健康促进理论方面都发挥着重要作用。

　　4. 应对突发公共卫生事件的健康促进　突发公共卫生事件是指突然发生的，造成或可能造成严重损害社会公众健康的重大传染病疫情、群体性不明原因疾病、重大食物和职业中毒以及其他严重影响公众健康的事件。面对突发公共卫生事件，开展广泛、深入的健康教育和健康促进活动，可促进公众正确应对灾害，提高自我防护意识和能力，有利于维护公众健康和社会秩序。护士有责任在政府领导下，与多个部门和学科密切配合，普及疾病防控知识和技能，提高人们应对重大突发事件的知识储备和处置技能。

目标检测

答案解析

一、简答题

1. 请分析健康教育与健康促进两个概念之间的区别与联系。

2. 简述各种健康教育方法的主要优点和缺点。

3. 阐述知 – 信 – 行模式的主要内容及其在健康教育中的应用范围。

二、案例分析题

1. 某大学校医院的护士计划针对新入学的本科生开展安全性行为健康教育活动，旨在引导学生们树立良好、正确的性观念，保护自身生理健康，正确对待两性问题。

请以健康信念模式为指导，分析可能影响学生参与此次活动的因素。

2. 某社区居民中，有 30 名糖尿病病人，其中男性、女性人数均等，年龄为 10 ~ 82 岁。

如果你是该社区卫生服务中心的护士，你将选择哪些方法实施糖尿病健康教育？

书网融合……

本章小结

微课

题库

参考文献

［1］李小妹，冯先琼．护理学导论［M］．5 版．北京：人民卫生出版社，2022.

［2］毛翠，孔庆红．Swanson 关怀理论在护理实践中的应用进展［J］．护理学杂志，2018，33（12）：98－101.

［3］刘玥，沈军，喻秀丽，等．基于 Swanson 关怀理论的养老机构人文关怀照护模式的构建与应用［J］．中国护理管理，2020，20（09）：1344－1350.

［4］穆欣，马小琴．护理学导论［M］．北京：中国中医药出版社，2021.

［5］石向实．论皮亚杰的图式理论［J］．内蒙古社会科学（文史哲版），1994（03）：11－16.

［6］杨巧菊．护理学导论［M］．3 版．北京：人民卫生出版社，2021.

［7］臧谋红，徐绍莲．护理学导论［M］．长沙：中南大学出版社，2018.

［8］陈嘉，王蓉．护理学导论［M］．长沙：中南大学出版社，2020.

［9］姜安丽，钱晓路．新编护理学基础［M］．3 版．北京：人民卫生出版社，2018.

［10］［美］T. 希瑟·赫德曼，［日］上原重美·卡米丘鲁．NANDA－I 护理诊断：定义与分类：2018－2020［M］．11 版．李小妹，周凯娜，主译．西安：世界图书出版公司，2020.

［11］［美］卡本尼托－莫耶特．护理诊断手册［M］．景曜，主译．西安：世界图书出版公司，2008.

［12］临床护理决策［J］．中国护理管理，2019，19（08）：1170.

［13］李加敏，庞冬，路潜，等．尿路造口周围刺激性皮炎患者的循证护理实践［J］．中华护理杂志，2020，55（11）：1624－1629.

［14］刘珍，张艳，赵敬．安宁疗护中舒适理论、评估、影响因素研究进展［J］．护理研究，2020，34（08）：1404－1407.

［15］马旭东．我国医疗质量安全不良事件分类的思考［J］．中国卫生质量管理，2021，28（06）：46－50.

［16］翟向阳．健康教育学［M］．重庆：重庆大学出版社，2018.

附　录

附录一　NANDA-I 267 项护理诊断分类

领域 1：健康促进（Health Promotion）

类别 1：健康意识（Health awareness）

娱乐活动减少（Decreased diversional activity engagement）

有健康素养改善的趋势（Readiness for enhanced health literacy）

久坐的生活方式（Sedentary lifestyle）

类别 2：健康管理（Health management）

有逃脱的危险（Risk for elopement attempt）

老年综合征（Frail elderly syndrome）

有老年综合征的危险（Risk for frail elderly syndrome）

有体育锻炼增强的趋势（Readiness for enhanced exercise engagement）

社区保健缺乏（Deficient community health）

有风险的健康行为（Risk-prone health behavior）

健康维护行为无效（Ineffective health maintenance behaviors）

健康自我管理无效（Ineffective health self-management）

有健康自我管理改善的趋势（Readiness for enhanced health self-management）

家庭健康自我管理无效（Ineffective family health self-management）

家庭维护行为无效（Ineffective home maintenance behaviors）

有家庭维护行为无效的危险（Risk for ineffective home maintenance behaviors）

有家庭维护行为改善的趋势（Readiness for enhanced home maintenance behaviors）

防护无效（Ineffective protection）

领域 2：营养（Nutrition ）

类别 1：摄入（Ingestion）

营养失调：低于机体需要量（Imbalanced nutrition：less than body requirements）

有营养改善的趋势（Readiness for enhanced nutrition）

母乳分泌不足（Insufficient breast milk production）

母乳喂养无效（Ineffective breastfeeding）

母乳喂养中断（Interrupted breastfeeding）

有母乳喂养改善的趋势（Readiness for enhanced breastfeeding）

青少年进食动力无效（Ineffective adolescent eating dynamics）

儿童进食动力无效（Ineffective child eating dynamics）

婴儿喂养动力无效（Ineffective infant feeding dynamics）

肥胖（Obesity）

超重（Overweight）

有超重的危险（Risk for overweight）

婴儿吮吸吞咽反应无效（Ineffective infant suck-swallow response）

吞咽障碍（Impaired swallowing）

类别2：消化（Digestion）

目前没有

类别3：吸收（Absorption）

目前没有

类别4：代谢（Metabolism）

有血糖不稳定的危险（Risk for unstable blood glucose level）

新生儿高胆红素血症（Neonatal hyperbilirubinemia）

有新生儿高胆红素血症的危险（Risk for neonatal hyperbilirubinemia）

有肝功能受损的危险（Risk for impaired liver function）

有代谢综合征的危险（Risk for metabolic syndrome）

类别5：水电解质（Hydration）

有电解质失衡的危险（Risk for electrolyte imbalance）

有体液失衡的危险（Risk for imbalanced fluid volume）

体液不足（Deficient fluid volume）

有体液不足的危险（Risk for deficient fluid volume）

体液过多（Excess fluid volume）

领域3：排泄/交换（Elimination and Exchange）

类别1：泌尿功能（Urinary function）

残疾相关尿失禁（Disability-associated urinary incontinence）

排尿障碍（Impaired urinary elimination）

混合型尿失禁（Mixed urinary incontinence）

压力性尿失禁（Stress urinary incontinence）

急迫性尿失禁（Urge urinary incontinence）

有急迫性尿失禁的危险（Risk for urge urinary incontinence）

尿潴留（Urinary retention）

有尿潴留的危险（Risk for urinary retention）

类别 2：胃肠功能（Gastrointestinal function）

便秘（Constipation）

有便秘的危险（Risk for constipation）

感知性便秘（Perceived constipation）

慢性功能性便秘（Chronic functional constipation）

有慢性功能性便秘的危险（Risk for chronic functional constipation）

排便功能障碍（Impaired bowel continence）

腹泻（Diarrhea）

胃肠动力失调（Dysfunctional gastrointestinal motility）

有胃肠动力失调的危险（Risk for dysfunctional gastrointestinal motility）

类别 3：皮肤功能（Integumentary function）

目前没有

类别 4：呼吸功能（Respiratory function）

气体交换受损（Impaired gas exchange）

领域 4：活动/休息（Activity/Rest）

类别 1：睡眠/休息（Sleep/rest）

失眠（Insomnia）

睡眠剥夺（Sleep deprivation）

有睡眠改善的趋势（Readiness for enhanced sleep）

睡眠型态紊乱（Disturbed sleep pattern）

类别 2：活动/锻炼（Activity/exercise）

活动耐力下降（Decreased activity tolerance）

有活动耐力下降的危险（Risk for decreased activity tolerance）

有废用综合征的危险（Risk for disuse syndrome）

床上移动障碍（Impaired bed mobility）

躯体移动障碍（Impaired physical mobility）

轮椅移动障碍（Impaired wheelchair mobility）

坐位障碍（Impaired sitting）

站立障碍（Impaired standing）

转移能力受损（Impaired transfer ability）

步行障碍（Impaired walking）

类别 3：能量平衡（Energy balance）

能量场失衡（Imbalanced energy field）

疲乏（Fatigue）

漫游（Wandering）

类别4：心血管/呼吸反应（Cardiovascular/pulmonary responses）

低效性呼吸型态（Ineffective breathing pattern）

心输出量减少（Decreased cardiac output）

有心输出量减少的危险（Risk for decreased cardiac output）

有心血管功能受损的危险（Risk for impaired cardiovascular function）

淋巴水肿自我管理无效（Ineffective lymphedema self-management）

有淋巴水肿自我管理无效的危险（Risk for ineffective lymphedema self-management）

自主呼吸障碍（Impaired spontaneous ventilation）

有血压不稳定的危险（Risk for unstable blood pressure）

有血栓形成的危险（Risk for thrombosis）

有心脏组织灌注不足的危险（Risk for decreased cardiac tissue perfusion）

有脑组织灌注无效的危险（Risk for ineffective cerebral tissue perfusion）

外周组织灌注无效（Ineffective peripheral tissue perfusion）

有外周组织灌注无效的危险（Risk for ineffective peripheral tissue perfusion）

呼吸机依赖（Dysfunctional ventilator weaning response）

成人呼吸机依赖（Dysfunctional adult ventilatory weaning response）

类别5：自理（Self-care）

沐浴自理缺陷（Bathing self-care deficit）

穿着自理缺陷（Dressing self-care deficit）

进食自理缺陷（Feeding self-care deficit）

如厕自理缺陷（Toileting self-care deficit）

有自理能力改善的趋势（Readiness for enhanced self-care）

自我忽视（Self-neglect）

领域5：感知/认知（Perception/cognition）

类别1：注意力（Attention）

单侧身体忽视（Unilateral neglect）

类别2：定向力（Orientation）

目前没有

类别3：感觉/知觉（Sensation/perception）

目前没有

类别4：认知（Cognition）

急性意识障碍（Acute confusion）

有急性意识障碍的危险（Risk for acute confusion）

慢性意识障碍（Chronic confusion）

情绪失控（Labile emotional control）

冲动控制无效（Ineffective impulse control）

知识缺乏（Deficient knowledge）

有知识增进的趋势（Readiness for enhanced knowledge）

记忆功能障碍（Impaired memory）

思维过程紊乱（Disturbed thought process）

类别 5：沟通（**Communication**）

有增强沟通的趋势（Readiness for enhanced communication）

语言沟通障碍（Impaired verbal communication）

领域 6：自我感知（**Self-Perception**）

类别 1：自我概念（**Self-concept**）

无望感（Hopelessness）

有信心增强的趋势（Readiness for enhanced hope）

有人格尊严受损的危险（Risk for compromised human dignity）

自我认同紊乱（Disturbed personal identity）

有自我认同紊乱的危险（Risk for disturbed personal identity）

有自我概念改善的趋势（Readiness for enhanced self-concept）

类别 2：自尊（**Self-esteem**）

长期低自尊（Chronic low self-esteem）

有长期低自尊的危险（Risk for chronic low self-esteem）

情境性低自尊（Situational low self-esteem）

有情境性低自尊的危险（Risk for situational low self-esteem）

类别 3：体像（**Body image**）

体像紊乱（Disturbed body image）

领域 7：角色关系（**Role Relationship**）

类别 1：照顾者角色（**Caregiving roles**）

养育障碍（Impaired parenting）

有养育障碍的危险（Risk for impaired parenting）

有养育增强的趋势（Readiness for enhanced parenting）

照顾者角色紧张（Caregiver role strain）

有照顾者角色紧张的危险（Risk for caregiver role strain）

类别 2：家庭关系（**Family relationships**）

有依附关系受损的危险（Risk for impaired attachment）

家庭身份认同紊乱综合征（Disturbed family identity syndrome）

有家庭身份认同紊乱综合征的危险（Risk for disturbed family identity syndrome）

家庭运作过程失常（Dysfunctional family processes）

家庭运作过程改变（Interrupted family processes）

有家庭运作过程改善的趋势（Readiness for enhanced family processes）

类别3：角色表现（**Role performance**）

关系无效（Ineffective relationship）

有关系无效的危险（Risk for ineffective relationship）

有关系改善的趋势（Readiness for enhanced relationship）

父母角色冲突（Parental role conflict）

角色行为无效（Ineffective role performance）

社会交往障碍（Impaired social interaction）

领域8：性（**Sexuality**）

类别1：性认同（**Sexual identity**）

目前没有

类别2：性功能（**Sexual function**）

性功能障碍（Sexual dysfunction）

性生活型态无效（Ineffective sexuality pattern）

类别3：生殖（**Reproduction**）

生育进程无效（Ineffective childbearing process）

有生育进程无效的危险（Risk for ineffective childbearing process）

有生育进程改善的趋势（Readiness for enhanced childbearing process）

有孕母与胎儿受干扰的危险（Risk for disturbed maternal-fetal dyad）

领域9：应对/应激耐受性（**Coping/ Stress Tolerance**）

类别1：创伤后反应（**Post-trauma responses**）

有复杂的移民过渡危险（Risk for complicated immigration transition）

创伤后综合征（Post-trauma syndrome）

有创伤后综合征的危险（Risk for post-trauma syndrome）

强暴创伤综合征（Rape-trauma syndrome）

迁徙应激综合征（Relocation stress syndrome）

有迁移应激综合征的危险（Risk for relocation stress syndrome）

类别2：应对反应（**Coping responses**）

活动计划无效（Ineffective activity planning）

有活动计划无效的危险（Risk for ineffective activity planning）

焦虑（Anxiety）

防卫性应对（Defensive coping）

应对无效（Ineffective coping）

有应对改善的趋势（Readiness for enhanced coping）

社区应对无效（Ineffective community coping）

有社区应对改善的趋势（Readiness for enhanced community coping）

妥协性家庭应对（Compromised family coping）

无能性家庭应对（Disabled family coping）

有家庭应对改善的趋势（Readiness for enhanced family coping）

对死亡的焦虑（Death anxiety）

无效性否认（Ineffective denial）

恐惧（Fear）

适应不良性悲伤（Maladaptive grieving）

有适应不良性悲伤的危险（Risk for maladaptive grieving）

有悲伤加剧的趋势（Readiness for enhanced grieving）

情绪调控受损（Impaired mood regulation）

无能为力感（Powerlessness）

有无能为力感的危险（Risk for powerlessness）

有能力增强的趋势（Readiness for enhanced power）

心理弹性受损（Impaired resilience）

有心理弹性受损的危险（Risk for impaired resilience）

有心理弹性增强的趋势（Readiness for enhanced resilience）

持续性悲伤（Chronic sorrow）

压力负荷过重（Stress overload）

类别 3：神经行为应激（**Neurobehavioral stress**）

急性物质戒断综合征（Acute substance withdrawal syndrome）

有急性物质戒断综合征的危险（Risk for acute substance withdrawal syndrome）

自主反射失调（Autonomic dysreflexia）

有自主反射失调的危险（Risk for autonomic dysreflexia）

新生儿戒断综合征（Neonatal abstinence syndrome）

婴儿行为紊乱（Disorganized infant behavior）

有婴儿行为紊乱的危险（Risk for disorganized infant behavior）

有婴儿行为调节改善的趋势（Readiness for enhanced organized infant behavior）

领域 10：生活准则（**Life Principles**）

类别 1：价值（**Value**）

目前没有

类别 2：信仰（**Beliefs**）

有精神安适增进的趋势（Readiness for enhanced spiritual well-being）

类别 3：价值/信仰/行为一致性（Value/belief/action congruence）

有决策能力增强的趋势（Readiness for enhanced decision-making）

决策冲突（Decisional conflict）

独立决策能力减弱（Impaired emancipated decision-making）

有独立决策能力减弱的危险（Risk for impaired emancipated decision-making）

有独立决策能力增强的趋势（Readiness for enhanced emancipated decision-making）

道德困扰（Moral distress）

宗教信仰减弱（Impaired religiosity）

有宗教信仰减弱的危险（Risk for impaired religiosity）

有宗教信仰增强的趋势（Readiness for enhanced religiosity）

精神困扰（Spiritual distress）

有精神困扰的危险（Risk for spiritual distress）

领域 11：安全/防护（Safety/Protection）

类别 1：感染（Infection）

有感染的危险（Risk for infection）

有术区感染的危险（Risk for surgical site infection）

类别 2：身体损伤（Physical injury）

清理呼吸道无效（Ineffective airway clearance）

有误吸的危险（Risk for aspiration）

有出血的危险（Risk for bleeding）

牙齿受损（Impaired dentition）

有干眼症的危险（Risk for dry eye）

干眼症自我管理无效（Ineffective dry eye self-management）

有口干的危险（Risk for dry mouth）

有成人跌倒的危险（Risk for adult falls）

有儿童跌倒的危险（Risk for child falls）

有受伤的危险（Risk for injury）

有角膜损伤的危险（Risk for corneal injury）

乳头乳晕复合伤（Nipple-areolar complex injury）

有乳头乳晕复合伤的危险（Risk for nipple-areolar complex injury）

有尿道损伤的危险（Risk for urinary tract injury）

有围手术期体位性损伤的危险（Risk for perioperative positioning injury）

有热损伤的危险（Risk for thermal injury）

口腔黏膜完整性受损（Impaired oral mucous membrane integrity）

有口腔黏膜完整性受损的危险（Risk for impaired oral mucous membrane integrity）

有周围神经血管功能障碍的危险（Risk for peripheral neurovascular dysfunction）

有躯体创伤的危险（Risk for physical trauma）

有血管损伤的危险（Risk for vascular trauma）

成人压疮（Adult pressure injury）

有成人压疮的危险（Risk for adult pressure injury）

儿童压疮（Child pressure injury）

有儿童压疮的危险（Risk for child pressure injury）

新生儿压疮（Neonatal pressure injury）

有新生儿压疮的危险（Risk for neonatal pressure injury）

有休克的危险（Risk for shock）

皮肤完整性受损（Impaired skin integrity）

有皮肤完整性受损的危险（Risk for impaired skin integrity）

有新生儿猝死的危险（Risk for sudden infant death）

有窒息的危险（Risk for suffocation）

术后康复迟缓（Delayed surgical recovery）

有术后康复迟缓的危险（Risk for delayed surgical recovery）

组织完整性受损（Impaired tissue integrity）

有组织完整性受损的危险（Risk for impaired tissue integrity）

类别 3：暴力（Violence）

有女性割礼的危险（Risk for female genital mutilation）

有对他人实施暴力的危险（Risk for other-directed violence）

有对自己实施暴力的危险（Risk for self-directed violence）

自残（Self-mutilation）

有自残的危险（Risk for self-mutilation）

有自杀的危险（Risk for suicide）

类别 4：与环境相关的灾害（Environmental hazards）

受污染（Contamination）

有受污染的危险（Risk for contamination）

有职业性损伤的危险（Risk for occupational injury）

有中毒的危险（Risk for poisoning）

类别 5：防御过程（Defensive processes）

有碘造影剂不良反应的危险（Risk for adverse reaction to iodinated contrast media）

有过敏反应的危险（Risk for allergy reaction）

有乳胶过敏反应的危险（Risk for latex allergy reaction）

类别 6：体温调节（Thermoregulation）

体温过高（Hyperthermia）

体温过低（Hypothermia）

有体温过低的危险（Risk for hypothermia）

新生儿体温过低（Neonatal hypothermia）

有新生儿体温过低的危险（Risk for neonatal hypothermia）

有围手术期体温过低的危险（Risk for perioperative hypothermia）

体温失调（Ineffective thermoregulation）

有体温失调的危险（Risk for ineffective thermoregulation）

领域 12：舒适（Comfort）

类别 1：躯体舒适（Physical comfort）

舒适度减弱（Impaired comfort）

有舒适度增强的趋势（Readiness for enhanced comfort）

恶心（Nausea）

急性疼痛（Acute pain）

慢性疼痛（Chronic pain）

慢性疼痛综合征（Chronic pain syndrome）

分娩痛（Labor pain）

类别 2：环境舒适（Environmental comfort）

同类别 1 中第 1、2 项

类别 3：社会舒适（Social comfort）

含类别 1 中第 1、2 项

有孤独的危险（Risk for loneliness）

社交孤立（Social isolation）

领域 13：生长/发育（Growth/Development）

类别 1：生长（Growth）

目前没有

类别 2：发育（Development）

儿童发育迟缓（Delayed child development）

有儿童发育迟缓的危险（Risk for delayed child development）

新生儿运动发育迟缓（Delayed infant motor development）

有新生儿运动发育迟缓的危险（Risk for delayed infant motor development）

附录二　护理措施分类系统的结构

层次1 领域	领域 I	领域 II	领域 III	领域 IV	领域 V	领域 VI	领域 VII
	1. 基本生理 维持生理机能的护理	2. 复杂生理 维持内环境稳定的护理	3. 行为 维持社会心理机能和促进生活方式改变的护理	4. 安全 保护机体避免伤害的护理	5. 家庭 支持家庭单元的护理	6. 保健体系 加强对健康照护系统有效利用的护理	7. 社区 支持社区健康的护理
层次2 类别	A. 活动和锻炼的管理：组织或协调身体活动和能量消耗的措施 B. 排泄的管理：建立和维持规律排便和排尿型态以及管理由排泄型态改变所引起的并发症的措施 C. 制动管理：管理受限身体的运动及其后遗症的措施 D. 营养支持：修正或维持营养状况的措施 E. 促进身体的舒适：应用物理技术增进舒适的措施 F. 自护促进：提供或协助日常生活活动的措施	G. 电解质和酸碱平衡的管理：维持电解质酸碱平衡并预防并发症的措施 H. 药物管理：促进药剂产生预期作用的措施 I. 神经管理：使神经功能最优化的措施 J. 围手术期护理：在手术前、中和术后即时阶段提供照护的措施 K. 呼吸管理：促进呼吸道通畅和气体交换的措施 L. 皮肤/伤口管理：维持或恢复组织完整性的措施 M. 体温调节：维持体温在正常范围的措施 N. 组织灌注管理：最优化组织血液和体液循环的措施	O. 行为治疗：强化或促进良好行为或改变不良行为的措施 P. 认知治疗：强化或促进良好认知机能或者改变不良认知者认知功能的措施 Q. 增进沟通：促进语言和接收的信息传递言语非言语的信息 R. 协助应对：帮助另一个体适应功能的改变或力量来适应运用自己的达到更高水平功能状态的措施 S. 病人的教育：促进学习的措施 T. 心理舒适：应用心理学技术增进舒适的措施	U. 紧急情况管理：在出现心理或生理的紧急情况时提供即时和短期帮助的措施 V. 风险管理：采取行动降低风险并持续监控风险的措施	W. 分娩管理：在分娩过程中协助理解和应对心理和生理变化的措施 X. 全生命过程照护：在整个生命过程中增进家庭单元成员的机能和健康促进家庭成员的健康和幸福的措施	Y. 保健体系干预：促进病人家庭与保健体系之间连接与保健系统的支持服务的措施 a. 保健系统的管理：提供和强化护理照护的支持服务的措施 b. 信息管理：促进保健人员之间的沟通的措施	c. 社区健康促进：促进整个社区健康的措施 d. 社区危险因素管理：帮助发现或预防整个社区健康危险因素的措施

附录三　护理结局分类系统的结构

层次1 领域	领域I 功能健康	领域II 生理健康	领域III 心理社会健康	领域IV 健康知识和行为	领域V 感知的健康	领域VI 家庭健康	领域VII 社区健康
	描述执行基本生活任务的能力及其表现的结局	描述器官功能的结局	描述心理和社会功能的结局	描述关于健康和疾病的态度、理解及行为的结局	描述个体对健康和卫生保健的印象的结局	描述整个家庭或家庭中的一个成员的健康状况、行为或功能的结局	描述一个社区或人群的卫生、健康及功能的结局
层次2 类别	A. 能量维持：描述个体体力的恢复、保存及消耗的结局 B. 生长和发育：描述个体生理、情感及社会成熟的结局 C. 活动：描述个体的躯体活动及限制活动之后果的结局 D. 自理：描述个体完成日常生活中基本的及工具辅助性活动能力的结局	E. 心肺：描述个体的心、肺、循环或组织灌注状况的结局 F. 排泄：描述个体废物的分泌及排泄方式及状况的结局 G. 液体和电解质：描述个体体液和电解质状况的结局 H. 免疫反应：描述个体对异物或躯体识别为异物之物质发生生理反应的结局 I. 代谢调节：描述个体调节身体代谢能力的结局 J. 神经认知：描述个体神经及认知状况的结局 K. 消化和营养：描述个体营养方式的结局 a. 治疗反应：描述个体对治疗处置、药物或治疗方案产生全身反应的结局 L. 组织完整性：描述个体躯体组织的状况及功能的结局 Y. 感觉功能：描述个体感知及应用感觉信息的结局	M. 心理健康：描述个体情感健康的结局 N. 心理社会适应：描述个体在心理和（或）社会上适应生活状况改变的结局 O. 自我控制：描述个体对自己或他人可能有情感或躯体伤害的行为进行约束的能力的结局 P. 社会互动：描述个体与他人关系的结局	Q. 健康行为：描述个体采取促进、维持和恢复健康活动的结局 R. 健康信念：描述个体影响健康行为的观念和感知有的结局 S. 健康知识：描述个体对运用信息以促进、维持和理解的健康的结局 T. 危险控制和安全：描述个体的安全状况和（或）采取行动以避免、限制或控制可识别的健康威胁的结局 健康管理：描述个体对处理急性或慢性疾病状态的结局	U. 健康和生活质量：描述个体感知的健康状况和相关生活环境的结局 V. 症状状况：描述个体疾病、损伤或衰失的指征的结局 e. 对保健的满意度：描述个体对卫生保健质量和充分性的感知的结局	W. 家庭照顾者表现：描述照顾不能自立的儿童或成人的家庭成员的适应性的结局 Z. 家庭成员健康状况：描述某个家庭成员的身体和情感健康的结局 X. 家庭健康：描述整个家庭环境及身体、情感和社会健康的结局 d. 养育：描述父母促进最佳生长和发育行为的结局	b. 社区安康：描述一个人群或社区的整体健康状况及社会适应能力的结局 c. 社区健康保护：描述社区消除或减少健康危险，并增加社区抵御健康威胁的结构和项目的结局